U0503103

麻醉重症监护病房建设及护理实践

主编●支 慧 张惠怡

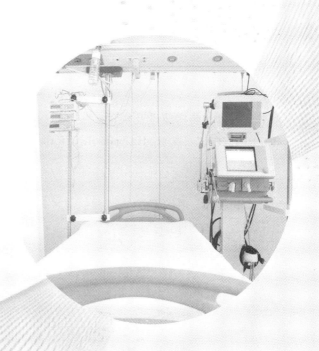

郑州大学出版社

图书在版编目(CIP)数据

麻醉重症监护病房建设及护理实践／支慧,张惠怡
主编. —— 郑州：郑州大学出版社,2025.6. —— ISBN
978-7-5773-0922-4

Ⅰ. R614;R472.2

中国国家版本馆 CIP 数据核字第 2025QZ2335 号

麻醉重症监护病房建设及护理实践

MAZUI ZHONGZHENG JIANHU BINGFANG JIANSHE JI HULI SHIJIAN

策划编辑	李龙传		封面设计	曾耀东
责任编辑	杨 鹏		版式设计	曾耀东
责任校对	刘 莉		责任监制	朱亚君

出版发行	郑州大学出版社		地 址	河南省郑州市高新技术开发区
经 销	全国新华书店			长椿路 11 号(450001)
发行电话	0371-66966070		网 址	http://www.zzup.cn
印 刷	河南大美印刷有限公司			
开 本	787 mm×1 092 mm 1 / 16			
印 张	21		字 数	488 千字
版 次	2025 年 6 月第 1 版		印 次	2025 年 6 月第 1 次印刷

书 号	ISBN 978-7-5773-0922-4		定 价	98.00 元

本书如有印装质量问题,请与本社联系调换。

作者名单

主　　审　　张加强　孙铭阳

顾　　问　　张红梅

荣誉主编　　李黎明　杨　慧

主　　编　　支　慧　张惠怡

副 主 编　　姜茹鑫　韩盼盼　秦玉娇　吴　苏
　　　　　　陈少如　张红妍

编　　委　　（按姓氏笔画排序）

　　　　　　丁靖宇　王　灿　王俊楠　支　慧
　　　　　　吕利曼　刘慧慧　闫　蕾　孙丹丹
　　　　　　孙亚萍　李　鑫　杨玉辉　李海青
　　　　　　吴　苏　张　晋　张红妍　张莉美
　　　　　　张惠怡　张慧丽　陈　阳　陈少如
　　　　　　胡家合　要彦彦　姜茹鑫　秦玉娇
　　　　　　莫文瑞　桑　田　桑珍丽　常露露
　　　　　　梁静静　韩盼盼　谭敬敬

序 言

　　护理工作是卫生与健康事业重要的组成部分,随着医学模式的转变,麻醉及重症医学得到迅速发展,护理人员在疾病预防、治疗、康复等方面扮演着越来越重要的角色。麻醉重症护理是麻醉护理学和重症护理学的交叉学科,麻醉重症监护病房的护士不仅需拥有丰富的麻醉护理、重症护理理论知识和熟练的操作技能,还要对疾病的诊断、围麻醉期危重症患者的管理,以及最新临床共识、指南有深入的理解,同时更应进行持续的专业精进等,确保为围术期患者和亲属提供最佳护理服务。

　　河南省人民医院是中华护理学会麻醉护理专业委员会及重症护理专业委员会副主委单位,河南省护理学会麻醉护理分会及重症护理分会主任委员单位,护理工作在业内富有声誉,极具自身特色。《麻醉重症监护病房建设及护理实践》以加强麻醉重症监护病房护理工作水平为目标,详细阐述了麻醉重症监护病房护理管理、护理教学及护理实践相关细节,在麻醉护理知识、麻醉及护理技术、临床综合能力方面均有涉及。本书为麻醉重症监护病房护士临床实践提供了非常重要的资源,在寻求复杂和强化的围术期重症患者监护护理、治疗和干预措施的过程中,护理人员可从这本书中获得麻醉护理知识、重症护理知识、麻醉及护理技术、临床综合能力方面的内容,在对围术期重症患者及其家属护理时得到全面的理论及实践依据。纵观全书,内容全面,措辞严谨,直中要点,集可读性、实用性、工具性于一身。相信本书通过对本院积累的大量护理经验及麻醉重症护理特色的总结,能给国内广大麻醉及重症护理同仁提供有益借鉴!

　　本书在编写、审定、出版过程中,得到了多位专家的指导,在此致以诚挚的谢意! 由于编者水平和能力有限,如有疏漏和不当之处,恳请广大读者惠予斧正!

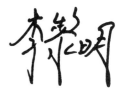

2025 年 5 月

前　言

麻醉重症监护病房(AICU)是麻醉科工作的重要组成部分,为围术期危重患者提供了及时、全面、系统、严密的监护、治疗及护理,是围术期危重病诊治、提高医疗质量的重要环节,为开展重大及疑难手术治疗提供了有力支撑,保障了围术期监测治疗的连续性。国家卫生健康委员会等七部委联合下发的《关于印发加强和完善麻醉医疗服务意见的通知》(国卫医发〔2018〕21号)中提出有条件的医疗机构可设置麻醉后重症监护室,首次以正式官方文件的形式提出麻醉重症监护病房的概念。随后《国家卫生健康委办公厅关于印发麻醉科医疗服务能力建设指南(试行)的通知》(国卫办医函〔2019〕884号)中进一步提出了建设麻醉后监护病房的规范。河南省卫生健康委员会等七厅委联合下发的《关于印发河南省进一步加强和完善麻醉医疗服务工作方案的通知》(豫卫医〔2018〕4号)中更提出把麻醉科建设成为具备临床麻醉、麻醉重症监护治疗及疼痛治疗的学科构架。在新时代背景下,各医疗机构麻醉科(麻醉与围术期医学科)应该充分发挥理论及技术优势,直面挑战,把握机遇,加快人才培养,努力做好麻醉重症监护病房的建设与管理工作,促进学科发展。麻醉重症护理作为麻醉护理的亚专业,其发展顺应了麻醉学向围术期医学转变的趋势,在确保危重患者围术期安全中发挥了重要作用,强力拓展并深化了麻醉护理专业内涵。目前,全国已有30余家三甲医院麻醉科设置了麻醉重症监护病房,麻醉科护士在其中开展相应的护理工作,但由于各医院麻醉重症监护病房运行模式的不同,护士的岗位设置、工作职责、业务范围各不相同,逐渐发展出各自的护理特色。

河南省人民医院麻醉重症监护病房是目前国内规模最大的麻醉重症监护病房,2019年开业至今,累计救治患者3万余例,在不断探索及发展中,形成了极富本院特色的麻醉重症患者管理模式,积累了宝贵的诊疗及护理经验,在业内富有声誉,已成为河南省人民医院麻醉与围术期医学科对外交流的"名片",不仅处于国内领先位置,更是独立区域AICU运行模式的建设"范本"之一。本书拟总结本院麻醉重症监护病房建设及护理实践中探索总结出的相关经验与广大同仁分享,以盼为进一步细化麻醉护理亚专业管理及护理实践内容,规范并提升麻醉护理临床技能、培养麻醉护理人才提供有益借鉴。

本书内容系统全面,科学严谨,可读性强,侧重实用性。全书包括麻醉重症监护病房概述、护理人力资源管理、护理安全风险与质量控制管理、感染控制、护理制度及工作流程、常见患者的护理、特殊患者的护理、常用护理操作标准化流程、仪器设备的使用及管理、常见药物的使用及管理、护理文书书写及信息化共十一章内容。同时,以麻醉重症患者全流程管理为主线,涵盖了麻醉重症监护病房的建设理念、病房设置布局、管理构建及职责划分等框架性内容,更从临床实践出发,详细阐明了 AICU 护理管理、护理教学及护理实践相关细节,通过总结图表、数据表格、指标公式、流程图、标准化查检表、护理规范等形式表达,紧贴临床,遵循循证依据,可操作性强,不仅适用于护理管理者及教育者,更便于临床护士理解应用。

本书的出版是团队合作的结晶,在编写的过程中查阅并参考了大量教材、指南及文献,多次讨论并梳理编写思路。历经 3 年的策划及编写,本书在河南省人民医院麻醉与围术期医学科护士及医师的努力下终于完成,同时得到了河南省麻醉质量控制中心、河南省护理学会麻醉护理分会、国内麻醉学及护理学专家的大力支持,在此深表感谢!因编者的知识水平有限,难免有疏漏及不妥之处,恳请广大同仁批评指正,以便在今后的修订中予以完善!

2025 年 4 月

目　录

第一章 麻醉重症监护病房概述

麻醉重症监护病房(anesthesia intensive care unit,AICU)是以收治围术期危重患者为重点,提供及时、全面、系统、严密的监护和治疗的医疗单元。它是对术后危重症患者治疗的重要补充,是麻醉科(麻醉与围术期医学科)的重要组成部分,为外科大手术患者术后安全提供了重要保障。国家卫生健康委员会等七部委联合下发的《关于印发加强和完善麻醉医疗服务意见的通知》(国卫医发〔2018〕21号)中提出有条件的医疗机构可设置麻醉后重症监护室,首次以正式官方文件的形式提出AICU的概念。随后《国家卫生健康委办公厅关于印发麻醉科医疗服务能力建设指南(试行)的通知》(国卫办医函〔2019〕884号)中也提出建设麻醉后监护病房的规范。河南省卫生健康委员会等七厅委联合下发的《关于印发河南省进一步加强和完善麻醉医疗服务工作方案的通知》(豫卫医〔2018〕4号)中提出把麻醉科建设成为具备临床麻醉、麻醉重症监护治疗及疼痛治疗的学科构架。这些文件的相继出台,为麻醉学科建设AICU提供了支持。同时,各省市对AICU的管理及运行进行了积极探索,河南省麻醉质控中心于2024年下发了《河南省麻醉重症监护病房(AICU)建设与管理指南(试行)》,从多方面为AICU的建设与运行提供了指引与要求。在新时代背景下,各医疗机构麻醉科(麻醉与围术期医学科)应该充分发挥理论及技术优势,直面挑战,把握机遇,加快人才培养,努力做好AICU的建设与管理工作,促进学科发展。

第一节 麻醉重症监护病房的建设理念

AICU属于专科ICU,是麻醉科工作的重要组成部分,是围术期危重病诊治、提高医疗质量的重要环节,为开展重大及疑难手术治疗提供了有力支撑,保障了围术期监测治疗的连续性。目前,国内不少医院相继建立了AICU,现有AICU在运行管理模式、业务范围、收治标准、质量控制等方面虽存在差异,但建设理念、基本原则等一致。

一、麻醉学科建设AICU的必要性

(一)学科发展之必须,助力麻醉学向围术期医学转变

在国内建立麻醉与围术期医学科,促进麻醉科医师向围术期医师转变,对提高麻醉医师围术期患者管理能力具有重要意义。手术后患者的管理是围术期医学的重要组成部分,尤其是危重患者手术后常需要重症监护治疗以保障患者安全度过围手术期。

2008 年卫生部将 ICU 列为和麻醉科同等级别的二级学科,之后各级医院 ICU 逐渐独立成为科室,最近几年呼吸科、急诊科、神经外科、神经内科、儿科等均逐渐在学科下建立相应的专科 ICU,对于专科危重患者的管理逐渐积累经验,对各自学科的发展起到了极大促进作用。而近十年来,麻醉科医师逐渐脱离了危重病医学科,工作重点主要在手术中患者管理,缺乏术后患者管理的经验。麻醉科医师在急危重症救治方面具有专业优势,如能通过建立 AICU 提高术后患者的管理能力,对麻醉医师围术期一体化管理危重患者的水平会有大幅提高,无疑会增加危重患者围术期安全性。国内率先建立 AICU 的麻醉科,已经形成了麻醉医师手术后患者的管理模式,麻醉手术后患者康复、感染控制、营养支持治疗、静脉血栓预防、围术期并发症管理等方面的能力得到了提高,也实现了麻醉医师向麻醉与围术期医师的转变。

(二)医疗发展的需求,加速高危术后患者康复

随着医疗水平的不断进步,进行手术治疗的高危患者越来越多,尤其是大型综合医院,三、四级手术比例逐年增高。老年、合并严重心脑血管疾病、重要器官功能不全等患者全身麻醉手术后,麻醉恢复时间明显延长,围术期脑卒中、心肌梗死、器官功能衰竭、肺部并发症等风险显著升高,此类患者手术后如转入普通病房,由于监护条件受限,存在安全隐患。建立 AICU,将高危患者术后统一管理,术后 24 ~ 48 h 内转入普通病房,可显著降低麻醉手术风险。

二、麻醉重症监护病房运营模式

(一)AICU 独立区域模式

目前多数 AICU 采用的模式是设置独立区域,拥有固定病床,按重症医学病区模式配备呼吸机、监护仪等硬件。患者入住 AICU 需要办理转科手续,入住时间根据患者的具体病情转归来判断,不严格限制具体转出时间。此种 AICU 建设管理模式具有优势,应为今后国内 AICU 建设的主流模式,可以不受限于时间,以患者疾病转归为中心,减少患者频繁转科,也体现了麻醉医师管理围术期患者的优势。

(二)AICU 和 PACU 共用区域模式

2018 年颁布 21 号文件后,国内部分医院受到空间限制(多数是因为手术室在建设之初没有规划 AICU 的独立空间),在原有麻醉恢复室(cpostanesthesia care unit,PACU)的基础上增加了 AICU 的功能,即 PACU 晚间可以留置苏醒延迟、血流动力学不稳定、呼吸功能不全等患者,这种建设模式下患者 AICU 平均入住时间较短。虽受限于没有空间,但此种建设模式仍然可以改善麻醉后对患者的安全监护,有效降低围术期麻醉并发症的发生率和病死率。

(三)外科 ICU 模式

综合 ICU 在国内建设早期,多数由麻醉科医师负责筹建,逐渐发展为独立的临床科室。卫办医政发〔2009〕23 号文件《重症医学科建设与管理指南(试行)》对综合 ICU 的建

设做了相应规定,确定了重症医学科为临床一级科室。随着综合 ICU 的发展,逐渐设置了外科 ICU 的亚专业。目前国内三级以上医院综合 ICU 基本为和麻醉科并列的一级临床科室,仅少数医院外科 ICU 在麻醉科的管理下,或者麻醉科主任兼任综合 ICU 主任。这种管理模式下,多数医师是固定的,已经很少有麻醉医师既做临床麻醉,又管理 ICU 病房患者。

三、麻醉重症监护病房收治范围

《国家卫生健康委办公厅关于印发麻醉科医疗服务能力建设指南(试行)的通知》(国卫办医函〔2019〕884 号)文件指出,对符合麻醉后监护治疗病房转入标准的患者,通过术后监护和治疗,以保障其术后安全,降低术后并发症和死亡风险。国内建立 AICU 的主要功能定位是危重症患者麻醉手术后的监护治疗,既是对 PACU 功能的补充,也是围术期医学的体现。

《河南省麻醉重症监护病房(AICU)建设与管理指南(试行)》中指出,AICU 收治患者的范围主要包括:高龄、多个并发症、衰弱、肌少症等手术患者,重大、特殊手术患者,术中出现大出血、严重过敏、严重心律失常、高血压危象、顽固性低血压、感染等特殊情况患者,困难气道患者,术后需要延迟拔管患者,心肺复苏后患者,其他术后仍需要继续重症监测治疗的患者。AICU 不适宜收治预期需要长期重症监测治疗的患者。

以我院为例,AICU 内患者停留时间一般不超过 48～72 h,但也不能绝对限制入住时间,应以患者疾病转归为核心。AICU 内收治患者较多的科室主要分布在以大手术、高龄患者居多的科室,如骨科、肝胆外科、胃肠外科、神经外科、胸外科、泌尿外科等,尤其是在三级综合医院,这些科室通常三、四级手术占多数,且高龄患者往往合并复杂的内科疾病,部分患者术前已经处于衰弱状态,加上手术时间偏长,术后易出现肺部并发症。

1. 高龄、合并多器官功能不全、大手术患者麻醉后监护治疗。

2. ASA 分级Ⅲ级以上、苏醒延迟患者,PACU>3 h 转入 AICU。

3. 困难气道、感染性休克等特殊患者术后监护治疗。

4. 围术期血流动力学不稳定患者监护治疗。

5. 手术麻醉相关并发症患者:吸入性肺炎、肺栓塞、肺水肿、急性心力衰竭、心肺复苏后等。

AICU 内收治患者较多的科室主要分布在以大手术、高龄患者居多的科室,如骨科、肝胆外科、胃肠外科、神经外科、胸外科、泌尿外科等,尤其是在三级综合医院,这些科室通常三、四级手术占多数,且高龄患者往往合并复杂的内科疾病,部分患者术前已经处于衰弱状态,加上手术时间偏长,术后易出现肺部并发症。

(一)转入标准

1. 高龄、术前合并严重的重要脏器系统疾病、高危手术等,术后需继续呼吸、循环等支持与管理的患者。

2. 无严重系统性基础疾病但麻醉手术期间发生较严重并发症,如严重过敏反应、困难气道、休克、大出血等,经抢救后病情趋于稳定但需继续观察的患者。

3. 麻醉后恢复室苏醒延迟或病情不稳定,需进一步明确原因,继续观察的患者。

4. 手术或其他原因需进一步观察并发症情况,但未达到内、外科等重症监护治疗病房收治标准的患者。

5. 生命体征不稳定、暂时不适宜院内转运的患者。

原则上不收治适宜转入内科或外科等重症监护治疗病房、不可逆性疾病和不能从麻醉后监护病房的治疗获得益处的患者。儿科、心脏大血管外科、神经外科和血管手术患者,术后是否收治由各医疗机构根据实际情况确定。患者在麻醉后监护治疗病房期间,相关手术科室医师应进行日常查房,关注病情变化并及时处理可能存在的手术并发症。

(二)转出标准

1. 经治疗后生命体征平稳,重要脏器系统功能稳定,且经麻醉科主治及以上职称的医师评估可以转出的患者,应及时转出至普通病房。

2. 经 24 h 的治疗后,生命体征仍不稳定或存在较严重的脏器功能受损、较严重的并发症,经麻醉科和外科主治及以上职称的医师评估需继续密切监护治疗的患者,转入其他重症监护病房继续诊疗。

四、麻醉重症监护病房内监测治疗及特色诊疗技术

AICU 内患者的监护治疗一方面是麻醉手术的延续,一方面应着重患者术后的转归。多模式的系统功能监测对围麻醉期患者具有重要意义。除了患者一般生命体征的监测外,床旁即时超声可以对患者各系统进行初步评估,AICU 医师应熟练掌握超声对各器官的评估,比如超声可以对患者心功能、循环容量、肺部并发症、血栓、手术部位出血等做出初步判断。无创、有创血流动力学监测在 AICU 内也较为常用,可以结合超声评估进行综合判断,往往能够提供准确的信息。炎症指标的监测对判断患者术后是否存在感染及抗生素应用具有指导作用。影像学检查包含床旁 X 射线、CT 检查及核磁共振等,可以协助麻醉医师对患者脑部、胸部等常见并发症进行诊断,指导制订治疗方案。三级综合医院内建议具备床旁 X 射线条件,手术如有 CT 检查对 AICU 患者更加有利。

AICU 内患者的治疗除一般治疗由麻醉医师制订具体治疗方案外,涉及专科治疗应和相关专科医师联合制订治疗方案。常规的治疗方案包括重症监护及呼吸机支持治疗、镇静镇痛、感染控制、营养支持治疗、容量治疗、抗凝治疗等,特殊治疗根据患者具体情况制订方案。AICU 多数患者需要多学科联合治疗,发挥各专科医师优势,促进患者早期康复。

AICU 如何体现出专业特殊性,应围绕手术后患者开展一系列特色技术,提高患者术后管理的质量。结合麻醉医师专业特色及术后患者康复过程需要,国内 AICU 开展的特色技术主要包括以下内容。

1. 镇静镇痛技术。麻醉医师熟悉各类镇静药物的应用,针对不同患者提供个体化镇静,AICU 内患者周转快、拔管早,镇静不同于综合 ICU 镇静,一般采用最小剂量镇静以达

到目的。多模式镇痛技术是麻醉医师的专业特长,AICU 内应采用多模式镇痛技术,超声引导下连续神经阻滞技术的应用可以为危重患者提供良好的镇痛,且对全身影响较小,适合于 AICU 内常规开展应用。

2. 血流动力学监测技术。麻醉医师对血流动力学监测较为熟悉,结合患者具体情况,采用有创血流动力学监测(如 Swan-Ganz 导管)、微创血流动力学监测(如 PiCCO、Vigileo 等监测)及无创血流动力学监测(如床旁即时超声等)。

3. 气道管理技术。麻醉医师是气道管理的专家,AICU 患者术后早期拔管、特殊通气模式的应用、支气管镜检查及肺泡灌洗、困难气道插管与拔管等均是麻醉医师的专业特长。

4. 危重患者加速术后康复(enhanced recovery surgery,ERAS)技术。ERAS 是麻醉医师综合素质的体现,危重患者能够实现早期康复,麻醉医师从多模式镇痛、目标导向液体治疗、体温管理、并发症预防等方面采取一系列措施,实现患者术后早期康复。

5. 谵妄管理技术。高龄患者术后谵妄发生率较高,但入住 AICU 的高龄患者术后谵妄发生率明显下降,这是由于 AICU 内多数患者应用了预防谵妄的措施,比如持续小剂量右美托咪定的静脉泵注可以降低术后谵妄的发生率。AICU 内也收治因诊断为"术后谵妄"转入接受治疗的患者,此类患者多为手术后在 PACU 内麻醉恢复后直接转入外科病房,在转入病房后 1~3 d 出现术后谵妄,外科医师要求转入 AICU 接受治疗。此类患者转入 AICU 后经术后谵妄量表(3D-CAM)评估诊断为术后谵妄,且影像学检查排除神经系统疾病,治疗方案多采用口服抗精神类药物(如奥氮平、喹硫平等),如患者症状不缓解,可复合持续静脉注射右美托咪定消除患者精神症状,晚间可加用小剂量丙泊酚让患者入睡,恢复患者睡眠节律,严密监测下并尽量减少对患者约束。治疗谵妄期间采用多模式镇痛消除患者手术后疼痛,可采用非甾体抗炎镇痛药物及神经阻滞,尽量避免阿片类药物应用。一般经治疗后患者恢复较快,大大降低了患者因谵妄带来的风险,并减轻了患者家属的负担,连续 24 h 未出现谵妄即可转入外科病房。

五、发展趋势及展望

AICU 是麻醉学科一个新的医疗单元,国内开展这项业务的医院不多,AICU 的建立促进危重患者围术期转归,降低术后并发症,保障患者围术期安全。同时 AICU 将手术后重症患者集中管理,大大减轻外科病房压力,间接降低了综合 ICU 的收治压力,节约了医疗资源。AICU 的运行对术后麻醉恢复期的患者进行分类管理,一般患者进入 PACU 进行麻醉恢复,恢复后直接转入外科病房,PACU 一般患者停留时间低于 4 h,保障安全的同时又提高了效率。同时可以锻炼麻醉医师对重症患者的管理从"了解"逐渐转变成"擅长",促进麻醉医师完成"围术期医师"的转换。

随着国内多家医院相继开展 AICU 业务并取得成功,AICU 的建立成为趋势。但 AICU 建设运行也将面临以下问题。

1. 由于多数已有的手术室设计之初并未规划 AICU,存在空间不足难题。

2. AICU 缺乏强有力的文件支持,现有文件虽支持 AICU 建设,但多数只是建议,而未作为麻醉科的基本学科构架做强制要求。

3. AICU 在功能定位上相对模糊,应明确如何和综合 ICU 进行区分,形成自己的诊疗及护理专业特点,而非简单以时间来限制患者入住时间,对患者疾病转归不利。

4. AICU 尚未作为麻醉学的三级学科进行建设,有待于国家从政策上支持将其作为麻醉学科的基本学科构架之一,促使亚专科化,形成特有的专业特点。

5. 加速 AICU 相关临床研究的发展,完善数据库建立,开展多中心临床研究,进一步形成共识、建立指南。

6. 加强 AICU 护理团队建设,凝练核心护理技术,夯实护理基础,提高护理人员观察病情和配合处理病情变化的能力,将工作流程化和标准化。

第二节　麻醉重症监护病房的建设及相关配置

国卫办医函〔2019〕884 号附件1《麻醉后监护治疗病房建设与管理要求》中对麻醉后监护治疗病房做了相应建设要求。卫生部印发的《重症医学科建设与管理指南(试行)》(卫办医政发〔2009〕23 号)中对综合 ICU 的建设做了相应规定。现今医院内专科 ICU 建设多数参考卫办医政发〔2009〕23 号,但也不完全照搬,如河南省针对呼吸重症监护病房的建设,参照卫办医政发〔2009〕23 号制定了《河南省二、三级综合医院呼吸重症监护病房(RICU)基本标准(试行)》,同时河南省麻醉质控中心依据相关文件,制定了《河南省麻醉重症监护病房(AICU)建设与管理指南(试行)》,各医院应符合相关规范要求的同时,因地制宜符合自身发展需求。

一、麻醉重症监护病房的硬件设置

(一)麻醉重症监护病房的病房设置

AICU 应尽可能邻近手术室、医学影像科、检验科和输血科(血库)等区域,方便重症患者的检查和治疗并与手术室有内部通道。在横向无法实现"接近"时,应该考虑楼上楼下的纵向"接近",当条件不允许 AICU 靠近这些区域时,必须提供快速、安全和足够大的转运通道(最小宽度为 2.5 m),以允许监护病床、呼吸及血流动力学辅助设备通过。

同时,AICU 的整体布局设计应为医护人员、患者营造一个温馨的救治环境,使医护人员在救治全过程中感到便捷、舒适,尽量减少术后患者的恐惧感。AICU 的区域划分应该包括医疗区域及医疗辅助用房区域,各区域间应有相对的独立性,以减少彼此之间的互相干扰并有利于感染的控制。

医疗区域可以设计为长方形、U 形或圆形等多种形式,但无论采用哪种布局均需要满足以下原则。

1. 在中心监护站能观察到每一个患者,观察时不影响其他患者。

2.有最短的抢救治疗距离。

3.有充足的面积放置药物、仪器和医疗用品。

4.人员、物品、室内空气保持单向流动。医疗区域宜保持自然采光和外界视野,有助于维持昼夜节律,防止谵妄的发生。如果无条件设置单间病房时,病床间应设置 U 形帷幕以作分隔,可以更好地照顾危重患者,有足够的隐私条件,减少焦虑和谵妄的发生风险,提高患者满意度。术后患者对噪声比较敏感,噪声水平(警报、显示器声音及医护交谈)的增加可能会扰乱睡眠并增加痛觉,AICU 白天的噪声最好控制在 45 dB 以内,傍晚至夜间控制在 20 ~ 40 dB 以内。

医疗辅助用房区域的设计会影响医护人员工作的顺利进行。基本辅助用房包括医师办公室、工作人员值班室、治疗室、配药室、营养准备室、仪器室、更衣室、清洁室、污废物处理室、盥洗室、家属等候室等。有条件的 AICU 可配置示教室、家属接待室等。辅助用房需结合主要空间、医疗流程、洁净等级进行合理布置。

以河南省人民医院为例,本院 AICU 的建设参照国卫办医函〔2019〕884 号和卫办医政发〔2009〕23 号进行建设,建设之初为 19 张床位,2021 年 3 月床位数增加至 27 张,后扩至 40 张。院本部手术室 80 间(不含日间手术室及 DSA 手术室),平均每天住院患者手术 400 台(不含局部麻醉手术、日间手术等),目前 AICU 收治患者数为每日手术量的 7%左右。AICU 设置接近于手术室及麻醉恢复室(PACU),本院 AICU 和中心手术室及PACU 在同一楼层,共用办公用房,同时位于输血科、检验科上层,临近影像中心。

(二)麻醉重症监护病房的仪器、系统设置

参照《重症医学科建设与管理指南(试行)》(卫办医政发〔2009〕23 号)中对综合 ICU建设的相应规定并结合本省市相关要求进行设置。

1. AICU 每床必须配备呼吸机、高档监护仪、多通道微量注射泵和输液泵、专用 ICU病床、加温仪及血管加压泵等基本设备。

2.每张病床需配置电插座,氧气、压缩空气和负压吸引接口各 2 套,提供电、医用氧气、压缩空气和负压吸引等功能支持。

3.每张病床配置功能模式齐全的呼吸机、高档监护仪、多通道微量注射泵(4 套以上)、肠内营养输注泵等。此外,AICU 应配置心电图机、血气分析仪、除颤仪、血液净化仪、连续性血流动力学监测设备、心肺复苏抢救装备车(车上备有喉镜、气管导管、各种接头、急救药品以及其他抢救用具等)、超声诊断仪、支气管镜及清洁消毒设备、物理排痰装置、电子升降温设备、用于血栓预防的气动加压泵等,根据临床需要决定具体配置的数量。

4. AICU 是否需要配备颅内压和脑电波监测设备、主动脉内球囊反搏设备、体外膜氧合设备、重症康复器械等,目前国内暂无相关指南进行推荐,可根据临床需要进行配置。

5. AICU 应建立完善的视频监控系统、临床信息管理系统、通信设施、图像采集设施、互联网及物联网系统。

二、麻醉重症监护病房的人员配置

AICU 由麻醉科负责管理,在麻醉科主任领导下开展工作,麻醉科主任对 AICU 的临床医疗、教学、科研、护理和行政管理负有领导责任。AICU 麻醉医师人数与床位数之比应≥0.5∶1,应均为具有麻醉专业知识、接受过重症医学临床诊疗工作训练的麻醉专业执业医师。严格执行医疗质量安全核心制度,实行三级医师负责制,设置至少一个三级医师组全面负责医疗工作,医师组包括主任医师(副主任医师)、主治医师和住院医师。由本院麻醉科医师负责 AICU 有利于保持患者围术期治疗的连续性,并锻炼麻醉医师对重症患者的救治能力,促使其向围术期医师的转换。

AICU 医师应经过系统的专业理论和技术培训,考核合格并获得相应证书,具备独立诊治患者的能力,能胜任重症患者各项监测与诊治的基本要求。必须具备麻醉学及重症医学相关理论知识,掌握重症患者重要器官功能监测和支持的理论与技能,具备对重要脏器功能及生命的异常信息快速反应及调控能力。除掌握麻醉专业各项监测与支持技术的能力外,还应掌握相关学科常用诊疗技术,如营养支持、抗感染治疗、颅内压监测、持续血液净化等技术。住院医师在参加麻醉科住院医师规范化培训的基础上,有条件的医院应逐步开展 AICU 医师专培训练。

参照《麻醉后加强监护治疗病房建设与管理专家共识》及卫办医政发〔2009〕23 号要求,建议三级医院 AICU 护士人数与床位数之比≥3∶1,二级医院 AICU 护士人数与床位数之比≥2∶1。同时,根据实际情况 AICU 应设护士长或护理负责人,在科主任及护理部指导下负责 AICU 护理工作,AICU 护士长应当具有中级以上专业技术职称,具有 2 年以上麻醉科护士工作经历及 1 年以上 ICU 工作经历,并具备一定管理能力。

AICU 护士应为具有执业资格的麻醉科专科护士或受过麻醉与重症医学专业培训的执业护士。应经过严格的专业理论和技术培训并考核合格,熟练掌握麻醉科护理和重症监护的专业护理技术,主要包括:输液泵及微量泵的临床应用、各类留置管路的护理技术、氧疗技术、气道管理、呼吸机使用、系统功能监测、心脑肺复苏、血液净化、水和电解质及酸碱平衡监测、胸部物理治疗、重症患者营养支持、危重症患者抢救配合等;同时具备重症患者的疼痛管理、麻醉和重症监护患者的心理护理等专业技术能力。AICU 护士的工作范围包括但不限于为患者提供监测与治疗护理,包括生命体征监测、机械通气护理、管道护理,遵医嘱进行化验、检查及药物治疗、观察识别患者生命体征变化,遵医嘱处理早期麻醉或手术并发症,患者转运护送与交接等护理服务,做好患者与家属的沟通工作,及时办理转科等手续,并详细记录护理过程等。

第二章 麻醉重症监护病房护理人力资源管理

人力资源管理指运用现代化的科学方法,对与一定物力相结合的人力进行合理培训、组织和调配,使人力、物力经常保持在最佳的比例状态,同时对人的思想、心理和行为进行恰当的诱导、协调和控制,以充分发挥人的主观能动性,最终实现组织目标的过程。人力资源是组织中最重要的资源之一,不仅包括对人力资源量的管理,而且注重对质的管理。目前,护理人力资源管理正向以人为本,系统性、科学性的趋势转变。麻醉重症监护病房(AICU)中护理人力资源合理配置及规范管理是提高护理质量、确保护理工作效率、稳定护理队伍和推进护理学科可持续发展的基石。

第一节 麻醉重症监护病房护理岗位设置及职责

岗位或工作内容分析是人力资源管理的基础性工作,明确一个职位所承担的主要职责、对应的具体工作及承担职位必须具备的知识、经验、技能等信息,并进行分析整合,可以对科室护理教学培训、招聘、管理工作提供参考依据。

一、岗位设置

岗位设置指明确护理人员的具体岗位职责和内容,对于护理人员进行合理分配,可以提高整体护理管理效率。目前本院 AICU 根据临床工作情况,分别设置有护士长、主班护士、白班组长、白班责任护士、治疗班护士、帮班护士、夜班组长、夜班责任护士、备班护士、感控护士、质控护士、教学秘书、消防安全员、仪器设备管理护士、信息护士、助理护士等岗位,具体岗位职责如下,以供参考。

二、岗位职责

(一)护士长

1. 在护理部的领导和科主任的业务指导下,负责 AICU 的护理、行政管理工作和护理人员的思想政治工作,教育护理人员加强责任心、改善服务态度,遵守劳动纪律。

2. 根据医院和护理部的工作安排,制订科室护理工作计划,并组织实施。

3. 深入临床了解护理工作,参加并指导危重、疑难、大手术后患者的抢救及护理。

4. 督促护理人员严格执行各项规章制度和技术操作规程,有计划地检查医嘱执行情况,加强医护配合,严防差错事故和护理安全(不良)事件的发生。

5. 按计划对科室护理质量进行检查、评价,对护理安全隐患进行分析,对存在缺陷进行跟踪监控,保证护理质量的持续改进。填写报表,按规定上报。

6. 定期组织护理查房,每周至少 2 次随同科主任和主治医师查房,参加科内会诊及大手术或新开展的手术、疑难病例和死亡病例讨论。

7. 组织科室护理查房,负责 AICU 专科护士培训,按计划组织护理人员的业务学习及技术训练,积极开展新业务、新技术及护理科研工作。

8. 负责科室护理人力资源的管理,有计划地对护士进行考核、选拔、培养。科学合理使用护理人力,根据患者病情合理排班,分工明确,责任到人,能级对应。

9. 保持病房环境的清洁整齐,安静安全,舒适有序。负责各类仪器、设备及药品的管理,保持完好并处于备用状态。

10. 负责进修、实习人员管理,安排具备教学能力的人员承担带教工作。

11. 定期检查助理护士、护工的工作,督促做好患者生活护理和卫生保洁工作,严格遵守消毒隔离制度。

12. 经常听取患者对医疗、护理等方面的意见,持续改进护理服务,提升患者满意度。

13. 认真执行上级和医院廉洁自律、文明行医的相关规定,落实全员、全岗、全程优质护理服务。

(二)主班护士岗位职责

1. 提前 15 min 到岗,做好与护理组长的交接班工作。

2. 参加晨会,详细听取夜班交班报告。

3. 负责预约外出检查并发放外出检查单。

4. 负责填报湿化罐、呼吸囊、无菌剪刀等无菌物品的送消申请,并及时登记物品送消登记本。

5. 负责科室耗材与液体的请领与登记。

6. 负责处理各项医嘱,通知各班护士及时执行并参与核对。

7. 打印当日的瓶贴、药品单、检验单及次日的长期口服药单、长期药品瓶贴等。

8. 与治疗班或白班组长进行医嘱大查对,并填写医嘱查对登记本。每周与护士长共同大查对。

9. 负责发放患者口服药,与治疗班、责任护士共同核对。

10. 负责联系患者转科事项,通知责任护士做好转科准备。

11. 负责查对并收取患者在科费用。

12. 负责患者电子信息转科操作。

13. 负责监督护工及时将各类标本送检。

14. 做好出院患者的登记,并将出院患者病例及时交于科室病例管理负责人。

15. 认真执行上级和医院廉洁自律、文明行医的相关规定,落实全员、全岗、全程优质护理服务。

（三）白班护理组长岗位职责

1. 提前 30 min 到岗,巡视病房,消除安全隐患,确保病房安全、整洁。

2. 做好交接班工作,包括患者收治、特殊患者病情、仪器设备、药品等的交接,及时填写交接班登记本。

3. 进行麻醉及精神类药品、基数药品的查对并登记。如有疑问,及时告知夜班护理组长追溯。

4. 全面了解病房动态,根据护士个人能力及患者病情合理安排分管患者,监督责任护士床旁交接班。

5. 参与医生查房,全面掌握在科患者情况。

6. 合理安排患者外出检查及收治工作,不得以任何理由推诿、拒绝收治患者。根据医嘱及病房接收情况,安排患者转科。

7. 关注重点患者,对责任护士护理患者过程中产生的疑难问题进行床旁指导。协助责任护士做好患者及家属的宣教工作,及时与患者家属签署相应风险告知书。

8. 监督本组新入科组员的带教情况,积极进行帮助和指导。

9. 了解科室内所有患者病情及特殊情况,如遇抢救等突发事件,应沉着冷静、积极主动、合理分工、及时上报。

10. 及时打印新入科患者的床头卡及腕带,与责任护士双人核对患者信息无误后,及时佩戴腕带。

11. 及时审核并处理医嘱,打印药品单与执行单并与治疗班双人核对签字,用药时严格执行双人核对,及时登记医嘱查对登记本。

12. 合理安排治疗班准备药品、领取药品等工作。

13. 负责检查科室消毒隔离相关工作落实情况,监督保洁员进行病区环境保洁。

14. 积极迎接各种检查与查房,协调医护、护护、兄弟科室之间的相关事宜,及时向护士长汇报工作中存在的各种问题以及安全隐患。

15. 交班前巡视病房,保持病区环境安全、整洁,做好交班前准备。

16. 认真执行上级和医院廉洁自律、文明行医的相关规定,落实全员、全岗、全程优质护理服务。

（四）夜班护理组长岗位职责

1. 提前 30 min 到岗,巡视病房,消除安全隐患,确保病房安全、整洁。

2. 做好交接班工作,包括患者收治、特殊患者病情、仪器设备、药品等的交接,及时填写交接班登记本。

3. 进行麻醉及精神类药品、基数药品的查对并登记。如有疑问,及时告知白班护理组长追溯。

4. 全面了解在科患者情况,根据护士个人能力及患者病情合理安排分管患者,监督责任护士床旁交接班。

5. 合理安排患者外出检查及收治工作,不得以任何理由推诿、拒绝收治患者。根据医嘱及病房接收情况,安排患者转科。

6. 关注重点患者,对责任护士护理患者过程中产生的疑难问题进行床旁指导。协助责任护士做好患者及家属的宣教工作,及时与患者家属签署相应风险告知书。

7. 监督本组新入科组员的带教情况,积极进行帮助和指导。

8. 了解科室内所有患者病情及特殊情况,如遇抢救等突发事件,应沉着冷静、积极主动、合理分工、及时上报。

9. 及时打印新入科患者的床头卡及腕带,与责任护士双人核对患者信息无误后,及时佩戴腕带。

10. 及时审核并处理医嘱,打印药品单与执行单并与治疗班双人核对签字,用药时严格执行双人核对。及时登记医嘱查对登记本。

11. 合理安排治疗班准备药品、领取药品等工作。

12. 负责检查科室消毒隔离相关工作落实情况,监督保洁员进行病区环境保洁。

13. 积极迎接各种检查与查房,协调医护、护护、兄弟科室之间的相关事宜,及时向护士长汇报工作中存在的各种问题以及安全隐患。

14. 交班前巡视病房,保持病区环境安全、整洁,做好交班前准备。

15. 负责汇总日工作量并上报。

16. 认真执行上级和医院廉洁自律、文明行医的相关规定,落实全员、全岗、全程优质护理服务。

(五) 白班责任护士岗位职责

1. 提前 30 min 到岗进行床旁交接班,严格执行护士交接班制度,全面了解患者病情变化,掌握护理重点。

2. 执行基础护理质量标准,完成晨间护理。保持病房安静、舒适、安全、整洁。

3. 参加晨会交接班,及时准确汇报患者病情动态变化情况。

4. 严格执行查对制度和无菌操作原则,执行当日各种治疗及基础护理、生活护理、专科护理等。

5. 按分级护理要求巡视患者,密切观察、及时汇报患者病情,保障患者的护理质量与安全。

6. 及时、准确地书写本班次重症护理记录单并完成护理文书的上传。

7. 做好患者的接收、外出检查、转科等准备。

8. 完善转科患者相关护理文书。

9. 及时将患者剩余药品放至科室退药处,告知主班护士患者转出时间。

10. 做好床单元的终末处理,准备患者床单元,迎接新入科患者。

11. 全面掌握患者的治疗、护理及心理状态,与白班认真交接。

12. 清洁区域内治疗车、电脑等,做好交接班准备。

13. 认真执行上级和医院廉洁自律、文明行医的相关规定,落实全员、全岗、全程优质护理服务。

（六）夜班责任护士岗位职责

1 提前 30 min 到岗进行床旁交接班,严格执行护士交接班制度,全面了解患者病情变化,掌握护理重点。

2.执行基础护理质量标准,完成晚间护理。保持病房安静、舒适、安全、整洁。

3.参加晚间交接班,及时准确汇报患者病情动态变化情况。

4.严格执行查对制度和无菌操作原则,执行当班各种治疗及基础护理、生活护理、专科护理等。

5.按分级护理要求巡视患者,密切观察、及时汇报患者病情,保障患者的护理质量与安全。

6.及时、准确地书写本班次重症护理记录单并完成护理文书的上传。

7.做好患者的接收、外出检查、转科等准备。

8.完善转科患者相关护理文书。

9.及时将患者剩余药品放至科室退药处,告知主班护士患者转出时间。

10.做好床单元的终末处理,准备患者床单元,迎接新入科患者。

11.晨起及时倾倒患者引流液或更换引流装置。

12.及时留取患者晨起血标本、尿标本等,并督促护工送检。

13.统计患者 24 h 液体出入量。

14.清洁区域内治疗车、电脑等,做好交接班准备。

15.全面掌握患者的治疗、护理及心理状态,与夜班认真交接。

16.认真执行上级和医院廉洁自律、文明行医的相关规定,落实全员、全岗、全程优质护理服务。

（七）早班护士岗位职责

1.按时到岗,服从护理组长安排工作。

2.按基数补充各类耗材,如吸痰管、注射器、负压吸引瓶等。查对消毒液、利器盒等的有效期并及时更换。

3.协助患者外出检查。

4.协助责任护士做好患者转科准备。

5.与责任护士进行交接班,包括患者病情变化、液体平衡情况、用药情况、皮肤、物品等。

6.转科时携带简易呼吸气囊、监护仪,必要时携带吸氧装置。转科前再次核对患者身份及需转入病区,转运途中确保患者安全。

7.与病房护士交接患者在科情况。

8.告知患者家属镇痛泵的使用方法及注意事项,将患者物品交于家属。

9.做好床单位终末处理,准备呼吸机及监护仪,使其处于备用状态。

10. 协助责任护士进行基础护理工作,如口腔护理、会阴冲洗、排痰等,协助患者就餐及下床活动。

11. 午餐时段,协助责任护士进行患者管理。

12. 协助主班对转科患者的剩余药品进行退药处理。

13. 认真执行上级和医院廉洁自律、文明行医的相关规定,落实全员、全岗、全程优质护理服务。

(八)帮班护士岗位职责

1. 按时到岗,服从护理组长安排工作。

2. 按基数补充各类耗材,如吸痰管、注射器、负压吸引瓶等。查对消毒液、利器盒等的有效期并及时更换。

3. 协助患者外出检查。

4. 协助责任护士做好患者转科准备。

5. 与责任护士进行交接班,包括患者病情变化、液体平衡情况、用药情况、皮肤、物品等。

6. 转科时携带简易呼吸气囊、监护仪,必要时携带吸氧装置。转科前再次核对患者身份及需转入病区,转运途中确保患者安全。

7. 与病房护士交接患者在科情况。

8. 告知患者家属镇痛泵的使用方法及注意事项,将患者物品交于家属。

9. 做好床单位终末处理,准备呼吸机及监护仪,使其处于备用状态。

10. 协助责任护士进行基础护理工作,如口腔护理、会阴冲洗、排痰等,协助患者就餐及下床活动。

11. 午餐时段,协助责任护士进行患者管理。

12. 协助主班对转科患者的剩余药品进行退药处理。

13. 认真执行上级和医院廉洁自律、文明行医的相关规定,落实全员、全岗、全程优质护理服务。

(九)晚班护士岗位职责

1. 按时到岗,服从护理组长安排工作。

2. 按基数补充各类耗材,如吸痰管、注射器、负压吸引瓶等。查对消毒液、利器盒等的有效期并及时更换。

3. 协助患者外出检查。

4. 协助责任护士做好患者转科准备。

5. 与责任护士进行交接班,包括患者病情变化、液体平衡情况、用药情况、皮肤、物品等。

6. 转科时携带简易呼吸气囊、监护仪,必要时携带吸氧装置。转科前再次核对患者身份及需转入病区,转运途中确保患者安全。

7.与病房护士交接患者在科情况。

8.告知患者家属镇痛泵的使用方法及注意事项,将患者物品交于家属。

9.做好床单位终末处理,准备呼吸机及监护仪,使其处于备用状态。

10.协助责任护士进行基础护理工作,如口腔护理、会阴冲洗、排痰等,协助患者就餐及下床活动。

11.晚餐时段,协助责任护士进行患者管理。

12.协助主班护士对转科患者的剩余药品进行退药处理。

13.认真执行上级和医院廉洁自律、文明行医的相关规定,落实全员、全岗、全程优质护理服务。

(十)备班护士岗位职责

1.备班人员需 24 h 开机,随叫随到。

2.备班人员如有特殊情况不能备班,应当于前一日上报护士长。

3.一般情况下,以排班表中备班次序呼叫备班。遇特殊情况,如需备班快速到岗,可优先呼叫位置离医院较近的备班人员。

4.备班人员接到科室通知后,应立即以最快速度到岗,并第一时间向护理组长报到,服从护理组长的安排。

5.任何人员接到科室通知后,不得以任何理由拒绝到岗或故意拖延时间,一经发现,扣除当月绩效。

6.认真执行上级和医院廉洁自律、文明行医的相关规定,落实全员、全岗、全程优质护理服务。

(十一)治上护士岗位职责

1.提前 10 min 到岗,与夜班护理组长进行交接,包括特殊用药、未取药品等的交接。

2.每日查对冰箱温度及环境温湿度并登记。

3.与责任护士共同核对患者当天的长期医嘱,确保用药安全。

4.整理并补充治疗用物,整理冰箱内物品。

5.打印未领取的麻醉及精神类药品红处方,携带空安瓿至药房,及时领取麻醉及精神类药品进行库存维护。

6.与主班护士共同核对当日需处理的医嘱并签字,同时登记医嘱查对登记本。

7.严格执行无菌技术原则及配伍禁忌,配制静脉用药,加药后签名并注明配制时间。

8.与主班协调取药时间。药品核对无误后取回。

9.准备当日临时治疗,并与责任护士双人核对,确保药品摆放无误。

10.配制肝素水,并在床旁与责任护士双人核对。

11.负责科室备用药品的安全管理,定期检查药品数量与基数是否相符,盘点内容留档保存并签字。

12.规范管理治疗室,保持治疗室整洁、干净。

13. 认真执行上级和医院廉洁自律、文明行医的相关规定,落实全员、全岗、全程优质护理服务。

(十二)治下护士岗位职责

1. 提前 10 min 到岗,与治上护士进行交接,包括特殊用药、未取药品等的交接。

2. 每日查对冰箱温度及环境温湿度并登记。

3. 整理并补充治疗用物,整理冰箱内物品。

4. 打印未领取的麻醉及精神类药品红处方,携带空安瓿至药房,及时领取麻醉及精神类药品进行库存维护。

5. 与主班护士共同核对当日需处理的医嘱并签字,同时登记医嘱查对登记本。

6. 严格执行无菌技术原则及配伍禁忌,配制静脉用药,加药后签名并注明配制时间。

7. 与主班护士协调取药时间。药品核对无误后取回。

8. 准备当日临时治疗,并与责任护士双人核对,确保药品摆放无误。

9. 与主班进行医嘱大查对,并填写查对登记本。

10. 和主班共同核对医嘱无误后准备次日长期医嘱。

11. 配制肝素水,并在床旁与责任护士双人核对。

12. 规范管理治疗室,保持治疗室整洁、干净。

13. 认真执行上级和医院廉洁自律、文明行医的相关规定,落实全员、全岗、全程优质护理服务。

(十三)助理护士岗位职责

1. 协助责任护士做好患者晨间护理:皮肤清洁、口腔护理、尿管护理、床单元整理。

2. 协助责任护士做好患者生活护理:协助患者进餐、大小便,协助患者翻身叩背,预防压力性损伤,协助患者下床活动。

3. 协助患者转科、外出检查。

4. 做好转科患者床单元终末处理及备用床准备。

5. 协助责任护士做好患者晚间护理:皮肤清洁、口腔护理、尿管护理、床单元整理。

6. 认真执行上级和医院廉洁自律、文明行医的相关规定,落实全员、全岗、全程优质护理服务。

(十四)感控护士岗位职责

1. 协助护士长做好本科室医院感染管理的各项工作。

2. 参加医院感染知识的培训。

3. 协助护士长组织本科室预防、控制医院感染知识的业务学习。

4. 督促检查本科室人员执行无菌操作技术、消毒隔离制度,检查各种院内感染记录本的完成情况。

5. 监督本科室工作人员医疗废物分类存放情况,严禁生活垃圾与医疗废物混放,防止利器刺伤。

6.负责本科室的每季度空气培养、物表采样等工作。

7.指导患者、探视人员遵守医院消毒隔离制度。

8.督促护工保持病室整洁,做好消毒隔离工作。

9.监督并落实感控小组各项工作。

(十五)质控护士岗位职责

1.在护士长的指导下根据医院护理工作质量标准,结合本科情况,制订、实施本科年度护理质控工作计划。

2.制定科室护理质量管理目标、工作制度、护理人员岗位职责、工作流程及考核标准、质量奖惩制度,使质量责任落实到人。

3.督促本科护理人员认真执行岗位职责、各项规章制度及护理操作流程和常规,严防差错、事故的发生。

4.落实每周自查科室护理管理质量工作,如病区管理、基础护理、患者安全、护理服务品质、查对工作、急救物品、消毒隔离、护理文书质量、专科护理、护理教学质量等,发现问题,及时分析查找原因,并提出改进措施。

5.监督并落实质控小组各项工作。

(十六)教学秘书岗位职责

1.协助护士长落实病房管理工作,重点负责科室临床护理教学工作的管理和实施。

2.负责制订和实施本科室实习、进修及不同层级护士的学习计划,并定期与护理部沟通,不断改进教学工作。

3.组织并参加具体的教学活动,如病房的小讲课、操作示范、病历讨论、教学查房、临床带教、阶段考核、出科考试、总结评价等。

4.针对不同层次的实习学生、进修老师,安排有带教资格的护士带教,并检查教学计划的实施,及时给予评价和反馈。

5.关心学生、进修老师的心理及专业发展,帮助其尽早适应本科室临床环境,及时发现学习中的问题并给予反馈。

6.负责病房带教护士的培训,与护士长一起定期对带教护士进行考核。

7.负责病房护士的继续教育工作,认真记录各类继续教育学分,配合护理部完成每年的学分审核工作。

(十七)消防安全员岗位职责

1.全面落实日常消防安全巡查,并填写医院巡查记录本。

2.负责建立健全本科室安全责任制,明确分工,监督科室员工履行安全工作职责。

3.定期组织本科室员工学习消防规章制度和知识,增强安全意识,防范各类安全事故发生。

4.负责检查科室护士对安全管理各项制度、规定、安全操作规程执行情况。

5.负责保管本科室消防器材,及时申报更换过期、失效消防器材,定期检查本科室消防通道是否被锁闭、占用,用电设备是否安全,及时消除火灾隐患。

6. 严格执行对"易燃、易爆"等物质的保管、领用、使用的管理规定。

7. 如发生火灾等重大安全事故,消防安全员要立即组织人员应对处理,并及时向上级领导、消防科和院领导汇报。

8. 完成本科室负责人及医院交办的其他安全工作任务。

(十八)仪器设备管理护士岗位职责

1. 仪器设备专管护士应遵守科室有关仪器、设备的管理制度。

2. 必须加强设备、仪器的管理,保证其完好。

3. 统管所有的设备、仪器,做到卡、物一致,并负责统计完好率。

4. 仪器、设备的使用、管理、养护和维修,落实到人,明确职责。

5. 仪器、设备使用前,由仪器设备专管护士对所有的仪器、设备进行检查和校准,确保机器能正常进行工作。

6. 熟悉所管理设备、仪器、工具、材料、药品的规格、型号、性能和用途。

7. 对所管理设备、仪器要定期检查,做到技术材料完整,附件齐全,性能良好,数量准确。

8. 负责设备、仪器、材料的领发工作,对设备、仪器发生被盗、丢失、损坏等要明确原因,并报告有关部门。

9. 仪器设备专管护士有权拒绝不遵守设备、仪器操作规程或不具备者使用。

(十九)信息护士岗位职责

1. 热爱宣传工作,积极组织参加科室宣传活动。

2. 宣传 AICU 好人好事,实时更新麻醉护理学科发展的最新动态。

3. 鼓励提倡护理人员向院刊、护理刊物等投稿。

4. 随时报道 AICU 开展的新技术、新业务,增加学科影响。

5. 积极参加通讯员业务学习和学术会议。

6. 加强政治学习,提高思想素质和工作觉悟。

7. 协调科室各学组开展统一的有意义的宣传活动,营造和谐氛围。

8. 自觉遵守科室章程及各种规章制度,支持科室工作,认真高效地完成科室宣传任务。

9. 做好信息的传递和反馈工作,做到上情下达、下情上传。

10. 逐渐完善麻醉护理宣传机制,形成自己的传播效应,树立 AICU 新形象。

(二十)危险化学品管理护士岗位职责

1. 根据科室使用情况,合理制订请领计划。

2. 负责危险化学品入库、出库手续,做到账物相符。

3. 负责对危险化学品的使用、保管及报废进行有效管理。

4. 每月至少全面检查一次,发现问题立即整改;不能立即整改的安全隐患,必须立即上报院安全办。

5. 做好库房的安全标识、防盗、防火工作,发现物品丢失、被盗,立即上报。

6. 协助科室负责人开展危险化学品的宣传教育工作。

(二十一)护理质量控制组岗位职责

科室护理质量控制组指定各护理小组组长及组员,组员根据小组组长工作安排进行质量控制工作。

1. 护理质量控制组负责全科护理人员的护理质量教育及护理安全教育。

2. 根据护理部统一制定的工作制度、岗位职责、质量考核标准、工作程序等,定期对科室护理质量进行监控。

3. 科室护理质量控制组负责每周对所在科室的危重患者护理、护理文件书写、急救物品、病房管理、健康宣教、消毒隔离、护理制度和岗位职责落实执行等情况进行检查,及时发现和指出环节质量中存在的问题,认真分析、总结。每周一科室质控会上,由质控组员将质控内容、修改意见或建议及时进行反馈。

4. 每月定期对各级护理人员进行理论、操作考核。每月召开护理质量控制组会议,分析所在科室护理质量中存在的问题,提出修订计划,以不断提高科室护理质量和水平。

5. 定期对科室发生的护理差错进行讨论、分析和鉴定,提出整改意见与防范措施。

(二十二)感染管理质量控制组岗位职责

1. 科室感控小组由一名感控护士和五名组员组成,感控护士担任组长,组员根据组长工作安排参与感控工作。

2. 感控小组根据护理部统一制定的工作制度、岗位职责、质量考核标准、工作程序等,定期对科室感控工作进行监控。

3. 感控小组每月对护理人员手卫生、消毒隔离等情况进行检查,及时发现和指出环节质量中存在的问题,认真分析、总结。及时填写督导手册,当月进行二次督导,查看问题改进情况并记录。

4. 每月定期对科室护理人员进行医院感染知识培训及考核。

5. 定期对督导发现的问题进行汇总,提出整改意见与防范措施。

(二十三)教学质量控制组岗位职责

1. 按照护理部规定开展科室教学活动。

2. 按照科室制订的教学计划完成教学任务。

3. 严格要求各层级人员,按计划和流程做好教学工作,并完成各项考核。

4. 定期指导和督促带教老师的教学工作,征求各层级人员对教学计划实施的意见。

5. 按教学计划完成本科室护士分层级培训理论授课和操作培训。

6. 按时完成科室各类业务学习,做好实习护士和进修护士的教学培训与考核。

7. 定期组织教学组成员分析讨论、反馈带教中存在的问题,做好记录。

8. 负责科室各层级护理人员、进修护士、实习护士、轮转护士的管理。

(二十四) 急救小组岗位职责

1. 负责本科室的危重、疑难患者抢救工作。

2. 负责本科室急救车的管理工作。

3. 定期对本科室护理人员进行急救知识及技术的培训，并定期考核，提高急救能力和技术水平，熟练掌握各项抢救预案、抢救技术、常用急救仪器性能、使用方法及注意事项。同时检查急救物品性能，完好率达到100%，急用时可随时投入使用，仪器及时充电，防止电池耗竭。

4. 患者病情发生变化立即开展抢救工作，通知医生，并迅速建立抢救小组，按抢救小组组长安排有条不紊地工作，抢救小组人员密切配合抢救患者。

5. 观察患者病情变化并做好抢救时的记录工作。

6. 抢救工作结束后，对抢救用物、器械及时进行清理、消毒、补充备用，保证抢救物品、药品完好备用。

7. 6 h内完成抢救工作记录及医嘱、病例书写。

8. 抢救结束后及时组织小组成员讨论，总结经验教训，不断提高本科室抢救技术。

(二十五) 文书质量控制组岗位职责

1. 文书质量控制组由一名组长及四名组员组成，负责制定护理文书质量检查标准。

2. 文书小组成员每周进行科室文书书写质量检查，检查项目包括护士交班报告、体温单、医嘱单、护理记录单。

3. 文书质量控制小组每月对护理文书书写问题进行汇总，并对上月检查结果进行对比，突出重点问题。

4. 文书质量控制小组对检查中存在的问题、薄弱环节进行分析、总结，提出改进措施，记录时间及内容。

(二十六) 护工岗位职责

1. 遵守劳动纪律，不得迟到、早退。

2. 做好病区的保洁工作，确保病区的干净、整洁。

3. 及时将早晨各类标本、检查单送去相应科室。

4. 及时将回收的湿化罐、呼吸气囊等送消毒供应中心消毒，取回后及时告知主班护士登记并签字。

5. 准备患者转科所需转运床，配合护士做好患者外出检查及转运工作。

6. 准备好消毒保洁用毛巾。

7. 患者转出后，及时对床单位进行终末处理。

8. 定期巡视病房，及时清理医疗垃圾、污物桶、更换并回收污染的被服等。

9. 做好病房液体、耗材、床单、被罩等日消耗品的接收、上货。

10. 做好交接班工作，确保各项工作落实到位。

11. 做好保洁工具的清洁及消毒工作。

第二节　麻醉重症监护病房护士核心能力培训与考核

护士核心能力是指护理人员从事护理工作必需的综合能力,包括全科护士核心能力和专科护士核心能力。目前已有众多学者针对护士群体进行了核心能力条目和培训考核方案的细化,包括知识、技能、态度、价值观等多维度,针对麻醉重症监护病房护士所需具备的核心能力,制订科学合理、具有本专科特色的培训体系及考核方案,对临床护理质量的控制与提升具有重要作用。护士的临床护理实践能力对临床工作产生巨大的影响,不同的临床护理能力决定承担不同的工作职责,在护士工作满意度、人力成本、护理负面事件、护士角色、患者干预均显现不同的结果,开展分层次培训是满足护士需求和临床发展需要的必要手段。Benner 理论认为,护士成长共历经 5 个阶段,即新手(novice)、初级进阶者(advanced beginner)、胜任者(competent)、精进者(proficient)、专家(expert),每个阶段的护理人员各有特点,均有其相应的培训需求。

建立以麻醉重症监护病房护理专业发展需求为中心的分层培训及考核体系,可以更好地满足各层次护士的学习需要,提高护理工作的系统性和科学性,促进麻醉重症临床护理专家的培养,保证临床护理安全。本院麻醉重症监护病房核心能力培训与考核方案按照 N0 ~ N4 五个技术层级制订,围绕培养目标和培训重点制定具体内容。培训主要内容涉及麻醉重症监护病房护士岗位职责、护理基础知识与技能、重症及麻醉专科护理知识与技能、教学、科研与管理能力等方面,并通过评价与考核,为麻醉重症监护病房护士定级与定岗提供依据。

一、N0 级护士

1. 培训目标

(1)掌握麻醉重症监护病房护理工作基本制度,护理工作职责和流程。

(2)增强人文关怀和责任意识,具备良好的职业道德素养和沟通交流能力。

(3)掌握重症护理工作的基本理论、基本知识和基本技能。

(4)能够独立、规范地为患者提供护理服务,正确书写护理文书。

(5)了解各种质量管理工具的应用,具备参与品管圈活动的能力。

(6)树立科研意识,掌握护理个案报告的撰写方法。

(7)了解护理应急预案。

2. 培训内容　医院概况、规章制度、医德医风、感染控制与自我防护、护理核心制度、护理基本理论、基本知识与基本技能、护理岗位职责及工作流程、护理安全管理、护士礼仪、护患沟通技巧、护理应急预案、质量管理工具的应用和护理个案报告的书写等。

3. 培训方法

(1)护理部定期组织常用基础护理操作技术培训。

（2）科室或护理单元明确 N0 层级护士需具体掌握知识与技能,做好本专科全年培训安排,制订相应的培训计划,并组织实施。

（3）护士自主学习。

4.考试考核

（1）护理部定期组织基础护理操作技术考核,成绩≥90 分为合格。

（2）病区定期组织基础理论、知识和技能的考核,理论考试≥80 分、技能考核成绩≥90 分为合格,考试成绩不合格者必须补考。

二、N1 级护士

1.培训目标

（1）在熟练掌握基础知识和技能的基础上,进一步学习和熟悉专科护理知识和技能（包括专科疾病知识、疾病护理要点、专科仪器使用、抢救技术及相关知识、危重患者护理知识和技能、用药注意事项及常见不良反应等）。

（2）掌握临床护理实习生带教方法。

（3）能够对患者实施责任制整体护理。

（4）了解护理科研方法,具备撰写护理科研论文的能力。

2.培训内容　基本护理操作及专科操作技能,专科疾病护理常规及护理要点,护理应急预案,质量管理工具的使用,临床护理带教方法和护理研究方法等。

3.培训方法

（1）护理部定期组织基础护理操作技术培训、师资培训和护理科研培训。

（2）病区做好本专科全年培训安排,制订相应的培训计划,并组织实施。

（3）护士自主学习。

4.考试考核

（1）由护理部定期组织入职 2 年内的护理人员基础护理操作技术考核,成绩≥90 分为合格。

（2）病区定期组织基础和专科护理理论、知识和技能的考核,理论考试≥80 分、技能考核成绩≥90 分为合格,考试成绩不合格者必须补考。

三、N2 级护士

1.培训目标

（1）熟练掌握专科护理知识和技能（包括专科疾病知识、疾病护理要点、专科仪器使用、抢救技术及相关知识、危重患者护理知识和技能、用药注意事项及常见不良反应等）。

（2）能独立分管各种疑难危重患者,具备独立分析思考判断及抢救患者的能力。

（3）掌握临床护理实习生、规培护士、进修护士和在读研究生的带教方法,具备能够主持护理教学查房和疑难病例讨论的能力。

（4）能够主持完成护理质量改善项目,具备参与护理质量管理活动的能力。

（5）了解院级、市级、省级及以上科研项目申报的方法。

2.培训内容　专科疾病护理要点，护理管理知识、教学技能、护理科研，护理新技术、新业务相关知识，质量改善项目等。

3.培训方法

（1）护理部定期组织师资培训和护理科研培训。

（2）学组定期组织培训。

（3）病区做好本专科全年培训安排，制订相应的培训计划，共同组织实施。

（4）护士自主学习。

4.考试考核

（1）护理部每年从护理教学培训、质量管理和科研成果等方面对其进行综合评价。

（2）病区定期组织基础和专科护理理论、知识和技能的考核，理论考试≥80分、技能考核成绩≥90分为合格，考试成绩不合格者必须补考。

四、N3级护士

1.培训目标

（1）了解国内外专科护理新进展、新技术和新业务。

（2）具备危机预防和处理的能力。

（3）能够高质量完成临床护理实习生、规培护士、进修护士和在读研究生带教工作，完成护理教学查房和疑难病例讨论任务。

（4）掌握撰写院级、市级、省级或以上科研项目申请的方法。

2.培训内容　专科护理新技术、新业务、新进展，临床护理教学管理方法和护理科研方法。

3.培训方法

（1）护理部定期选送至国内外参加学术会议、业务进修或专科护士培养。

（2）病区做好本专科全年培训安排，制订相应的培训计划，共同组织实施。

（3）护士自主学习。

4.考试考核　同N2级护士考核方法。

五、N4级护士

1.培训目标

（1）能够在专科护理实践、护理教学、护理质量、护理管理和护理研究中发挥作用，具备引领专科护理领域的发展与变革的能力。

（2）具有先进的学科发展理念、知识和技能。

（3）具备护理研究成果向临床转化和组织护理研究的能力。

2.培训内容　国内外专科护理实践、护理教学、护理质量、护理管理和护理研究新进展、新方法。

3. 培训方法　同 N3 级护士培养方法。

4. 考试考核　同 N2、N3 级护士考核方法。

第三节　麻醉重症监护病房绩效管理

绩效是业绩和效率的统称,合理运用绩效管理可以大大地提高管理效能。卫医政发〔2012〕30 号文件《卫生部关于实施医院护士岗位管理的指导意见》指出,护士的绩效考核要"以岗位职责为基础,以日常工作和表现为重点,包括护士的工作业绩考核、职业道德评定和业务水平测试"。其中"工作业绩考核主要包括护士完成岗位工作的质量、数量、技术水平以及患者满意度等情况;职业道德评定主要包括护士尊重关心爱护患者,保护患者隐私,注重沟通,体现人文关怀,维护患者权益的情况;业务水平测试主要包括护士规范执业,正确执行临床护理实践指南和护理技术规范,为患者提供整体护理服务和解决实际问题的能力。护士的个人收入与绩效考核结果挂钩,以护理服务质量、数量、技术风险和患者满意度为主要依据,注重临床表现和工作业绩,并向工作量大、技术性难度高的临床护理岗位倾斜,形成有激励、有约束的内部竞争机制,体现同工同酬、多劳多得、优绩优酬"。该意见为护理绩效指标构建的要素和内容做出了明确指示,也为护理绩效指标的建立提供了依据。

麻醉重症监护病房多收治术后的危重患者,为预防和减少医院获得性感染,实行无陪护制度,所有的护理工作均由护士独立完成,护理工作量与风险程度远高于其他临床科室且难以测量。因此,绩效管理方案如何科学、客观、准确地评估护理人员的工作量及工作难度,是麻醉重症监护病房护理管理的重点之一。

一、护理人员绩效考核原则

本院麻醉重症监护病房按照护理岗位、工作量、工作质量、患者满意度、技术难度进行考核,病区护理绩效考核小组多方面征求科室护理人员意见重新修订绩效考核方案。

二、计算方法

应充分考虑到个人护理能力层级和所在岗位的工作难度或风险进行计算。

护理人员个人奖金＝护理人员出勤奖金＋护理人员绩效奖金

(1)护理人员出勤奖金主要与护理人员个人出勤天数有关,如护理人员奖金点数＝护士正常出勤一天(工作时间满 8 h)为 1 个奖金点数。

(2)护理人员绩效奖金与工作岗位、个人的年资(能力层级)系数及奖惩有关。如护理人员绩效得分＝每月岗位分值＋每月班次奖励得分。

三、护理人员绩效考核指标与评价细则

1. 年资系数　见表 2-3-1。

表2-3-1 年资系数示例

能力层级	基本条件	年资系数
N0	试用期或签订合同后未独立顶班的护士	0.3~0.5
N1	工作1~3年的护士或护师;可独立顶班	0.8~1.0
N2	工作满4年及以上的护师或主管护师;可独立顶班	1.0~1.1
N3	工作满4年及以上的主管护师	1.15~1.30
N4	工作满10年及以上的主管护师;副主任护师	1.35~1.40

注:自N0级护士起,均需满足取得护士执业证、能够单独顶班,并满足相应工作年限和职称要求后,方可获得年资系数对应的奖金。若护士院内岗位调整时(新成立病区除外),若不能单独顶班,奖金按照该护士在原病区年资系数的一半发放;单独顶班后,按照该护士的年资系数发放奖金。

2.岗位分值 为提升护理人员工作积极性,进一步体现绩效考核原则,护理人员的级别奖金可根据班次的护理难度及风险系数进行计算,岗位奖金部分则根据具体班次核算分数,见表2-3-2。

表2-3-2 班次类别及岗位分值

班次	工作时长/h	分值
白班(责任)	12	1.2
夜班(责任)	12	1.2
白班(治疗)	8	0.8
白班(主班)	8	0.8
白班(帮)	6	0.6

注:弹性工作允许的范围内,若提前下班,可根据具体情况核算分数。

3.班次奖励金额及分值

(1)夜班奖励:根据各医院要求及规定各能力层级护理人员均应完成医院年度规定的夜班数量,同时可按照医院要求给予夜班补助。

(2)临床护理教学秘书、感控护士、质控护士等特殊岗位可根据科室及医院具体要求给予补助。

4.出勤情况 应按照各医院及护理部相关规定统计出勤情况,与护理人员个人绩效挂钩。

第三章　麻醉重症监护病房护理安全风险与质量控制管理

护理质量管理是按照护理质量形成的过程和规律,对构成护理质量的各要素进行计划、组织、协调和控制,以保证护理工作达到规定标准和满足服务对象需要的活动过程。护理管理的目标是改善护理质量,护理质量控制是护理管理的核心内容之一。

第一节　护理安全与风险概况

一、健康、安全和环境管理体系

健康、安全和环境管理体系(health,safety and environment management system,HSE-MS)是在 20 世纪 70 年代中期提出和建立的一个管理科学、系统严谨的管理体系。它最早产生于石油行业的勘探开发管理,后来得到了广泛推广和应用,有效提高了员工的安全健康和自我保护意识,能够明显降低企业组织安全事故的发生概率。

HSE-MS 是一种通过事前风险分析,确定其自身活动可能发生的危害,从而采取有效防范手段和控制措施防止事故的发生,以减少可能引起的人员伤害、财产损失和环境污染的有效管理方法。它将环境、健康与安全纳入一个系统中进行管理,拓宽了安全管理的空间,具有系统化、科学化、规范化、制度化的特点。该体系通过持续改进、周而复始地进行"计划、实施、监测、评审"活动过程,将传统安全管理中相对割裂、独立的各管理环节融会贯通、闭环运作,全方位深层次覆盖组织安全管理中诸多要素。

二、职业安全健康管理体系

职业安全健康管理体系(occupational safety and health management system,OSHMS)是 20 世纪 80 年代后期在国际上兴起的现代安全管理模式。作为目前国际上先进的安全生产管理模式,OSHMS 是一套系统化、程序化和具有高度自我约束、自我完善能力的科学管理体系。其核心是组织通过采用现代化的管理模式,逐步建立健全安全生产的自我约束机制,不断改善安全生产管理状况,降低职业安全健康风险,使包括安全管理在内的所有生产经营活动科学、规范和有效地进行,从而预防事故发生和控制职业危害。OSHMS的基本思想是通过周而复始地进行 PDCA(计划、实施、监测、改进)循环活动,使体系始终保持持续改进的能力,并通过对体系的不断修正和完善,从而使体系功能不断加强,最终实现预防和控制工伤事故、职业病及其他损失的目的。

三、风险管理

风险管理(risk management)是研究风险发生规律和风险控制技术的一门新兴管理学科,通过危害辨识、风险评价,并在此基础上优化组合各种风险管理技术,通过对风险实施有效的控制和妥善的处理,以最少的成本实现最大的安全保障目标。

风险管理包括风险识别(risk identification)、风险评估(risk assessment)、风险控制(risk control)和风险管理的效果评价(risk management evaluation)四个基本阶段。风险管理要求管理者运用系统论的观点和方法研究风险与环境之间的关系,运用环境系统工程的理论和分析方法辨识危害、评价风险,然后根据成本效益分析,针对组织所存在的风险做出客观而科学的决策,以确定处理风险的最佳方案,其实质是以最经济、合理的方式消除风险导致的灾害后果。

四、护理风险管理

护理风险(nursing risk)是指护士在临床护理过程中,在操作、处置、配合抢救等各个环节,可能导致医院和患者发生各种损失和伤害的不确定性。护理风险管理(nursing risk management)是指对患者、护士、护理技术、药物、环境、设备、护理制度与护理工作程序等风险因素进行识别、评价和处理的管理活动。

(一)常见的护理风险因素

1. 外部因素

(1)患者因素:患者所患疾病的危险性、复杂性等是决定护理风险概率的客观因素。

(2)感染或污染因素:医院内感染、环境污染(包括废弃物、剧毒药物、消毒制剂、化学试剂、放射线污染等)可导致患者和医务人员的身心健康损害。一些严重的医院感染,可造成医疗事故的发生。

(3)医源性因素:医疗设备、器械因素可能影响护理技术的有效发挥,而延误患者的抢救和护理。如医疗设备不全、性能不良、规格不配套,物资供应不及时、数量不足、质量低劣,都会降低护理服务质量,影响护理效果。

(4)组织管理因素:指组织领导、人力资源管理、设备环境管理、安全保障制度等方面的因素直接或间接给患者、护士的健康造成损害。如护士职业安全意识薄弱,规章制度不健全或不落实,业务技术培训滞后,人力资源不足,设备物资管理不善,防治环境污染的措施不力等不安全因素的存在,可直接或间接影响患者治疗、康复护理的全过程。

(5)药物性因素:指错误给药、无效用药、药物配伍不当或使用有质量问题的药品致使患者病程延长,出现药物不良反应或造成药源性疾病,甚至危害患者的生命。

2. 内部因素

(1)护士素质:因护士的语言、行为不当或过失给患者造成的不安全感和不安全结果,护士缺乏责任心,语言和行为过失是导致医疗纠纷、医疗事故的直接风险因素,其风险程度也较为严重。

（2）护理技术因素：指护士技术水平低下、临床经验不足或相互配合不协调，直接或间接危害患者的健康甚至生命。护理技术水平包括护士个人与集体的技术水平。

（二）护理风险管理的内容

护理风险管理是医疗风险管理的重要组成部分，包括护理风险识别、护理风险评估、护理风险控制和护理风险管理的效果评价4个阶段。这4个阶段周而复始，构成了一个风险管理的周期循环过程。

1. 护理风险识别　护理风险识别（nursing risk identification）是对潜在的和客观存在的各种护理风险进行系统的连续性识别和归类，并分析产生护理风险事故的原因，是护理风险管理基本程序的第一步。常见的护理风险识别方法如下。

（1）风险事件呈报，正确搜集相关信息：鼓励护士、护士长及时呈报风险事件，掌握可能发生风险事件的信息。不同的科室患者病情、工作量、护理工作复杂程度不同，因此风险发生率在一定程度上反映了护士面临风险的大小。风险呈报的目的在于正确收集信息，以利于进一步掌握全院风险事件的动态，制订回避风险的措施。

（2）积累临床资料，分析掌握控制风险规律：护理工作过程中有一些环节和时段风险比较高，具有一定的规律，如治疗抢救、交接班、患者接送、患者调换床位等，属于高危环节；又如工作繁忙、团队合作、交接班前后、中午、夜班、节假日等，属于高危时段。护理风险还包括各种各样引起患者损伤或负面结果的事件，如医疗事故、医疗纠纷、患者投诉、医护人员受到伤害等。分析和明确各类风险事件的易发部位、环节、人员等，积累临床资料，分析掌握控制风险规律，使护理管理者能抓住管理重点，清楚哪些是易发生缺陷的环节，针对薄弱环节加强质控，回避风险。

（3）护理工作流程分析，预测防范临床风险：通过模拟一种危重患者的诊疗护理情境，也可以预测临床风险。这种方法可以勾画某一个案的诊疗护理过程的各种路径与环节。例如，如果医院开展一种新的外科手术项目，就可以模拟接受新外科手术患者的诊疗护理情境，确认实施路径中的主要措施和步骤；然后，设想每一措施和步骤可能出现的不良事件。这种做法可以识别这种新外科手术的主要风险，也可以识别其高风险的工作环节，如患者从手术室到复苏监护室的转送。

2. 护理风险评估　护理风险评估（nursing risk assessment）是在明确可能出现的风险后，对风险发生的可能性及可能造成的损失的严重性进行估计。对易出现风险的护理项目进行程度（轻、中、重）和频度（低、中、高）的评估，并进行定量分析和描述，包括护理风险发生的概率、损失程度、风险事故发生的可能性及危害程度，确定危险等级，为采取相应的护理风险管理措施提供决策依据。通过护理风险评估，使护理管理者关注各个环节的护理风险，尤其是发生概率高、损失程度重的护理风险，更要在管理监控过程中严格防范，从而降低护理风险的发生率。

3. 护理风险控制　护理风险控制（nursing risk control）是在护理风险识别和护理风险评估的基础上采取相应的应对风险事件的措施，它是护理风险管理的关键。护理风险控制主要手段是制定护理标准、程序与风险管理制度；建立风险管理组织；护士长夜间值班和查房;专职带教督导临床实习护士;临床业务规范化培训;安全意识教育与法律知识、沟通技巧培训;保证各种信息畅通等。医疗护理服务的范围和内容极为复杂,不同规模、不同服务对象、不同地域的医院、不同专业的护理,其风险管理的重点也不同。

(1)护理环境风险控制:护理环境风险管理应加强医院环境设施的安全管理,提供患者治疗及护理服务项目的安全管理,加强医疗废物及化学、放射性环境管理等。

(2)护理制度风险控制:护理风险管理中,制度的建立和完善至关重要,如制定院、科两级专业技术责任制度,实施临床护理操作程序,统一护理记录表格和管理标准;制定药物使用安全手册,提高护士对药物事故的警惕性;减轻一线护士工作量,加强对护士人力资源不足部门的支持;设立质量及感染控制管理,加强护理质量和感染监测的呈报制度。

(3)护理组织风险控制:护理组织风险管理主要包括加强对护士的风险管理教育,如沟通交流能力的培训;在制度和法律责任方面提出的医疗风险管理重要性和措施;建立信息数据保护和信息安全管理培训;制定医疗资料保密手册及护士违纪处理管理办法等,提高组织风险管理能力。

4.护理风险管理的效果评价　护理风险管理效果评价(nursing risk management evaluation)就是信息反馈,如护理文书合格率是否提高、护士的法律意识和防范风险的意识是否增强等,可为今后的管理提供依据。采用的方法有问卷调查法、护理文书抽检、不定期组织理论考试等。采集的数据全部录入计算机进行分析和总结,使护理风险管理更有效率。对高风险项目与发生频度高的项目制订有效的解决办法,持续追踪纠正情况。

第二节　护理质量管理的原则及内容

麻醉科护理质量既是医院质量的重要组成部分,也是麻醉科护理管理的核心。麻醉重症护理学科应当根据医院管理的要求,建立健全各项规章制度、岗位职责和相关技术规范、操作规范,并严格遵守执行,保证医疗服务质量。麻醉重症护理学科须建立完善的护理质量管理体系,在管理的过程中结合麻醉重症护理质量敏感指标,为护理质量监测提供标准、量化的依据,以提高护理质量,保证患者手术安全。

一、护理质量管理的基本原则

1.以服务对象为中心　"以服务对象为中心"是质量管理的核心思想。组织依赖于服务对象而存在。质量管理只有赢得服务对象和其他相关方的信任才能获得持续成功。因此,质量管理必须要考虑服务对象对质量的感知和期望。对护理组织而言,健康人群、患者及家属是外部的服务对象;医护人员是内部的服务对象。护理管理应以服务对象为中心,关注患者、健康人群及家属、医护人员当前和未来的需求,将组织的目标与顾客的需求和期望联系起来,满足并争取超越服务对象的期望。

2.科学管理　如果说改善护理质量是护理管理的目标,那么,科学的管理方法则是护理质量的基础。患者安全是护理质量管理永恒的主题。随着科学管理技术的快速发展，运用现代管理技术和工具，进行科学管理，保证患者安全，成为护理质量管理的重要发展趋势。当今的护理质量管理已在各个层面纳入各种质量管理理论和模型，如目标管理、PDCA(plan-do-check-act)循环、六西格玛管理、全面质量管理、精益管理等管理模型。而根因分析法、因果图法、系统图、查检表、帕累托图、管制图等已经成为帮助护理管理者进行统计分析、管理决策的常用工具。

3. 全员参与　全员参与是护理质量管理的基本原则之一。质量管理不仅需要最高管理者的正确领导，还有赖于全体员工的积极参与。在护理质量管理中，管理者应尊重、信任每一个团队成员和服务对象，医护人员及其他有关人员精诚合作，追求共赢。通过沟通、授权和培训等方式，增进护士对质量目标的理解并提高实现目标的积极性，提高参与度，促进个体能力提升，增强组织内的相互信任和协作氛围，引导护士关注整体护理系统的整体运转而不是自己工作的局部。质量管理是一项系统工程。现代质量管理已由单组织管理发展成为多组织、多学科协同管理模式。护理质量管理需要与服务对象、医务人员及相关人员参与，建立合作共赢的关系，才能持续改进护理质量。

4. 持续改进　持续改进是在现有服务水平上不断提高服务质量及管理体系的有效性和效率的循环活动。护理质量管理是一个动态的、发展变化的过程，涉及每一个人、每一环节连续不断的改进。护理质量的管理不应仅限于达到最低质量指标，而是所有成员都应积极参与。坚持不断研究新情况、解决新问题，在动态中求发展，在发展中求进步，不断提高护理质量。

持续质量改进是提高护理质量的重要组成部分。麻醉科护理持续质量改进由护士长和护理骨干组成，负责科室优先级项目的确定、设计及实施；负责收集、汇总护理质量和安全管理的有关数据并进行分析、总结、改进。麻醉科全体人员均是本部门护理质量改进与患者安全的质控员，负责完成本部门质量改进与患者安全具体工作项目的内容。质量管理小组要针对护理存在的难点问题、重点问题开展品管圈活动，每年解决 2~3 个问题，有效推进护理质量持续改进。

二、护理质量管理的内容

护理质量管理是在质量方面指导和控制组织协调的一系列活动的总和，包括制定质量方针、质量目标、质量策划、质量控制、质量保证和质量改进等内容。

(一)制定质量方针

护理质量方针是由护理组织的最高管理者(如护理副院长或者护理部主任)正式发布的总的质量宗旨和方向。护理质量方针为组织制定质量目标提供框架和指南，应与组织的总方针、组织的愿景和使命相一致。

(二)设定质量目标

护理质量目标是护理质量方针的具体体现。设定护理质量目标需遵循先进性、可行性和可测量性等原则。

(三)建立质量管理体系

护理质量管理体系指在护理组织建立实现护理质量目标过程中相互关联或相互作用的一组要素。组织建立质量管理体系的目的一方面是满足组织内部质量管理的要求;另一方面是满足服务对象和市场的需求。护理质量管理体系是一个动态的系统,根据组织发展需求,通过周期性改进而不断发展。

1. 建立质量管理组织 一般设组长、副组长各 1 人,组员若干。通常组长由科护士长担任,副组长由护士长或高级职称护士担任,组员包括各专科组长、带教组长、高年资护士等。小组成员职责分明、分工明确,按计划定期开展工作和总结。

2. 制定质量管理的细则 质量管理的细则包括计划、目标、措施,人员职责、分工和要求等。

(1)明确目标:要明确人员、时间、工作内容、达到标准和考核检查内容等,如要完成什么任务、要解决哪些问题、要达到什么目的等。制定的工作目标要适度,必须是经过努力或极大努力 90% 以上可以达到的。

(2)强调单位时间的质量和效率:布置工作要规定完成任务的标准要求、时间进度、主要负责人和参与人以及他们的职责、分工及协作关系。

(3)突出重点:质量管理的重点要突出薄弱环节及关键的少数问题。这个问题可能是单个或几个要素。

(4)用数据说话:能客观反映服务的质量特性,使质量管理可以定性定量,更具科学性,统计数据时要客观、真实、实事求是。

(四)质量策划

护理质量策划是连接护理质量方针和具体管理活动之间的桥梁和纽带。质量策划的关键在于制定质量目标并规定必要的运行过程和相关资源以实现质量目标。

(五)质量控制

护理质量控制是设定标准、测量结果、判断是否达到预期要求、对质量问题采取补救措施或(和)防止再发生的过程。它通过对质量的影响因素 5M1E,即人员(man)、设备(machine)、材料(material)、方法(method)、测量(measure)和环境(environment)进行有效控制,满足质量要求(requirement)。

(六)质量保证

护理质量保证是以质量控制为基础,通过质量体系的建立和有效运行,提供满足质量要求的信任,分为外部质量保证和内部质量保证。内部质量保证是管理者向内部组织提供信任;外部质量保证是向组织外的学科和其他相关方提供信任。医院组织的第三方满意度调查可以看作是外部质量保证的一种手段。

(七)质量改进

组织提供的服务质量的好坏,决定了服务对象的满意程度。要提高服务对象的满意程度,就必须不断地进行质量改进。护理质量改进旨在增强护理组织满足质量要求的能力。质量改进分为两类:一是针对现存和潜在的缺陷或不合格进行改进,如针对护理不良事件进行的质量改进活动;二是在未发现缺陷或不合格的情况下,坚持创新,不断提高现有绩效水平。护理质量改进的基本过程就是 PDCA 循环。

第三节　麻醉重症监护病房护理质量评价

护理质量评价是护理质量管理的基础与起点,与患者的健康结局密切相关,其中护理敏感质量指标(nursing sensitive indicators)是对护理质量的量化测量工具,指为护理人员所能提供的、可影响其结果的评价方法。本节将结合国家相关规范及国内外专家的研究成果,兼顾通用型护理敏感指标及麻醉护理特色,展示麻醉重症监护敏感质量指标,提供麻醉重症护理各环节质量控制的重点敏感指标的含义、计算公式及收集方法,为麻醉护理管理者提供具体的指引及参考。

一、结构指标

(一)AICU 床护比

【定义】

AICU 床护比是指统计周期内所配备护士人数与 AICU 实际开放床位数的比例。它反映了 AICU 实际开放床位和护理人力的匹配关系,可以用来评估基本的麻醉护理人力配备情况,同时可进行同级别医院的横向比较。

【公式】

$$AICU\ 床护比 = 1 : \frac{同期\ AICU\ 护士总人数}{统计周期内\ AICU\ 实际开放床位数}$$

(1)AICU 护士总人数中,包括在临床护理岗位护士、护理管理岗位护士、护理岗位的返聘护士、护理岗位的病产假等休假护士、外出进修护士等;排除非护理岗位人员、未取得护士执业资格证的人员。

(2)实际开放床位指经医院确认,有固定物理空间和标准配置的,可以常规用来收治患者的床单位,并不仅限于编制床位。

【收集方法】

(1)可从医院各种信息系统,如医院信息系统、医院病案信息系统、人力资源管理系统、网络信息服务等信息统计报表中,获得数据。

(2)若医院没有信息系统,可利用 office 等办公软件建立相关数据收集表。

(3)建议此指标按照季度或年度进行收集统计,同时结合床位使用率、平均住院日、危重患者人次等实际护理工作量进行护理人力配备情况的评价。

（二）AICU 不同级别护士配置比率

【定义】

指在医疗机构或其部门中,不同"能力"级别护士在本机构或部门所有执业护士中所占的比率,它可以反映 AICU 护士团队的结构现状,"能力"需要用具体的维度来测量,常用的有工作年限、学历及卫生技术职称等。

【公式】

$$AICU \text{ 某级别护士的比率} = \frac{\text{同期 AICU 某级别护士人数}}{\text{统计周期内 AICU 护士总人数}} \times 100\%$$

说明:(1)分子及分母中的护士均指具有执业资格的 AICU 护士。

(2)"级别"可分别统计不同年限、学历及卫生技术职称护士的人数。工作年限以周年为计算单位,建议划分为五个级别,分别为年限<1 年、1 ~ 2 年、2 ~ 5 年、5 ~ 10 年;学历以学历证书为凭证,分别为中专、高职高专、大学本科、硕士研究生、博士研究生;卫生技术职称以聘任为准,分别为护士、护师、主管护师、副主任护师、主任护师。

【收集方法】

(1)可通过护士的人力资源信息档案自动提取或手动填报。

(2)使用学历、年资或职称来判断 AICU 护士的能力存在较大局限,在条件允许的情况下可以根据本医院本地区特点,以岗位胜任力为标准,结合知识、技能、价值观、态度、动机、特质、个性等综合判断护士的能力。

（三）AICU 患者收治率和 AICU 患者收治床日率

【定义】

AICU 患者收治率是指 AICU 收治患者总数占同期医院收治患者总数的比例。AICU 患者收治床日率是指 AICU 收治患者总床日数占同期医院收治患者总床日数的比例。同一患者同一次住院多次转入 AICU,记为"多人次"。

【公式】

$$AICU \text{ 患者收治率} = \frac{AICU \text{ 收治患者总数}}{\text{同期医院收治患者总数}} \times 100\%$$

$$AICU \text{ 患者收治床日率} = \frac{AICU \text{ 收治患者总床日数}}{\text{同期医院收治患者总床日数}} \times 100\%$$

【收集方法】

(1)可从医院各种信息系统,如 HIS、医院病案信息系统、手术麻醉系统等信息统计报表中,获得数据。

(2)若医院没有信息系统,可利用 office 等办公软件建立相关数据收集表。

（四）急性生理与慢性健康评分大于等于 15 分患者收治率

【定义】

收入 AICU 最初 24 h 内,急性生理与慢性健康(APACHE Ⅱ)评分大于等于 15 分的患者数占同期收治患者总数的比例。反映 AICU 收治患者的病情危重程度。

【公式】

$$APACHE \ II \ 评分大于等于 \ 15 \ 分患者收治率=$$

$$\frac{APACHE \ II \ 评分大于等于 \ 15 \ 分患者数}{同期 \ AICU \ 收治患者总数} \times 100\%$$

【收集方法】

(1)可从医院各种信息系统,如 HIS、医院病案信息系统、手术麻醉系统、NIS 等信息统计报表中,获得数据。

(2)若医院没有信息系统,可利用 office 等办公软件建立相关数据收集表。

二、过程指标

(一)身份识别正确率

【定义】

患者身份识别正确率是指统计周期内患者身份识别正确例数与患者总人数的比率。患者的身份识别正确有两层含义,首先是正确地识别拟提供服务或进行治疗的患者;其次是为该患者提供正确的服务或治疗。该指标适用于所有手术和非手术有创治疗,有证据表明,需要全身麻醉或深度镇静的治疗程序对患者造成的风险最大,可以通过准确识别患者、进行适宜的治疗方式并确保正确的治疗部位,以提高治疗的安全性。

【公式】

$$身份识别正确率=\frac{同期患者身份识别正确例数}{统计周期内患者总人数} \times 100\%$$

【收集方法】

(1)首先需确定统计周期,在周期内可以通过现场查检的方式进行抽查,同时可参考科室不良事件登记本等进行收集。

(2)可以使用的识别符包括患者的姓名、分配好的识别码如住院号、就诊卡号等,电话号码或其他患者特有的识别符。

(二)AICU 抗菌药物治疗前病原学送检率

【定义】

以治疗为目的使用抗菌药物的 AICU 住院患者,使用抗菌药物前病原学检验标本送检病例数占同期使用抗菌药物治疗病例总数的比例。本指标中以治疗为目的使用抗菌药物是指用药目的为"治疗"的全身给药,给药途径包括:口服、皮下注射、肌内注射、静脉注射、静脉滴注。

本指标统计的病原学检验需在药物治疗前开具医嘱并完成相关标本采集。反映 AICU 患者抗菌药物使用的规范性。

【公式】

$$AICU\ 抗菌药物治疗前病原学送检率=$$
$$\frac{使用抗菌药物前病原学检验标本送检病例数}{同期使用抗菌药物治疗病例总数}\times100\%$$

【收集方式】

(1)首先需确定统计周期,在周期内可以通过现场查检患者等方式进行抽查。

(2)可参考科室不良事件登记本、质量控制本等进行收集。

(三)AICU 入室低体温率

【定义】

AICU 入室低体温是指患者入 AICU 第一次测量体温低于 36 ℃,AICU 入室低体温发生率是指 AICU 入室低体温患者数占同期入 AICU 患者总数的比率。

【公式】

$$AICU\ 入室低体温率=\frac{同期入\ AICU\ 低体温患者人数}{统计周期内\ AICU\ 患者总数}\times100\%$$

【收集方式】

(1)患者体温可以通过护理及麻醉系统直接采集,也可通过护理日报手工统计。

(2)体温测量的方式推荐为红外耳温枪。

(四)AICU 深静脉血栓(DVT)预防率

【定义】

进行深静脉血栓(deep vein thrombosis,DVT)预防的 AICU 患者数占同期 AICU 收治患者总数的比例。深静脉血栓预防措施包括药物预防(肝素或低分子量肝素抗凝)、机械预防(肢体加压泵、梯度压力弹力袜等)以及下腔静脉滤器等。反映 AICU 患者 DVT 的预防情况。

【公式】

$$AICU\ 深静脉血栓(DVT)预防率=\frac{进行\ DVT\ 预防的\ AICU\ 患者数}{统计周期内\ AICU\ 收治患者总数}\times100\%$$

【收集方式】

(1)可以通过医嘱或护理系统直接采集,也可通过护理日报手工统计。

(2)可通过质量控制本获取。

(五)AICU 氧合指数小于 150 mmHg 的急性呼吸窘迫综合征(ARDS) 患者采用俯卧位通气的比例

【定义】

氧合指数小于 150 mmHg 的急性呼吸窘迫综合征(ARDS)患者采用俯卧位通气的比例,是指氧合指数小于 150 mmHg 的 ARDS 患者采用俯卧位通气的患者数占同期入 AICU 诊断为 ARDS 且氧合指数小于 150 mmHg 的患者总数的比例。反映 ARDS 患者的规范治疗。

【公式】

$$氧合指数小于 150 \text{ mmHg} 的 ARDS 患者采用俯卧位通气的比例 =$$

$$\frac{入 AICU 氧合指数小于 150 \text{ mmHg} 的 ARDS 患者采用俯卧位通气的患者数}{同期入 AICU 诊断为 ARDS 且氧合指数小于 150 \text{ mmHg} 的 ARDS 患者总数} \times 100\%$$

【收集方式】

（1）可以通过医嘱或护理系统直接采集，也可通过护理日报手工统计。

（2）可通过质量控制本获取。

（六）AICU 感染性休克患者 1 h 内测定乳酸比例

【定义】

感染性休克患者 1 h 内测定乳酸比例，是指入 AICU 诊断为感染性休克 1 h 内完成乳酸检测的患者数占同期入 AICU 诊断为感染性休克患者总数的比例。不包括住 AICU 期间后续新发生的感染性休克病例。

【公式】

$$AICU 感染性休克患者 1 \text{ h} 内测定乳酸比例 =$$

$$\frac{入 AICU 诊断为感染性休克 1 \text{ h} 内完成乳酸检测的患者数}{同期入 AICU 诊断为感染性休克患者总数} \times 100\%$$

【收集方式】

（1）可以通过医嘱或护理系统直接采集，也可通过护理日报手工统计。

（2）可通过质量控制本获取。

（七）AICU 护理文书书写合格率

【定义】

护理文书书写合格率是指统计周期内患者护理文书书写合格的份数与同周期内患者护理文书总份数的比率。护理文书合格包括但不限于患者交接单等文书的书写合格，还包括未填写、未打印、未及时夹入病历等。

【公式】

$$AICU 护理文书书写合格率 = \frac{同期 AICU 患者护理文书书写合格份数}{统计周期内 AICU 患者护理文书总份数} \times 100\%$$

【收集方式】

（1）首先需确定统计周期，在周期内可以通过现场检查患者、患者病历夹、患者交接单、护理记录单、医嘱单等方式进行抽查。

（2）可参考科室不良事件登记本、质量控制本等进行收集。

三、结果指标

（一）AICU 非计划气管导管拔管率

【定义】

AICU 非计划气管导管拔管率是指统计周期内患者发生非计划气管导管拔管例数与

同期 AICU 患者气管导管留置总数的比例,以反映 AICU 的管理水平。

【公式】

$$AICU\ 非计划气管导管拔管率 = \frac{非计划气管导管拔管例数}{统计周期内\ AICU\ 患者气管导管留置总数} \times 100\%$$

【收集方式】

(1)气管导管患者总例数可以通过医嘱或护理系统直接采集,也可通过护理日报手工统计。

(2)患者发生非计划气管导管拔管例数可通过不良事件登记本或质量控制本获取,其中若某一患者在麻醉重症监护室 N 次拔出气管插管,分子记为 N。

(3)建议此指标按照月、季度或年份进行统计。

(二)AICU 气管导管拔管后 48 h 再插管率

【定义】

气管导管计划拔管后 48 h 内再插管例数占同期 AICU 患者气管导管拔管总例数的比例,不包括非计划气管导管拔管后再插管,以反映对 AICU 患者脱机拔管指征的把握能力。

【公式】

$$AICU\ 气管导管拔管后\ 48\ h\ 再插管率 =$$
$$\frac{气管导管计划拔管后\ 48\ h\ 内再插管例数}{统计周期内\ AICU\ 患者气管导管拔管总例数} \times 100\%$$

【收集方式】

(1)可以通过医嘱或护理系统直接采集,也可通过护理日报手工统计。

(2)可通过不良事件登记本或质量控制本获取。

(三)AICU 患者皮肤压力性损伤发生率

【定义】

院内压力性损伤是指患者入院 24 h 后新发生的压力性损伤。主要原因有局部受压导致血液循环障碍、局部组织受到剪切力和摩擦力导致损害,患者本身因素如营养状态、局部分泌物、排泄物、汗液的浸渍等使得压力性损伤更易发生,这些因素都是重症患者的易感因素。AICU 患者皮肤压力性损伤发生率是指某统计周期内患者压力性损伤新发病例数与同期患者总人数的比率。

【公式】

$$AICU\ 患者皮肤压力性损伤发生率 =$$
$$\frac{同一危重患者的皮肤压力性损伤新发病例数}{统计周期内同一危重程度患者总人数} \times 100\%$$

【收集方式】

(1)首先需确定统计周期,在周期内可使用医院信息系统收集数据,还可建立医院或病区压力性损伤风险评估及动态表。

（2）分子为单位时间内收治的同一危重程度患者的发生皮肤压力性损伤患者例数，已有压力性损伤的患者出现了新部位的压力性损伤也算为一例；交接时注意皮肤相关问题，以免记录错误。需排除因动脉阻塞、静脉功能不全、糖尿病相关神经病变、失禁性皮炎等造成的皮肤损伤。

（3）患者的危重程度是指 APACHE Ⅱ 评分 15 分以上的患者，或格拉斯哥昏迷评分，或其他评分归属于重症的患者。

（4）指标建议按照季度进行统计分析。

（四）AICU 呼吸机相关性肺炎（VAP）发病率

【定义】

AICU 患者每 1 000 个有创呼吸机使用天数中新发生相关肺炎的频次。本指标中 VAP 是指 AICU 患者在使用有创呼吸机期间或停止使用有创呼吸机 48 h 内发生的肺部感染，反映 AICU 感控、有创机械通气及管理能力。

【公式】

$$AICU\ 呼吸机相关性肺炎（VAP）发病率 =$$
$$\frac{VAP\ 新发生病例例数}{统计周期内\ AICU\ 患者有创机械通气总天数} \times 1\ 000‰$$

【收集方式】

（1）可以通过医嘱或护理系统直接采集，也可通过护理日报手工统计。

（2）可通过不良事件登记本或质量控制本获取。

（五）AICU 血管内导管相关性血流感染（CRBSI）发生率

【定义】

AICU 患者每 1 000 个血管导管使用天数中新发生相关血流感染的频次。本指标中血管内导管包括中心静脉导管（CVC）、经外周静脉穿刺的中心静脉导管（PICC）、输液港（PORT）、脐静脉导管。本指标中相关血流感染指 AICU 患者在留置血管导管期间或拔出血管导管 48 h 内发生原发性的，且与其他部位存在的感染无关的血流感染，反映 AICU 感控、血管内导管留置及管理能力。

【公式】

$$AICU\ 血管内导管相关性血流感染（CRBSI）发生率 =$$
$$\frac{CRBSI\ 新发生病例例数}{统计周期内\ AICU\ 患者血管内导管留置总天数} \times 1\ 000‰$$

【收集方式】

（1）可以通过医嘱或护理系统直接采集，也可通过护理日报手工统计。

（2）可通过不良事件登记本或质量控制本获取。

（六）AICU 导尿管相关尿路感染（CAUT₁）发病率

【定义】

每 1 000 个导尿管使用天数中新发生相关尿路感染的频次。

导尿管相关尿路感染是指患者留置导尿管后或拔除导尿管 48 h 内发生的泌尿系统感染。

【公式】

$$AICU\ 导尿管相关尿路感染发病率 = \frac{AICU\ 相关尿路感染新发病例例次数}{同期住院患者导尿管累计使用天数} \times 1\ 000‰$$

【收集方法】

（1）可以通过医嘱或者护理系统直接采集，也可以通过护理日报手工统计。

（2）可通过不良事件登记本或质量控制本获取。

（七）AICU 血管导管相关血流感染发病率

【定义】

每 1 000 个血管导管使用天数中新发生相关血流感染的频次。

血管导管相关血流感染指住院患者在留置血管导管期间或拔除血管导管 48 h 内发生原发性的，且与其他部位存在的感染无关的血流感染。

【公式】

$$血管导管相关血流感染发病率 = \frac{相关血流感染新发病例例次数}{同期住院患者血管导管累计使用天数} \times 1\ 000‰$$

说明：本指标中血管导管包括中心静脉导管（CVC）、经外周静脉穿刺的中心静脉导管（PICC）、输液港（PORT）、脐静脉导管。

【收集方法】

（1）可以通过医嘱或者护理系统直接采集，也可以通过护理日报手工统计。

（2）可通过不良事件登记本或质量控制本获取。

第四章　麻醉重症监护病房感染控制

随着各种新技术、新设备、新的医疗手段不断出现,医院感染成为医疗质量评估及管理的重要内容。相关研究表明,重症患者发生医院感染的危险性比普通病房患者高5～10倍。麻醉重症监护病房患者具有病种多、病情危重、免疫功能低下、住院时间长及侵入性操作多等特点,发生医院感染的概率较大;加之近年细胞毒性药物、免疫抑制剂、抗菌药物的广泛使用,细菌耐药现象日趋严重,给临床治疗带来极大困难。医院感染的发生不仅延长患者住院时间,增加医疗费用,而且使病情恶化,死亡率升高。因此,感染控制具有重要意义。

第一节　医院感染

医院感染是指住院患者、医院工作人员在医院内获得的感染,包括在住院期间发生的感染和在医院内获得出院后发生的感染,但不包括入院前已开始或入院时已处于潜伏期的感染。医院工作人员在医院内获得的感染也属于医院感染。

(一)重视医院感染的重要性

我国医院感染的发生率为1.6%～3.9%。据调查研究显示医院感染例次发病率为0.64%,其中妇产科和儿科患者的医院感染率分别为0.21%和1.47%。每年医院感染带来的直接经济负担高达15亿～33亿美元。医院感染不仅是我国重要的公共卫生问题,而且是重大的医院管理问题。医院感染给患者及其家属、医疗系统甚至社会都带来不利影响。与未感染患者相比,医院感染患者总医疗费用、药物费用和人均住院天数都有明显增加。

(二)建立三级监控管理体系

加强组织领导,建立健全医院感染管理体系是预防医院感染的前提。医院领导应高度重视医院感染管理工作,并将医院感染管理、预防控制纳入医院综合目标考评之中,按照《医院感染管理办法》规定,应成立医院感染管理委员会,设立医院感染管理科,各科室成立医院感染管理小组,组成三级医院感染监控体系,明确各自在医院感染管理中的职责,实行分级目标管理,责任层层落实,严格考核,协同推进医院感染管理工作,完成医院感染管理预定目标。

(三)医院感染预防与控制的基本要求

(1)AICU应建立由科主任、护士长与兼职感控人员等组成的医院感染管理小组,全面负责本科室医院感染管理工作。

（2）应制定并不断完善 AICU 医院感染管理相关规章制度，并落实于临床诊疗工作中。

（3）应定期分析 AICU 医院感染预防与控制工作存在的问题并进行改善。

（4）医院感染管理专职人员应对 AICU 医院感染预防与控制措施落实情况进行督查，做好相关记录，并及时反馈检查结果。

（5）应针对 AICU 医院感染特点建立人员岗位培训和继续教育制度。所有工作人员，包括医生、护士、进修人员、实习学生、保洁人员等，应接受医院感染预防与控制相关知识和技能的培训。

（6）抗菌药物的应用和管理应遵循国家相关法规、文件及指导原则。

（7）医疗废物的处置应遵循《医疗废物管理条例》《医疗卫生机构医疗废物管理办法》《医疗废物分类目录》的有关规定。

（8）医务人员应向患者及家属宣讲医院感染预防和控制的相关规定。

（四）医院感染的监测

医院感染监测工作被认为是预防医院感染的基石，医院感染监测的范畴较广，包括引发医院感染的微生物及其特点和防治方法，易患医院感染的基础疾病及其处理原则，易导致医院感染传播的医疗操作及其改进方法，医院设施环境、微生物种类及浓度的监测和异常情况的预防处理等。我院对医院感染病例每月进行统计、分析、评价、汇总、院周会通报，基本掌握了全院和各科室的医院感染情况，如：医院感染发病率、多发部位、多发科室、高危因素、病原菌、病原学送检率；医院感染控制科对医院相关各科室每季度都要对病房空气、室内物品表面、医务人员手、使用中的消毒液等进行细菌学培养，医院感染管理科每周还要对重点科室和临床科室进行抽查，结合我院实际情况建立了医院感染工作手册，记录科室医院感染工作及发生医院感染患者的详细资料，将所有监测结果进行管理，便于及时上报、查询和统计分析。通过医院感染监测可以取得第一手资料，及时分析医院感染的原因，发现薄弱环节，为采取有效防控措施提供依据，并通过监测来评价各种措施的效果，有力地防止医院感染。

第二节　手卫生的管理

（一）定义

1. 手卫生（hand hygiene）　医护人员在从事职业活动中的洗手、卫生手消毒和外科手消毒的总称。

2. 洗手（hand-washing）　医护人员用流动水和洗手液（肥皂）揉搓冲洗双手以去除手部皮肤污垢、碎屑和部分微生物的过程。

3. 卫生手消毒（antiseptic hand rubbing）　医护人员用手消毒剂揉搓双手以减少手部

暂居菌的过程。

4.外科手消毒(surgical hand antisepsis) 外科手术前医护人员用流动水和洗手液揉搓冲洗双手、前臂至上臂下1/3,再用手消毒剂清除或者杀灭手部、前臂至上臂下1/3暂居菌和减少常居菌的过程。

(二)手卫生应遵循的原则

1.基本要求

(1)手部指甲长度不应超过指尖。

(2)手部不应戴戒指等装饰物。

(3)手部不应戴人工指甲、涂抹指甲油等指甲装饰物。

(4)戴手套不能取代手卫生。戴手套前或脱手套后,应执行手卫生。

2.洗手与卫生手消毒的指征

(1)下列情况医务人员应洗手和(或)使用手消毒剂进行卫生手消毒。

1)接触患者前。

2)清洁、无菌操作前,包括进行侵入性操作前。

3)暴露患者体液风险后,包括接触患者黏膜、破损皮肤或伤口、血液、体液分泌物、排泄物、伤口敷料等之后。

4)接触患者后。

5)接触患者周围物品后,包括接触患者周围的医疗相关器械、用具等物体表面后。

(2)下列情况应洗手

1)当手部有血液或其他体液等肉眼可见的污染时。

2)可能接触艰难梭菌、肠道病毒等对速干手消毒剂不敏感的病原微生物时。

(3)手部没有肉眼可见污染时,宜使用手消毒剂进行卫生手消毒。

(4)下列情况时医务人员应先洗手,然后进行卫生手消毒。

1)接触传染病患者的血液、体液和分泌物以及被传染性病原微生物污染的物品后。

2)直接为传染病患者进行检查、治疗、护理或处理传染病患者污物之后。

3.外科手消毒应遵循的原则

(1)先洗手,后消毒。

(2)不同患者手术之间、手套破损或手被污染时,应重新外科手消毒。

(三)手消毒效果检测标准操作规程

1.适用范围及监测频率(表4-2-1)

(1)评价医护人员洗手、卫生手消毒、外科手消毒。

(2)每季度对手术室、产房(母婴同室)、导管室、骨髓移植室、器官移植病房、重症监护病房、新生儿室、血液透析病房、感染科病房、口腔科等部门工作的医务人员手进行消毒效果监测。

（3）当怀疑医院感染暴发与医务人员手卫生有关时,应及时进行监测,并进行相应致病性微生物的检测。

2.采样方法

（1）用物准备:准备采样所需材料,若有环境卫生学监测系统,可打印条形码。

（2）采样者规范着装,洗手或卫生手消毒;被采样者卫生手消毒或外科手消毒。

（3）采样时机:①日常监测时,应在采取手卫生后,接触患者或进行诊疗活动前采样。②当怀疑医院感染暴发与医务人员手卫生有关时,应在工作中随机采样。

（4）左手持试管,将盖子打开,注意不可污染试管口。

（5）用无菌棉拭子或棉签蘸取含有中和剂的无菌洗脱液或生理盐水(彻底浸湿)。

（6）被检者双手五指并拢,采样者用被无菌洗脱液或生理盐水浸湿的棉拭子或棉签在被检者一手指曲面从指根到指端往返涂擦两次,一只手涂擦面积约 30 cm^2,涂擦过程中同时转动棉拭子;同法采集另一只手。

（7）用杠杆原理折断棉拭子接触采集者手部的部分,让其自然落入 10 mL 含相应中和剂的无菌洗脱液或生理盐水试管内。

（8）盖上瓶盖,确认条形码粘贴无误,及时送检。

3.结果计算

（1）医务人员手菌落总数（CFU/cm^2）= 平板每菌落数×采液稀释倍数/30×2。

（2）卫生手消毒:监测细菌菌落总数≤10 CFU/cm^2。

（3）外科手消毒:监测细菌菌落总数≤5 CFU/cm^2。

4.注意事项

（1）若采样时被检查者手上有消毒剂残留,采样液应含相应中和剂。

（2）采样过程中如遇污染,可在瓶身条码处标注,并在电脑系统上相应条码处标注。

（3）当怀疑医院感染暴发流行与手的传播有关时,监测目的在于考察实际工作中医务人员手卫生状况,目标微生物的检测只定性不定量。

表 4-2-1　手卫生调查表

被观察人员类别:医生D　护士H　实习学生SX　进修护士JX　规培护士GP　保洁BJ　护工HG				
被观察人员类别	本次观察手卫生指征	手卫生方法	手卫生操作	
			正确	不正确
	□接触患者前 □无菌操作前 □接触血液、体液后 □接触患者后 □接触周围物品后			

续表 4-2-1

被观察人员类别：医生D　护士H　实习学生SX　进修护士JX　规培护士GP　保洁BJ　护工HG				
被观察人员类别	本次观察手卫生指征	手卫生方法	手卫生操作	
			正确	不正确
	□接触患者前 □无菌操作前 □接触血液、体液后 □接触患者后 □接触周围物品后			
			正确	不正确
	□接触患者前 □无菌操作前 □接触血液、体液后 □接触患者后 □接触周围物品后			
			正确	不正确
	□接触患者前 □无菌操作前 □接触血液、体液后 □接触患者后 □接触周围物品后			
			正确	不正确
	□接触患者前 □无菌操作前 □接触血液、体液后 □接触患者后 □接触周围物品后			
			正确	不正确
	□接触患者前 □无菌操作前 □接触血液、体液后 □接触患者后 □接触周围物品后			
			正确	不正确
	□接触患者前 □无菌操作前 □接触血液、体液后 □接触患者后 □接触周围物品后			

第三节　职业暴露的预防与控制

一、定义

1. **职业暴露**　是指由于职业关系而暴露在危险因素中,从而有可能损害健康或危及生命的一种情况。

2. **医务人员职业暴露**　是指医务人员在从事临床诊疗、护理及科学实验等职业活动过程中被物理、化学或生物等有害因素影响,直接或间接地对人体健康造成损害的情况。

二、职业暴露的分类

(一)物理性暴露

1. **锐器及血液、体液损伤**　主要包括针刺损伤、金属及玻璃器皿损伤等。护理人员被 HIV、HCV 污器刺伤后感染概率分别为 0.3%、1.8%。

2. **辐射损伤**　护士工作中有受到辐射、触电、烫伤、噪声等危害的可能。

3. **运动功能性损伤**　ICU 护士腰痛发生率为 76.7%,长时间站立导致下肢静脉曲张的发生率明显高于其他职业人群;长期使用电脑引起的腕管综合征也较常见。

4. **噪声损伤**　来源于各种报警声、机器移动的声音、电话铃声等,医院病房的国际噪声标准容许声压级为 38 dB。长期在噪声下工作易引起疲劳、烦躁、头痛,还可出现心率加快、血压升高等。

(二)化学性暴露

1. **化学性因素**　包括细胞毒性药物、化学消毒剂。临床中常用消毒剂多是挥发性消毒剂,长期接触,可引起护理人员头痛、接触性皮炎、鼻炎、哮喘、关节病等。

2. **各种废气、污染气体**　臭氧是眼和肺最危险的刺激剂之一,长期接触可致肺气肿和肺组织纤维化。水银外漏,在室温下蒸发形成汞蒸气,通过呼吸道和皮肤产生毒性作用。输液器是 PVC 产品,含二噁英,与子宫内膜异位、内分泌失调及癌症有关。

(三)生物性暴露

生物性因素包括各种经血液传播的疾病及呼吸道传播的疾病。含病毒浓度高的血液和体液依次为:血液及血液成分、伤口分泌物、精液、阴道分泌物。眼、鼻、口腔暴露于污染血液和体液感染 HIV 的感染概率为 0.1%,皮肤暴露感染 HIV 的感染率为 0.1%。

(四)社会和心理因素

工作紧张、倒班、心理压力超负荷等负性因素,影响护士的身心健康。

(五)医务人员相关因素

医务人员的职业安全教育程度、个人防护意识、职业暴露的频率、防护措施、安全用具、预防接种等。

三、防护措施

1. 加强职业防护培训　培训内容包括医务人员职业暴露,职业防护相关法规,护士发生职业暴露后的应对措施,消毒隔离技术和制度,职业暴露和职业防护的最新研究进展。

(1)可疑暴露于 HBV 感染血液、体液　注射抗乙肝病毒高价抗体和乙肝疫苗。

(2)可疑暴露于 HCV 感染血液、体液　尽快做 HCV 抗体检查,4～6 周后检测 HCV-RNA。

(3)可疑暴露于 HIV 感染血液、体液　短时间内服大剂量叠氮脱氧核苷,尽快检测 HIV 抗体,然后周期性复查(第 6 周、12 周、6 个月等),跟踪期间特别是在最初的 6～12 周,注意不要献血、捐赠器官及母乳喂养,性生活要用避孕套等。

2. 实施标准预防

(1)标准预防:针对医院所有患者和医务人员采取的一组预防感染措施。包括手卫生,根据预期可能的暴露选用手套、隔离衣、口罩、护目镜或防护面屏,也包括穿戴合适的防护用品,处理患者环境中污染的物品与医疗器械。

(2)基本原则

1)认定患者的血液、体液、分泌物、排泄物(不含汗液)、非完整皮肤和黏膜均可能含有感染性因子的原则。

2)适用于医院内所有患者,包括疑似或确诊的感染患者。

3)既要防止患者将疾病传播给医务人员,又要防止医务人员将疾病传播给患者,强调双向防护。

(3)基本措施

1)手卫生:进行有可能接触患者血液、体液的诊疗、护理、清洁等工作时应戴清洁手套;接触患者黏膜或破损的皮肤时应戴无菌手套。操作完毕,脱去手套后立即洗手或进行卫生手消毒。

2)职业防护:①各临床医技科室应配备足够的、满足医务人员工作需求的防护用品。②用于保护医务人员避免接触感染性因子的各种屏障用品,包括口罩、手套、护目镜、防护面罩、防水围裙、隔离衣、防护服等。③在诊疗、护理操作过程中,有可能发生血液、体液飞溅到面部时,应戴医用外科口罩、防护眼镜或防护面罩;有可能发生血液、体液大面积飞溅或污染身体时,应穿戴具有防渗透性能的隔离衣。④在进行侵袭性诊疗、护理操作过程中,如在置入导管、经椎管穿刺时,应戴医用外科口罩等医疗防护用品,并保证光线充足。⑤使用后针头不应回套针帽,确需回帽应单手操作或使用器械辅助;不应用手直接接触污染的针头、刀片等锐器。废弃的锐器应直接放入耐刺、防渗漏的专用锐器盒中;重复使用的锐器,应放在防刺的容器内密闭运输和处理。⑥接触隔离患者的工作人员,应按照隔离要求,穿戴相应的隔离防护用品。离开患者的房间或区域前脱卸并丢弃个人防护用品。在脱卸或丢弃个人防护用品过程中避免污染自身和周围物品表面。
⑦乙肝表面抗体阴性者,上岗前宜注射乙肝疫苗。

3)呼吸道卫生或咳嗽礼仪:有呼吸道感染症状(如咳嗽、鼻塞、流涕等)的患者、探视者、医务人员等应采取呼吸道卫生或咳嗽礼仪相关感染控制措施。包括:①咳嗽或打喷嚏时使用纸巾或手帕遮掩口鼻;②无纸巾或手帕时应用臂弯遮掩口鼻;③使用后的纸巾应丢进垃圾桶;④双手接触呼吸道分泌物后应做手卫生;⑤若病情允许,应戴口罩,未戴口罩时,尽可能与其他人保持至少1 m的距离;⑥患有呼吸道感染、腹泻等感染性疾病的医务人员,应避免接触患者。

四、职业暴露后处理标准操作规程

1.职业暴露后的处理

(1)锐器伤:应遵循一挤、二冲、三消毒的原则。第一步:如有伤口,应当由近心端向远心端轻轻挤压,尽可能挤出损伤处的血液;第二步:用肥皂水和流动水进行反复冲洗;第三步:用75%乙醇或者碘消毒剂进行消毒,并包扎伤口。

(2)皮肤黏膜暴露

1)若血液、体液喷溅眼、口、鼻等黏膜时,应立即用冲眼装置或生理盐水彻底冲洗干净。

2)若完整皮肤污染,应立即用皂液及流动水反复冲洗,消毒。

2.职业暴露后的上报

(1)医务人员在发生职业暴露后,应及时报告科室负责人,由科室负责人开具职业暴露情况说明(医生、规培、实习、进修等医疗人员由科主任开具职业暴露情况说明;护理、实习护士、进修等护理人员由科护士长开具职业暴露情况说明)。

(2)职业暴露者本人持证明及患者检验单到医院感染管理科进行职业暴露评估、登记。

(3)由本院感染性疾病科医生开具职业暴露病毒检测检验单。

(4)职业暴露者本人持检验单到检验科进行采血检测。

(5)非正常工作时间可按流程先行检测及预防用药,待正常工作日及时到医院感染管理科报告,并进行职业暴露登记。

3.职业暴露后预防用药

(1)暴露源为乙肝、丙肝、梅毒或其他血源性传播疾病的,由本院感染性疾病科主任医师或副主任医师根据暴露源和暴露者的病毒检测结果,评估后开具诊断证明及处方,进行预防用药。

(2)暴露源为艾滋病病毒,应尽快采取暴露后预防措施,由艾滋病专业防治医疗机构艾滋病暴露前后预防咨询门诊)评估后开具诊断证明及处方;进行预防性用药。

4.职业暴露后随访

(1)乙肝病毒接触:在最后一剂疫苗接种后1~2个月进行病毒抗体检测。

（2）丙肝病毒接触：接触4~6个月进行丙型肝炎抗体检测。

（3）艾滋病：暴露24 h内以及之后第4周、第8周、第12周、6个月、1年时对 HIV 抗体进行检测。

第四节　多重耐药菌感染的预防与控制

（一）定义

多重耐药菌（multidrug-resistant organism，MDRO）是指对临床使用的三类或三类以上抗菌药物（除外固有耐药）同时呈现耐药的细菌。常见多重耐药菌包括抗甲氧西林金黄色葡萄球菌（MRSA）、万古霉素耐药肠球菌（VRE）、产超广谱 β-内酰胺酶（ESBL）细菌、耐碳青霉烯类抗菌药物肠杆菌科细菌（CRE）［如产 I 型新德里金属 β-内酰胺酶（NDM-1）或产碳青霉烯酶（KPC）的肠杆菌科细菌］、耐碳青霉烯类抗菌药物鲍曼不动杆菌（CR-AB）、多重耐药或泛耐药铜绿假单胞菌（MDR/PDR-PA）和多重耐药结核分枝杆菌等。

（二）管理要求

（1）各临床医技科室应高度重视预防和控制多重耐药菌感染，关注多重耐药菌带来的医疗风险。

（2）定期对医务人员进行多重耐药菌传播的危险及预防措施的培训，提高医务人员对多重耐药菌医院感染预防与控制认识，强化多重耐药菌感染危险因素、流行病学以及预防与控制措施等知识培训，确保医务人员掌握正确、有效的多重耐药菌感染预防和控制措施。

（3）强化抗菌药物合理使用，以减少耐药菌以及多重耐药菌的产生和筛选。

（三）监测报告

（1）临床微生物室和各实验室应使用标准的实验方法，确定目标监测多重耐药菌：抗甲氧西林金黄色葡萄球菌、耐万古霉素耐药肠球菌、耐碳青霉烯类肠杆菌科细菌、泛耐药的鲍曼不动杆菌和泛耐药的铜绿假单胞菌、产超广谱 β-内酰胺酶的革兰氏阴性菌等多重耐药菌。

（2）临床微生物室和各实验室在检测到异常的耐药模式时，应立即通知医院感染管理科或临床科室。

（3）临床微生物室和各实验室应保存所选择的多重耐药菌以便于进行分子生物学分型，从而可以验证是否存在医疗机构中的传播或描述其流行病特征。

（4）定期向临床公布临床常见分离菌株的药敏试验情况。

（5）临床科室应加强对多重耐药菌医院感染（定植）病例的监测工作，并按医院感染病例报告时限的要求上报医院感染管理科。

（四）多重耐药菌传播的预防和控制要点

（1）首选单间隔离,也可以将同类多重耐药菌感染患者或者定植患者安置在同一房间。不能将多重耐药菌感染患者或者定植患者与留置各种管道、有开放伤口或者免疫功能低下患者安置在同一房间。

（2）设立醒目的蓝色隔离标志,并通报全科医务人员,限制人员的出入,防止耐药菌的交叉传播。

（3）应严格实行标准预防及接触隔离（参照 SOP-15《标准预防》、SOP-25《接触隔离标准操作规程》执行）。

（4）与患者直接接触的医疗器械、器具及物品（如听诊器、血压计、体温表、输液架）要专人专用,并及时消毒处理。不能专人专用的医疗器械、器具及物品（如轮椅、担架、床旁心电图机）要在每次使用后擦拭消毒。

（5）对多重耐药菌感染患者,诊疗、护理、操作时医务人员（包括护工和保洁人员）应相对固定。

（6）强化医务人员手卫生管理。接触患者前后、接触患者周围环境后、摘手套后立即洗手或卫生手消毒。

（7）加强诊疗环境的清洁与消毒。使用专用的物品进行清洁和消毒,对患者经常接触的物体表面、设备设施表面,应每班进行清洁和擦拭消毒。出现或者疑似有多重耐药菌感染暴发时,应当增加清洁和消毒频次。被患者血液、体液污染之处立即消毒。

（8）产生的生活垃圾按医疗废物处理,封口后多加一层黄色医疗废物包装袋。多重耐药菌感染或定植患者使用的医用织物（包括患者的衣物、床单、被罩、枕套等）属于感染性织物,应在患者床边密闭收集,并置于橘红色"水溶性防感染医用袋"内送洗。

（9）患者转诊或外出检查之前应通知接诊的科室,以便采取相应传播途径的控制措施。

（10）患者标本连续 2 次（间隔大于 24 h）耐药菌培养阴性或感染已经痊愈但无标本可送,方可解除隔离。

（11）在有流行病学证据显示多重耐药菌的传播与环境来源相关时,对环境物品表面、公用设施进行采样培养。

（12）如果采取以上控制措施,但传播仍然继续时,该病区应暂停收治患者,对环境进行彻底清洁消毒和评估。

第五节　呼吸机相关性肺炎的预防与控制

一、定义

呼吸机相关性肺炎:建立人工气道（气管插管或气管切开）并接受机械通气时所发生

的肺炎,包括发生肺炎48 h内曾经使用人工气道进行机械通气者。

二、具体要求

1. 应每天评估呼吸机及气管插管的必要性,尽早脱机或拔管。

2. 应每天评估使用镇静剂的必要性,尽早停用。

3. 在进行与气道相关的操作时应严格遵守无菌技术操作规程,认真执行手卫生。

4. 宜选择经口气管插管。

5. 宜使用气囊上方带侧腔的气管插管,及时清除声门下分泌物。

6. 应保持气管切开部位的清洁、干燥。

7. 应使用有消毒作用的口腔含漱液进行口腔护理,每6~8 h一次。

8. 若无禁忌证,应将患者头部、胸部抬高30°~45°,并应协助患者翻身拍背及振动排痰。

9. 气囊放气或拔出气管插管前应确认气囊上方的分泌物已被清除。

10. 建议保持气管插管气囊压力在压力表绿色安全区域内。

11. 鼓励患者早期下床活动。

12. 呼吸机的清洁消毒,注意以下几点。

(1)呼吸机管路湿化液应使用无菌水;呼吸机螺纹管、湿化罐每周更换1次,有明显分泌物污染时应及时更换;螺纹管(集水杯中)冷凝水应及时清除,防止冷凝水倒灌至气管插管或呼吸机内(冷凝水应按污物处理)。

(2)呼吸机及附属物品的消毒

1)呼吸机外置管路及附件应达到一人一用一消毒(或灭菌),长期使用者应每周更换。

2)可重复使用的呼吸机外置管路及附件消毒前应尽可能将连接部分彻底拆卸,拆卸后应立即送消毒供应中心统一处理。

3)呼吸机外置管路及附件拆卸前应仔细检查管道内有无血液、体液、油污及其他污物,如有污染应立即转运,送消毒供应中心统一处理。

4)送气口及排气口均安装过滤器的呼吸机内置管路一般不需要常规清洗消毒,可请工程师根据呼吸机的特点定期维修保养(维修保养时间根据各厂商具体要求进行)。

5)呼吸机的外表面(包括界面、键盘、万向臂架、电源线、高压气源管路等):呼吸机外壳及面板应每天清洁消毒1~2次。污染严重及终末消毒处理时,须用75%乙醇(或季铵盐)擦拭,多重耐药菌应增加消毒频次,每班不少于1次。擦拭触摸屏式操作面板时,应注意切勿使液体进入呼吸机内部。

6)防尘网垫:需每周清洗以防灰尘堆积造成细菌繁殖。

13. 科室应定期对医务人员包括护工进行有关呼吸机相关肺炎防控措施的教育培训。

三、呼吸机相关性肺炎感染防控措施核查表

防控措施核查表,见表4-5-1、表4-5-2。

表 4-5-1　呼吸机使用前要求

重点措施	评价方法	评价结果 （操作完整且正确选择"是"）
1. 气管插管,尽量使用经口插管	现场观察询问	□是 □否　问题点:＿＿＿＿＿
2. 根据患者情况选择合适型号的插管包	现场观察询问	□是 □否　问题点:＿＿＿＿＿
3. 气管插管包包装、灭菌合格、有效期内使用	现场观察询问	□是 □否　问题点:
4. 向患者或家属做好宣教工作	现场观察询问	□是 □否　问题点:＿＿＿＿＿

表 4-5-2　呼吸机使用时要求

重点措施	评价方法	评价结果 （操作完整且正确选择"是"）
1. 正确进行手卫生,佩戴帽子、口罩	现场观察询问	□是 □否　问题点:＿＿＿＿＿
2. 插管操作时应尽量控制人数,减少人员走动	现场观察询问	□是 □否　问题点:＿＿＿＿＿
3. 吸痰时应严格遵循无菌操作原则,吸痰前后认真执行手卫生	现场观察询问	□是 □否　问题点:＿＿＿＿＿
4. 提供早期锻炼和运动,最大限度减少气管导管内囊上方分泌物	现场观察询问	□是 □否　问题点:＿＿＿＿＿
5. 一次性吸痰管严禁重复使用	现场观察询问	□是 □否　问题点:＿＿＿＿＿
6. 保持气管插管气囊压力在压力表绿色安全区域内	现场观察询问	□是 □否　问题点:＿＿＿＿＿

续表 4-5-2

重点措施	评价方法	评价结果 （操作完整且正确选择"是"）
7. 如无禁忌证,将患者床头抬高 30° ~ 45°,使患者处于半卧位	现场观察询问	□是 □否　问题点：_____
8. 应保持患者口腔清洁卫生,使用有消毒作用的口腔含漱液进行口腔护理,每 6 ~ 8 h 一次	现场观察询问	□是 □否　问题点：_____
9. 尽早评估是否可以撤机和拔管,减少插管天数	现场观察询问	□是 □否　问题点：_____
10. 呼吸机外壳、按钮、面板等每天清洁消毒 1 ~ 2 次,遇污染时随时清洁消毒	现场观察询问	□是 □否　问题点：_____
11. 多重耐药菌感染或定植患者使用的呼吸机专人专用	现场观察询问	□是 □否　问题点：_____
12. 病房内出现或疑似多重耐药菌暴发流行时应增加呼吸机消毒频次	现场观察询问	□是 □否　问题点：_____
13. 每位患者使用结束后均需对呼吸机进行终末消毒	现场观察询问	□是 □否　问题点：_____
14. 长期使用者应每周更换 1 次;当可见污染或者出现破损时及时更换管路	现场观察询问	□是 □否　问题点：_____
15. 呼吸机湿化水应使用无菌水,每天更换	现场观察询问	□是 □否　问题点：_____
16. 呼吸机螺纹管冷凝水及集水杯应置于管道的最低位置	现场观察询问	□是 □否　问题点：_____
17. 不可使冷凝水流向患者气道,及时倾倒;冷凝水应按污物处理	现场观察询问	□是 □否　问题点：_____
18. 一次性呼吸机螺纹管严禁重复使用	现场观察询问	□是 □否　问题点：_____

第六节　中心静脉导管血流相关感染的预防与控制

一、定义

中央导管:是指末端位于或接近于心脏或下列大血管之一的,用于输液、输血、采血、血流动力学监测的血管导管。这些大血管包括主动脉、肺动脉、上腔静脉、下腔静脉、头臂静脉、颈内静脉、锁骨下静脉、股静脉。

中央导管相关血流感染(central line associated-bloodstream infection,CLABSI):患者在留置中央导管期间或拔除中央导管48 h内发生的原发性且与其他部位存在的感染无关的血流感染。

二、管理要求

1. 严格落实预防与控制中央导管相关血流感染的工作规范和操作规程。

2. 医务人员应当熟练掌握血管内导管的正确置管、维护、中央导管相关血流感染预防与控制措施及相关操作规程。

3. 医务人员应当评估患者发生中央导管相关血流感染的危险因素,实施预防和控制导管相关血流感染的工作措施。

4. 开展中央导管相关血流感染的目标性监测,持续改进,有效降低感染率。

三、中央导管相关血流感染预防要点

(一)置管前

1. 患疖肿、湿疹等皮肤病或患流感等呼吸道疾病,以及携带或感染多重耐药菌的医务人员,在未治愈前不应当进行置管操作。

2. 严格掌握中央导管留置指征,根据循证医学证据对留置指征进行评估,减少不必要的置管。

3. 手术患者CVC置管由麻醉医师在术前对置管的必要性进行评估。

(二)置管时

1. 置管使用的医疗器械、器具等医疗用品和各种敷料必须达到灭菌水平。

2. 严格执行无菌技术操作规程,置管时应当遵守最大限度的无菌屏障要求,包括置管部位应当铺大无菌单(巾);置管人员应当戴帽子、口罩,穿无菌手术衣,戴无菌手套。

3. 严格按照《医务人员手卫生规范》,认真洗手(或手消毒)并戴无菌手套后,尽量避免接触穿刺点皮肤。置管过程中手套污染或破损应当立即更换。

4. 选择合适的静脉置管穿刺点,成人中央静脉置管时,不宜选择股静脉。应根据患者病情尽可能使用腔数较少的导管。

5. 使用有效含量≥2 g/L氯己定-乙醇(70%体积分数)(2个月以下患儿慎用)溶液局部擦拭2~3遍进行皮肤消毒,作用时间遵循产品的使用说明。自穿刺点由内向外以同心圆方式消毒,消毒范围应当符合置管要求。消毒后皮肤穿刺点应当避免再次接触。皮肤消毒待干后,再进行置管操作。

(三)置管后

应指定接受过相关操作培训的人员进行导管维护工作。

1. 手卫生指征

(1)医务人员更换敷料前应实施手卫生,戴无菌手套,更换敷料后应进行手卫生。

(2)触摸置管部位前后。

(3)接触置管穿刺点、导管接口时。

(4)导管给予静脉药液前后。

(5)冲管、封管前后。

2. 敷料的使用与更换

(1)使用无菌透明专用贴膜或无菌纱布覆盖穿刺点。如置管后出现出血渗漏或患者持续出汗,导管部位有引流,宜选择纱布敷料。

(2)透明敷料应每5~7 d更换并采用氯己定对穿刺部位进行消毒;纱布敷料应每2 d更换,如敷料出现污染、松动、渗出时立即更换并消毒穿刺部位。

3. 输液管路的使用与更换

(1)输液管路应每24 h更换1次,当怀疑被污染或完整性受到破坏时需要立即更换。

(2)用于输注全血、成分血或生物制剂的输血管路应4 h更换一次。

(3)输注脂肪乳剂、化疗药物以及中药制剂时宜使用精密过滤输液器。

(4)输注的两种不同药物间有配伍禁忌时,在前一种药物输注结束后,应冲洗或更换输液管路,并冲洗导管,再接下一种药物继续输注。

4. 输液接头的使用与更换

(1)连接导管前,要消毒导管接头、无针连接装置和注射接口。保持导管连接端口的清洁,注射药物前,应当用75%乙醇棉片用力擦拭至少15 s,待干后方可注射药物。

(2)输液接头每5~7 d更换,如接头、无针连接装置和注射接口有血迹等污染时,应当立即更换。

5. 拔除导管时机

(1)每日评估导管留置的必要性,尽早拔除导管。

(2)紧急状态下的置管,若不能保证有效的无菌原则,应当在48 h内尽快拔除导管,更换穿刺部位后重新进行置管,并做相应处理。

6. 注意事项

(1)应保持穿刺点干燥,密切观察穿刺部位有无感染征象。告知置管患者在沐浴或擦身时,应当注意保护导管,不要把导管淋湿或浸入水中。

(2)中央导管置入后,应当用生理盐水或肝素盐水进行常规冲管,预防导管内血栓形成。

（3）如无感染征象时,不宜常规更换导管;不宜定期对穿刺点涂抹送微生物检测。

（4）当怀疑中央导管相关性血流感染时,如无禁忌,应立即拔管,导管尖端送微生物检测,同时送静脉血进行微生物检测。

（四）循证医学不推荐的预防措施

1. 常规对拔出的导管尖端进行细菌培养。

2. 在穿刺部位局部涂含抗菌药物的药膏。

3. 常规使用抗感染药物封管来预防 CLABSI。

4. 全身用抗菌药物预防 CLABSI。

5. 为预防感染而定期更换中央导管。

6. 为预防感染而常规通过导丝更换非隧道式导管。

7. 常规在中央导管内放置过滤器预防 CLABSI。

四、中心静脉导管血流相关感染防控措施核查表

中心静脉导管血流相关感染防控措施核查表,见表 4-6-1 和表 4-6-2。

表 4-6-1　置管环节

重点措施	评价方法	评价结果 （操作完整且正确选择"是"）
1. 全程严格执行手卫生	现场观察询问	□是 □否　问题点：_____
2. 根据血管评估结果,选择最佳穿刺部位	现场观察询问	□是 □否　问题点：_____
3. 使用浓度 2% 的氯己定乙醇溶液进行皮肤消毒（年龄<2 个月的婴儿慎用）,消毒后充分待干	现场观察询问	□是 □否　问题点：_____
4. 消毒范围应大于敷料面积	现场观察询问	□是 □否　问题点：_____
5. 选择材质及类型适宜患者的导管,尽量满足最少端口或最少管腔数量的原则	现场观察询问	□是 □否　问题点：_____
6. 置管房间固定,空气清新,环境清洁	现场观察询问	□是 □否　问题点：_____
7. 置管部位铺大无菌单（巾）,确保覆盖患者全身	现场观察询问	□是 □否　问题点：_____
8. 操作人员戴帽子、口罩,穿无菌手术衣,戴无菌手套	现场观察询问	□是 □否　问题点：_____

续表 4-6-1

重点措施	评价方法	评价结果 （操作完整且正确选择"是"）
9. 导管植入后,使用无菌透明专用贴膜或无菌纱布覆盖穿刺点,多汗、渗血明显患者宜选用无菌纱布	现场观察询问	□是 □否　问题点：＿＿＿＿＿

表 4-6-2　维护环节

重点措施	评价方法	评价结果 （操作完整且正确选择"是"）
1. 更换敷料前后,应进行手卫生	现场观察询问	□是 □否　问题点：＿＿＿＿＿
2. 接触导管接口时,应进行手卫生	现场观察询问	□是 □否　问题点：＿＿＿＿＿
3. 导管给予静脉药液前后,应进行手卫生	现场观察询问	□是 □否　问题点：＿＿＿＿＿
4. 冲封管前后,应进行手卫生	现场观察询问	□是 □否　问题点：＿＿＿＿＿
5. 纱布敷料每 2 d 更换一次,透明敷料每 5~7 d 更换一次。透明敷料下放置纱布敷料,按纱布敷料更换。敷料出现潮湿、松散或污染时,应立即消毒皮肤并更换敷料	现场观察询问	□是 □否　问题点：＿＿＿＿＿
6. 输液接头使用乙醇棉片用力擦拭至少 15 s	现场观察询问	□是 □否　问题点：＿＿＿＿＿
7. 输液接头每 5~7 d 更换一次,如有残留或污染立即更换	现场观察询问	□是 □否　问题点：＿＿＿＿＿
8. 输液器（含三通）应每 24 h 更换,在输注血液、血制品、脂肪乳剂后或停止输液时及时更换	现场观察询问	□是 □否　问题点：＿＿＿＿＿
9. 无菌操作不严的紧急置管,应在 48 h 内更换导管,选择另一穿刺点重新置管	现场观察询问	□是 □否　问题点：＿＿＿＿＿
10. 患者出现静脉炎、导管故障时,应当及时拔除导管	现场观察询问	□是 □否　问题点：＿＿＿＿＿
11. 每日评估留置导管的必要性,尽早拔除导管	现场观察询问	□是 □否　问题点：＿＿＿＿＿

第七节　导尿管相关性感染的预防与控制

一、定义

导尿管相关尿路感染(catheter-associated urinary tract infection,CAUTI)是指患者留置导尿管期间或拔除导尿管后48 h内发生的尿路感染。导尿管相关尿路感染的危险因素包括患者方面和导尿管置入与维护方面。患者方面的危险因素主要包括患者年龄、性别、基础疾病、免疫力和其他健康状况等。导尿管置入与维护方面的危险因素主要包括导尿管留置时间、导尿管置入方法、导尿管护理质量和抗菌药物临床使用等。导尿管相关尿路感染方式主要为逆行性感染。

二、管理要求

1. 严格落实预防与控制导尿管相关尿路感染的工作规范和操作规程。

2. 对参与置管、维护导尿管人员进行CAUTI预防知识培训,培训内容包括导尿管置管、维护和拔除规程。

3. 医务人员应当熟练掌握无菌技术、导尿操作、留置导尿管的维护、导尿管相关尿路感染预防措施及相关操作规程。

4. 医务人员应当评估患者发生导尿管相关尿路感染的危险因素,实施预防和控制导尿管相关尿路感染的工作措施。

5. 开展导尿管相关尿路感染的目标性监测,持续改进,有效降低感染率。

三、导尿管相关尿路感染预防要点

(一)置管前

1. 应严格掌握留置导尿管指征。

2. 仔细检查无菌导尿包,如导尿包过期、外包装破损、潮湿,不应当使用。

3. 根据患者年龄、性别、尿道等情况选择合适大小、材质等的导尿管,最大限度降低尿道损伤和尿路感染的发生概率。

4. 对留置导尿管的患者,应当采用密闭式引流装置。

5. 告知患者留置导尿管的目的、配合要点和置管后的注意事项。

(二)置管时

1. 医务人员要严格按照《医务人员手卫生规范》,认真洗手(或手消毒)后,戴无菌手套实施导尿术。

2. 操作时应严格遵循无菌技术操作规程,动作要轻柔,避免损伤尿道黏膜。

3. 正确铺无菌巾,避免污染尿道口,保持最大的无菌屏障。

4. 充分消毒尿道口,防止污染。要使用合适的消毒剂棉球消毒尿道口及其周围皮肤黏膜,棉球不能重复使用。男性:先洗净包皮及冠状沟,然后自尿道口、龟头向外旋转擦拭消毒。女性:先按照由上至下、由内向外的原则清洗外阴,然后清洗并消毒尿道口、前庭、两侧大小阴唇,最后清洗并消毒会阴、肛门。

5. 导尿管插入深度适宜,插入后,向水囊注入 10～15 ml 无菌水,轻拉尿管以确认尿管固定稳妥,不会脱出。

6. 置管过程中,指导患者放松,协调配合,避免污染,如尿管被污染应当重新更换尿管。

(三)置管后

1. 妥善固定尿管,避免打折、弯曲,防止尿管滑脱。

2. 每日评估留置导尿管的必要性,尽早拔除导尿管。

3. 做好导尿管的日常维护,严格执行手卫生,保持尿道口及会阴部清洁,每日清洁或冲洗尿道口,大便失禁的患者清洁后还应当进行消毒。可选择温开水、生理盐水等进行清洁,无须使用抗菌剂进行尿道口清洁。

4. 置管时间大于 3 d 者,宜持续夹闭,定时开放。长期留置导尿管者,普通导尿管宜 7～10 d 更换一次,特殊类型导尿管按说明书更换。

5. 保持尿液引流装置密闭、通畅和完整,活动或搬运时夹闭引流管,防止尿液逆流;保持集尿袋低于膀胱水平,防止返流。更换频率:普通集尿袋 1 次/d,抗返流集尿袋 1 次/周,精密集尿袋 1 次/周。

6. 应当使用个人专用的收集容器及时清空集尿袋中尿液。清空集尿袋中尿液时要遵循无菌操作原则,避免集尿袋的出口触碰到收集容器。

7. 患者沐浴或擦身时应当注意对导管的保护,不应当把导管浸入水中。

8. 若导尿管阻塞、不慎脱出或无菌性和密闭性被破坏时,应当立即更换导尿管,同时更换导尿袋。

9. 患者出现尿路感染时,应当及时更换导尿管,并留取尿液进行微生物检测(参照 SOP-10《尿液标本采集和运送标准操作规程》)。

10. 对长期留置导尿管的患者,拔除导尿管时,应当训练膀胱功能。

11. 不应当常规使用含氯消毒剂或抗菌药物的溶液进行膀胱冲洗或灌注以预防尿路感染。

四、留置导尿管感染防控措施核查表

防控措施核查,见表 4-7-1～表 4-7-3。

表 4-7-1　置管前

重点措施	评价方法	评价结果 （操作完整且正确选择"是"）
1.应严格掌握留置导尿指征,避免不必要的留置导尿	现场观察询问	□是 □否　问题点：＿＿＿＿＿
2.根据患者年龄、性别、尿道等情况选择合适的型号、材质等的导尿管	现场观察询问	□是 □否　问题点：＿＿＿＿＿
3.导尿包包装应完整,过期、破损、潮湿时,不应当使用	现场观察询问	□是 □否　问题点：＿＿＿＿＿
4.治疗车上备速干手消毒剂	现场观察询问	□是 □否　问题点：＿＿＿＿＿
5.对留置导尿管的患者,应当采用密闭式引流装置	现场观察询问	□是 □否　问题点：＿＿＿＿＿
6.确保无菌插管所必需的器械均已备齐且方便使用	现场观察询问	□是 □否　问题点：＿＿＿＿＿

表 4-7-2　置管中

重点措施	评价方法	评价结果 （操作完整且正确选择"是"）
1.正确进行手卫生	现场观察询问	□是 □否　问题点：＿＿＿＿＿
2.插入导尿管时应严格无菌操作	现场观察询问	□是 □否　问题点：＿＿＿＿＿
3.导尿管置入前应用合格的消毒剂,充分消毒尿道口及其周围皮肤黏膜,棉球不能重复使用	现场观察询问	□是 □否　问题点：＿＿＿＿＿
4.插管时佩戴无菌手套	现场观察询问	□是 □否　问题点：＿＿＿＿＿
5.正确铺无菌巾,避免污染尿道口,保持最大的无菌屏障	现场观察询问	□是 □否　问题点：＿＿＿＿＿
6.消毒方法、顺序、面积正确	现场观察询问	□是 □否　问题点：＿＿＿＿＿
7.导尿管插入深度适宜,向水囊注入适量无菌水,轻拉确认尿管不会脱出	现场观察询问	□是 □否　问题点：＿＿＿＿＿
8.置管过程中如尿管被污染应重新更换尿管	现场观察询问	□是 □否　问题点：＿＿＿＿＿

表 4-7-3　置管后

重点措施	评价方法	评价结果 （操作完整且正确选择"是"）
1. 应对留置导尿管进行妥善固定,以防止其移位、牵拉打折、受压等	现场观察询问	□是 □否　问题点：＿＿＿＿
2. 集尿袋高度低于膀胱水平	现场观察询问	□是 □否　问题点：＿＿＿＿
3. 保持集尿袋密闭、通畅、完整,防止尿液逆流	现场观察询问	□是 □否　问题点：＿＿＿＿
4. 做好导尿管的日常维护,要严格执行手卫生	现场观察询问	□是 □否　问题点：＿＿＿＿
5. 留置导尿管期间,应当每日选择温开水、生理盐水等进行清洁冲洗尿道口	现场观察询问	□是 □否　问题点：＿＿＿＿
6. 长期留置导尿管患者不宜频繁更换导尿管,具体更换频率可根据产品说明书	现场观察询问	□是 □否　问题点：＿＿＿＿
10. 患者出现尿路感染时及时更换导尿管,并留取尿液进行微生物检测	现场观察询问	□是 □否　问题点：＿＿＿＿
11. 不应当常规使用含消毒剂或抗菌药物的溶液进行膀胱冲洗或灌注以预防尿路感染	现场观察询问	□是 □否　问题点：＿＿＿＿
12. 留置导尿管装置的无菌性和密闭性被破坏时,应当立即更换导尿管	现场观察询问	□是 □否　问题点：＿＿＿＿
13. 每天评估留置导尿管情况,尽早拔除导尿管	现场观察询问	□是 □否　问题点：＿＿＿＿
14. 对长期留置导尿管的患者,拔除导尿管时应当训练膀胱功能	现场观察询问	□是 □否　问题点：＿＿＿＿

第五章 麻醉重症监护病房护理制度及工作流程

第一节 麻醉重症监护病房护理工作制度

一、护理质量管理制度

1. 科室成立由科主任、总护士长或专科负责人、病区护士长组成的护理质量管理委员会,负责护理质量管理目标及各项护理质量标准制定,并对护理质量实施控制与管理。

2. 护理质量管理实行护理部、院中院或专科、病区三级管理。

(1)病区护理质量控制组(Ⅰ级):由 2～3 人组成,病区护士长参加并负责。按照质量标准对护理质量实施全面控制,及时发现工作中存在的问题与不足,对出现的质量缺陷进行分析,制定改进措施。检查须有登记、记录并及时反馈,每月填写检查登记表及护理质量月报表上报一级质控组。

(2)院中院或专科护理质量控制组(Ⅱ级):由 3～5 人组成,总护士长或专科负责人参加并负责。每月有计划地或根据科室护理质量的薄弱环节进行检查,填写检查登记表及护理质量月报表上报护理质量管理委员会。针对检查中发现的问题,及时研究分析,制定切实可行的措施并落实。

(3)护理质量管理委员会(Ⅲ级):可按质控项目组成,护理部主任参加并负责。每月按护理质量控制项目有计划、有目的、有针对性地对全院护理工作质量进行检查评价,填写检查登记表及综合报表,及时研究、分析、解决检查中发现的问题。按时在全体护士长会议上通报检查结果,提出整改意见,限期改正。

3. 建立专职护理文书质量检查小组,由主管护师以上人员承担,负责护理文书书写质量的检查。每月对出院患者的护理文书进行检查评价,按照护理质控计划定期到病区抽查护理文书书写质量,填写检查登记表上报护理部。

4. 对护理工作缺陷进行跟踪监控,实现护理质量的持续改进。

5. 各级质控组每月按时上报检查结果,病区质控组每月 25 日前上报总护士长或专科负责人,各院中院或专科于月底之前上报护理部。护理部负责对全院检查结果进行综合评价,填写护理质量报表,并在全体护士长例会上进行反馈评价。

6. 每月召开一次护理质量工作例会,对全院护理质量进行分析评价,并向主管院长汇报。重大质量缺陷要及时逐级汇报,每年进行护理质量总结并向全体护理人员通报结果。

二、护理人员管理制度

1. 各级护理人员要严格执行《护士条例》，按规定进行注册。工作中严格遵守医院和科室的规章制度，恪守职业道德，认真学习，服从管理，听从分配，努力工作。

2. 独立从事临床护理工作的护士，必须通过国家护士执业资格考试，取得执业证书，并进行注册，经科室考试合格后方可独立工作。

3. 各级护理人员必须从事护理岗位的工作，严格履行职责。医院护理岗位设置分为护理管理岗位、临床护理岗位和其他岗位。临床护理岗位包括病房、急诊科、手术部、门诊部、医学影像科、介入手术室、内镜中心、产房、血液净化中心、住院管理处等直接服务于患者的岗位。护理管理岗位包括护理部和护士长岗位。其他护理岗位包括消毒供应中心、医院感染管理办公室等间接服务患者的岗位。

4. 根据临床护理岗位的技术和专业要求，对各级护理人员实行分层管理、分层使用。按照护士的技术职称、工作经验和技术能力，负责不同病情轻重、护理难度和技术要求的患者，体现能级对应。

5. 建立并实施各级护理人员的定期考核制度，实行完成岗位工作数量、工作质量、技术难度、患者满意度为主要内容的绩效考核，并作为评先评优、职称晋升的依据与条件。

6. 护理人员的调配、聘任、晋升及奖惩由护理部负责，上报人事处备案。

7. 凡要求调离护理岗位的护理人员，需由本人提出书面申请，详细写明理由，病区及总护士长或专科负责人同意并签字，交护理部讨论批准后报人事处审批。

8. 凡调离护理岗位者按规定从调离下月起不再享受护龄津贴、10%工资补助及其他护士待遇(文件规定范围内者除外)。

9. 新入职护士管理规定

(1)新入职护士录用后，由护理部对其进行1周的岗前培训，内容包括医院规章制度、医德医风、护理操作规范及责任制整体护理的要求等。培训期满，由护理部进行考核，合格者分配至内科、外科、妇产科、急诊科等进行轮转培训，时间不少于三个月。

(2)新入职护士试用期为三个月，试用期满由病区护士长进行考核，合格者由人事处签订聘用合同，并办理相关手续。

(3)新入职护士与医院正式签订聘用合同后，按规定为其发放工资、奖金、文明奖，并办理养老保险、失业保险及医疗保险，享受护理人员的培训及各种福利待遇。

(4)新入职护士医院给予两年参加国家护士执业资格考试，在未取得执业证书及注册前，根据《护士条例》的管理规定，不得独立从事临床护理工作。连续两年未通过或未参加护士执业资格考试者，合同到期后不再续聘，并解除聘用合同。

(5)护理人员上班时一律佩戴胸卡，着装符合规范要求。

(6)对于违反劳动纪律及医院规章制度等情况的护士，医院根据情节轻重给予纪律处分或解除聘用合同。

10. 护理人员的行为举止必须符合医院相关规定，做到文明施护。

三、护士站管理制度

1. 护士站内非医务人员及无关家属等不得在此逗留,以免影响工作。

2. 护士站应保持清洁整齐,环境安静,严禁高声谈笑,不准干私活及会客。

3. 护士站陈设及物品按照功能区有序放置,用后归位,不准放置私人物品,常用消耗性物品用完及时补充,避免浪费。物品做好班班交接。

4. 护士站放置的住院患者检验检查结果、记录及各种检查单等未经许可,不得随意翻阅或借用。

5. 护士站工作护理人员应及时接应患者呼叫信息并给予处理。

6. 护士站信息综合管理系统中患者信息、特殊护理事项、值班医护人员信息及应急电话等应显示准确。

7. 护士站配备的计算机等办公用具应处于完好状态,出现故障应及时报修,不得做与工作无关的任何操作。

8. 护士站计算机仅限本单元医护人员使用,保护患者隐私,工作人员离开及时退出账号。

9. 护士站电话仅供工作人员使用,接电话时应使用文明用语,工作时间内不准打电话闲聊,长时间占机影响工作。

10. 护士站各电源线、弱电线等应按照规范整理,不用时及时断电或关闭,发现异常及时报修。

11. 护士站办理入院接诊、床旁结算等管理患者、接待患者及家属事宜时,应安静有序,保持良好病区环境

四、治疗室管理制度

1. 治疗室内布局合理,清洁区、污染区分区明确,标识清楚。

2. 医护人员进入室内需穿工作服,戴帽子,非工作人员不得入内。操作时戴口罩,注意手卫生,治疗结束后随时清理用品,保持治疗室清洁整齐。除医疗用品外,其他物品一律不得进入治疗室。

3. 各类医疗器械放置有序:无菌物品专柜保存,与非无菌物品分开放置,应距墙 50 cm、距地 20 cm、距顶 50 cm 放置。按失效日期顺序排列(近在前,远在后),定期检查,确保在有效期内。

4. 药品要与器械分开放置。各类药品分类明确,标签清楚、字迹醒目,避免使用错误。抢救设备和药品应放于固定位置,定期检查维修,处于应急备用状态。

5. 严格执行查对制度和无菌技术操作规范,防止差错、事故发生。

6. 严格执行消毒隔离制度,防止交叉感染。使用后的各种诊疗器械要按要求清洁、消毒或灭菌。凡侵入性诊疗用物必须一人一用一灭菌;与患者皮肤黏膜直接接触物品必须一人一用一消毒。病房可将 I 类治疗室和 II 类治疗室设置为同一室,清洁性治疗优

先,与感染性治疗分时段进行,空气和物体表面消毒应符合《医疗机构环境表面清洁与消毒管理规范》的规定。

7.按医嘱配药,抽出的药液、开启的静脉输入无菌液体在 2 h 内使用,启封抽吸的瓶装各种溶媒在 24 h 内使用。对易过敏的药物,必须询问过敏史,无过敏史按药品说明书做过敏试验,皮试阴性方可注射,且严密观察用药后的反应,发生反应或意外应及时进行处置,并报告医师。

8.保持治疗室清洁、通风,每天地面湿式清扫 1～2 次,每日紫外线空气消毒,每次 30～60 min,并做好记录。

五、药品管理制度

1.根据专科需要,病区内备一定数量的常用药品,供住院患者紧急时按医嘱使用。

2.病房备用药品应专人管理,按需领取,固定药品基数并在药学部备案,班班交接,用后及时补充。高警示药品必须单独存放,存放区域粘贴高警示标识。

3.备用药品要定容(器)、定量、定位放置。容器上标识 3 要素:药品名称及剂量、数量、取用方式。同类不同名也应分容器放置。备用药不允许多药、少药、串药,执行"先进先出、先产先出、近期先用"的原则。

4.病区内所有备用药品包括针剂药品(含液体)、口服药品、外用药品等需在规定的有效期内(有效期是指在说明书规定的贮存条件下如温度、湿度、避光等,能够保持质量不变的有效期限)使用。按药品说明书要求放置冰箱冷藏保存,避光保存药品需采取避光措施,并按照备用药登记与交接。

5.近效期备用药品必须粘贴全院统一的标识标签:3 个月内粘贴红色近效期标签,4～6 个月粘贴黄色近效期标签,近效期标识需注明药品失效期。

6.口服备用药品(非原包装盒存放)按规定保存,标签要注明药品通用名、规格、首次领用日期、首次领用药品效期。效期应在半年以上,半年定期更换一次。

7.毒、麻、精药品应按要求专人管理,专柜加锁,班班交接。使用时双人核对并签字,使用后残余药品应双人目视下丢弃。使用后的空安瓿、包装等按要求保存并及时交回药房。

8.原则上病区不用患者自备药品。特殊情况下需要使用时(如因病情需要而医院无法提供时)需经主管医师和科主任审批并按照药物说明书或诊疗规范下达自备药物使用医嘱,由患者或家属签署《自备药使用知情同意书》,使用时由患者或家属提供,医生开立长期或临时医嘱并注明"自备药",禁止在治疗室大量存放自备药品,使用后的空药瓶、空输液袋及所有输液装置均按医疗废物处置,不得让患者及家属回收或保存。

9.治疗室、护士站及医用冰箱等原则上禁止存放私人药品及患者外带自备药,特殊情况下（如因药品需要冷藏等情况）确需存放者，需粘贴医嘱瓶贴并专区放置，接收时确保药品质量完好、保存方法正确，在有效期内使用，出院时由患者带走。病房根据药品种类制定自备药管理登记表，接收和使用后由护士和患者或家属双方签字，以免因药物数量疑问增加纠纷风险。

10. 病区应根据需要有计划地申领药品，备用液体申领量原则上以满足病区 1 ~ 2 d 使用为宜（节假日除外）按照先进先出、近期先用原则补充和取用。各种液体分类放置并标识清楚。定期清理打扫储存柜，保持清洁，避免过期。

六、自备药品管理制度

（一）自备药物的使用

1. 患者自备药物指住院患者从本院门急诊或院外带入病房并在住院期间继续使用的药品。

2. 原则上住院期间不允许患者使用自备药物，但在特殊情况下需要使用时（如因病情需要而医院无法提供时）需经主管医师和科主任审批并按照药物说明书或诊疗规范下达自备药物使用医嘱，由患者或家属签署《自备药使用知情同意书》后，护士方可执行。

3. 自备药物在使用配制前，护士应逐项查对如检查药物质量等，并认真阅读药物使用说明书，掌握正确的配制方法、配伍禁忌等用药注意事项，了解可能出现的不良反应。

4. 用药后注意加强巡视，尤其关注药物的不良反应。若发生不良反应立即停用，如实、准确、及时、完整记录护理记录单。

（二）自备药物的保管

1. 一般情况下护士不代为保管患者自备药物，特殊情况下（如因病情需要而医院无法提供或药物需要冷藏等情况）确需存放者，需由责任护士、患者或其家属共同交接清点，包括自备药物的名称、规格、剂量、数量、有效期、质量等。凡药品标识不清晰、过期、变质或有其他质量问题时均不予接收，并询问患者药物在院外的保存和运输方式，方法正确方可接收。在《住院患者自备药物管理登记表》中详细进行登记，双方签名，如表 5-1-1 所示。

2. 护士长根据病区实际情况进行评估，针对贵重自备药物、难购买的自备药物等，应纳入书面交接班内容，使用后及时进行记录，包括使用日期、使用量、剩余量，并由责任护士、患者或家属签字确认。

3. 自备药物存放后未使用或剩余药物患者要求带走时，应由责任护士和患者（或家属）进行交接清点，记录药物取走日期和数量，双方签字确认。

表5-1-1 住院患者自备药物管理登记表

存放日期（日/月）	患者姓名	床号	住院号	药物					存放签字		使用情况					使用情况					药物取走			
				名称	剂量	数量	用量	有效期	责任护士	患者家属	使用日期	使用量	剩余量	责任护士签字	患者家属签字	使用日期	使用量	剩余量	责任护士签字	患者家属签字	取走日期	取走数量	责任护士签字	患者家属签字

注：1. 质量一栏，无质量问题时打"√"，有质量问题时打"×"并停止使用，积极处理。

2. 本表格内容在依照《住院患者自备药物管理规定》基础上，可由各病区根据实际情况进行调整，以方便工作为宜。

七、患者贵重物品管理制度

1. 原则上科室不接收患者贵重物品。

2. 若患者需要义齿、助听器等贵重物品时，责任护士需与家属现场确认贵重物品，并在患者床旁信息登记表上签字，责任护士班班交接并签字。

3. 患者入科时如无亲属陪同或其他原因须保存私人财物，护士按下列步骤处理。

（1）医患双方清点物品后放入干净袋子，密封袋封口处双方签名，特殊情况下由两位经办人签名。若患者意识障碍又无家属陪同，需由两名医护人员在封口处签名。

（2）存放患者物品袋贴标签，写上患者姓名、住院号、日期，附物品清单。

（3）在转入转出单上做好登记。

（4）患者转科、出院、亲属到院时，将物品交予接班护士、患者、家属并签字确认。如无亲属陪伴患者死亡后，护士将死者财物上交医院保卫部门，由其负责协调认领事宜。

八、医嘱执行制度

1. 必须由本院具备注册执业医师与注册护士资格的人员下达与执行医嘱，其他人员不得下达与执行医嘱。

2. 住院患者的各类治疗、处置、检查、护理均应按医嘱执行。医嘱分长期医嘱、临时医嘱。

3. 医师开立电子医嘱时，要层次分明，内容清楚，每条医嘱一般只能包含一个内容。

4. 主班护士或值班护士负责审核医嘱，并按照要求及时通知有关班次护士执行医嘱及注意事项。执行医嘱前应双人核对,执行医嘱时严格落实查对制度。

5.医嘱执行后及时在 PDA 或 PC 端医嘱执行界面点击"执行",必要时记录于护理记录单。如需下一班执行的临时医嘱,应交接清楚,并在交班记录上注明。

6.执行医嘱有任何人发出任何疑问时,应立即暂停执行,并及时沟通查明正确医嘱,必要时由开具医嘱的医生向疑问者解释。发现违反法律、法规、规章或诊疗技术规定的医嘱,暂停执行,要及时向开具医嘱的医师提出,必要时应当向护士长及科主任报告。

7.在抢救危重患者的紧急情况下,护士可以无医嘱情况下采取必要的急救措施,如吸痰、吸氧、心肺复苏等,但应做好记录并及时向医师报告,待抢救结束后6 h 内补录医嘱。

8.当执行医嘱需要与开具医嘱医师电话沟通确认时应严格做到以下几点。

(1)清晰地读出药物名称,并说明使用目的、用药途径,交代使用患者的姓名、床号。

(2)准确读出所用药物的商品名称及通用名称,以确认医嘱药物的准确性(用于区分一些近音词)。

(3)不应使用容量单位表示所需药物,应以剂量单位表示(如不应使用 1 mL,而应使用 1 mg)。避免因包装相同而剂量不同,执行错误。

(4)采用单个数字的读法,复读两遍以上确认药物剂量。

(5)严格执行双方查对,确保模糊、疑问医嘱的正确实施,保证患者安全。

(6)如果沟通后,医生要求的执行医嘱与实际开立的医嘱有任何不同,应暂停执行,必须待重新开立正确的医嘱后方可执行。

9.口头医嘱执行规定

(1)在非抢救情况下,护士不执行口头医嘱。

(2)在危重患者抢救过程中,医师可下达口头医嘱,严格执行查对制度,正确执行医嘱。护士执行前必须复述一遍,确认无误后方可执行,并记录在口头医嘱本上。

(3)抢救用药的外包装、空安瓿、输液袋(瓶)应留存至抢救结束,医护共同核对后方可分类处置。

(4)抢救结束后6 h 内,参与抢救的所有医护人员应共同核对口头医嘱登记本并签字,医师按照口头医嘱登记本开立抢救医嘱。

10.护士执行医嘱应遵循及时、准确的原则,不得擅自更改,不得代录入医嘱。

九、标本采集送检制度

1.根据医嘱准备标本容器,按规范正确采集标本。采集前护士认真核对,采集后统一放在专用标本架或标本柜,由 AICU 护工及时送检。特殊检查均应建立送、收登记本,以防标本丢失。

2.标本收取前,护士应核对化验单和标本上患者姓名、检查项目等内容,并将化检单和标本分类放置,无误后与收取人员进行交接。

3.各种急需检验的标本应及时采集送检,急诊血液标本、凝血全套检查应记录采集时间。

4.病区建立危急值报告登记本(内容包括患者的床号、姓名、检验项目、检验结果、接报时间、报告者姓名、值班医师、处理措施等)。值班护士接到检验科"危急值"报告应认真核对,及时通知医师检查结果,并登记签名。

5.传染病或疑似传染病患者的标本,采集和送验时要采取防护措施,按要求将标本封扎好放入专用盒内送至检查科室。

6.送收标本应采取安全措施,防止标本丢失及污染,避免剧烈震动。

十、转科交接制度

1.患者转入交接

(1)转入科室接到转入通知后,责任护士立即通知医生,并根据患者情况准备床单位及各种设备、仪器等。

(2)患者转入后,转入科室责任护士与转出科室护士共同核对患者信息,确认患者身份及材料无误,认真交接患者病情、皮肤、管道、药物、物品、病历等。责任护士在《手术患者交接记录单》签字,填写床旁信息交接表。

(3)主班护士打印或填写腕带信息、建立床头卡片,主班护士和责任护士双人共同核对信息无误,由责任护士将腕带佩戴至原科室腕带所在肢体同侧,原科室腕带保留。

(4)监测患者生命体征后,重新评估患者的生活自理能力、压力性损伤风险、跌倒及坠床风险等,并在重症护理文书中详细记录。

2.患者转出交接

(1)责任护士接到转科医嘱后,查对医嘱信息与患者的床头卡片、腕带信息。同时准备转科患者病历资料、物品及其他相关转科手续。

(2)转出前,责任护士评估患者一般情况,测量生命体征,书写记录护理记录单及《转科患者护理记录单》。

(3)转出时,再次核对患者信息,与转入科室认真交接患者病情、皮肤、管道、药物、物品、病历等。

(4)责任护士与患者家属进行私人物品、影像资料等的交接,有镇痛泵的患者,需告知家属患者镇痛泵的使用方法,确保家属能正确使用镇痛泵。

3.危重患者转运

(1)意识不清及病危患者,除护士外,需要有医师同时护送,并根据患者情况备好氧气袋、心电监护、简易呼吸器及抢救药品等,以保证患者在转运途中安全。向家属交代病情及转运过程中可能发生的意外,征得家属理解和配合。

(2)在转运途中,护士要密切观察患者生命体征和病情变化,注意听取患者主诉,保证各管道通畅、固定良好。

(3)患者突然发生病情变化时,配合医师立即给予紧急救治。联系并将患者送入途中最近的医疗单元进行抢救。通知病区主管医师、护士长,必要时报告医务部、护理部或医院总值班。

十一、患者隐私保护制度

1. 根据《中华人民共和国执业医师法》《中华人民共和国传染病防治法》《中华人民共和国刑事诉讼法》《中华人民共和国民事诉讼法》《中华人民共和国侵权责任法》《医疗事故处理条例》等相关规定,患者隐私应得到保护,当自己的隐私被泄露或者被侵害的时候,有权寻求司法保护。

2. 护士应当遵循《护士条例》中规定的护士义务,尊重、关心、爱护患者,保护患者隐私。

3. 凡属国家法律允许的宗教信仰和民族习惯,在不影响护理工作和秩序的情况下,医务人员要尊重和保护,不得用任何方式议论、嘲笑、歧视和干涉。

4. 严格身份资料管理,保护患者病案及信息安全,防止患者隐私的泄漏。对患者的病历、护理记录等医疗数据应妥善保管,未经患者许可、授权,不得将患者疾病诊断、治疗方法及相关隐私信息提供给他人。为学术报道需要,需先征得患者或其家属同意后方可拍摄、报道。

5. 具有私密性良好的诊疗环境,在患者进行暴露躯体治疗、护理、检查时,应提供保护隐私的措施,如采用床帘或屏风遮挡,以防止其他人员的视觉、听觉入侵。

6. 男性、女性患者原则上不应收治在同一间病房内,如遇特殊情况可临时加隔帘或屏风遮挡。

7. 医护人员在为异性患者隐私部位进行治疗、护理操作时,应有第三者在场。患者病例资料作为教学、科研使用时应隐去患者真实姓名。

8. 对于院内或科室内安排的涉及患者隐私的参观、学习活动,应征得患者同意,不得随意拍照。

9. 对一些涉及患者信息的资料(如纸质信息资料),应及时销毁。出院、死亡患者腕带由责任护士收回,毁形处理,保护患者信息隐私。

10. 对特殊疾病的患者,医护人员床头交接时不应交接医疗诊断,应为患者保守医密。

11. 对失能、失智、临终及急危重患者抢救时,应尽量体现对患者的隐私保护。

12. 当患者利益与社会公共利益发生冲突时,应以社会公共利益优先。比如被查出传染病的患者,医生有义务和权利按照规定上报,并告知与患者亲密接触的人。

13. 医院要不断强化职业道德,宣传医务人员医德规范,强化医务人员隐私保护意识。

14. 建立健全"以患者为中心"多部门联动的隐私保护督导体系,注重患者隐私权保护的现场评价、反馈、整改、提高,突出持续改进的管理理念。

十二、护理信息安全管理制度

1. 患者诊疗信息安全是指患者在诊疗过程中的相关信息应按照有关规定采集、传递和利用。患者信息在使用过程中应得到有效保护、不得外泄。未经有效批准和授权,任何组织和个人均不得获得和使用患者信息。

2. AICU 护士长负责本科室患者诊疗信息安全工作的具体管理。

3. AICU 护理人员是患者诊疗信息安全工作的责任人,应当在医疗服务工作中根据有关规定及要求做好患者诊疗信息安全管理工作。

4. 患者诊疗信息安全管理的基本原则

(1)限制性原则:患者信息应在受限制的范围内使用,除非诊疗和管理所必需,任何人不得私自获取和使用。

(2)授权性原则:一般情况下患者信息应依职责获取和使用,特殊情形下应由患者授权。

(3)控制性原则:患者信息应处于有效的保护之下,不得向他人泄露。

5. 患者信息范围

(1)一般性患者信息:患者的姓名、性别、年龄、出生地、住址、职业、婚姻状况等。

(2)特异性患者信息:患者健康状态相关资料,包括病史、体格检查、辅助检查、疾病诊断和治疗方案等病历资料。

6. 患者诊疗信息安全管理的具体要求

(1)在公共区域显示或展示患者信息时应采取必要的隐私保护措施,去除一般性患者信息,以防止患者隐私泄露。

(2)AICU 患者信息资料采集、传递和使用应由专门部门和人员负责。

(3)AICU 护理人员获取患者信息实行权限管理,不得将本人权限交于他人使用。

(4)AICU 以外的人员应依据法律规定获取患者信息,法定授权以外的应有患者或患方授权。

(5)特异性患者信息资料应由专人负责管理,不应放置于公共区域。

(6)科室应合理管理和控制患者信息资料,如病历、检查报告等,不得向无权限人员展示、传递患者信息,并防止患者信息泄露。

(7)严格禁止 AICU 护理人员将涉及隐私的患者信息在互联网等公共媒介上发布和传播。

(8)患者信息资料废弃时应采用销毁方式,并由专人负责,防止患者信息外泄。

7. 患者诊疗信息安全管理工作纳入科室日常考核,违反本制度将依据科室《绩效考核奖惩办法》处理。

8. 患者诊疗信息使用权限和相关责任

(1)AICU 护理人员在进行护理操作过程中有依法获取患者个人信息的权利并受法律保护。

(2)AICU 护理人员在护理操作过程中登录本人的工号、密码,记录、保存患者的诊疗信息的权利。

(3)医院授权患者的诊疗信息可以在医院内部相关部门(医务、质管、护理、院感、临床等)管理、共享。

(4)医院授权医务科负责护士工作站管理系统的权限,并监督护士离岗或转岗时系统用户权限及时变更。

（5）医院授权医务科负责向患者、家属、社会组织依法提供患者病历资料复印件的管理权限。

（6）AICU护理人员应当严格保守患者隐私，禁止以非医疗、教学、研究目的泄露患者的信息。

（7）AICU护士暴露患者隐私或未经患者同意公开其病历资料需承担侵权责任。

十三、约束器具使用制度

1. 应遵循最小化约束原则，当约束替代措施无效时实施身体约束。

2. 应遵循患者有利原则，保护患者隐私及安全，对患者提供心理支持。

3. 管床医生和护理人员共同评估患者，包括年龄、意识、肌力、行为状态及是否有支持生命的治疗管路或设备，如符合约束指征需由医生开立临时医嘱，方可实施身体约束。

4. 实施身体约束前，应向患者、家属或委托人解释身体约束的目的、方法、潜在并发症及注意事项等，征得同意后签署《身体约束知情同意书》。紧急情况下，可先实施身体约束，再行告知。

5. 选择合适的约束用具，约束过程中充分尊重患者，动作轻柔，保持约束肢体的功能位及一定活动度，约束用具松紧度以能容纳1~2横指为宜，约束部位给予皮肤保护。

6. 记录身体约束的原因、部位、用具、执行时间及实施者等。

7. 落实床边交接班，每班至少评估一次，确定是否需要约束，尽早解除约束。

8. 每30~60 min观察约束松紧度，局部皮肤颜色、温度、感觉、局部血运情况等，发现特殊情况及时通知医生并协助处理。

9. 使用约束背心或约束衣期间，注意观察患者意识、呼吸和面色，防止窒息。

10. 使用身体约束时宜拉起床档，病床制动并降至最低，预防患者躁动时坠床。

11. 实施约束过程中应关注患者的感受和需求，落实人文关怀。

12. 约束器具应专人专用，一次性约束器具使用后按医疗废物处置，重复使用的约束器具使用后按说明书处理，并符合医疗机构消毒规范要求。

十四、护理安全（不良）事件管理制度

（一）适用范围

适用于医院内发生或院外转运患者时发生的护理安全（不良）事件，主要包括给药错误、药物渗出、非计划性拔管、跌倒、坠床、院内非难免压力性损伤、标本错误、输血错误、器械故障、氧气压伤害、误吸、烫伤、自杀、走失等。

（二）分级标准

1. 按照医疗安全（不良）事件发生后果的严重程度划分等级

（1）Ⅰ级事件（警讯事件）：按照医疗安全（不良）事件发生后果的严重程度级别非预

期的死亡,或是非疾病自然进展过程中造成的永久性功能丧失。

(2)Ⅱ级事件(不良后果事件):在医疗过程中因诊疗活动而非疾病本身造成的机体与功能损害。

(3)Ⅲ级事件(无后果事件):虽然发生了错误事实,但未给机体与功能造成任何损害,或有轻微后果而不需要任何处理可完全康复的医疗安全。

(4)Ⅳ级事件(隐患事件):由于及时发现,错误在实施之前被发现并得到纠正,未造成隐患危害的事件。

2.给药缺陷、跌倒、坠床、烧伤、冻伤、压力性损伤、渗出、外渗等事件均应评估伤害等级。

(三)报告原则

1.保密性(匿名报告)。对本次事件的报告人和报告中涉及的其他人和部门的信息保密,报告人可通过网络、信件等多种形式署名或匿名报告,相关职能部门严格保密。

2.非处罚性(免责)。报告内容不作为报告人、被报告人或其他部门的违规处罚依据。

3.公开性。对护理安全信息和结果在院内通过相关职能部门公开分析,对报告人、被报告人和所在科室信息保密。

(四)报告流程

1.口头上报

(1)Ⅰ、Ⅱ级护理安全(不良)事件:发现人立即采取补救措施的同时口头报告病区护士长,病区护士长应立即到场参与事件处理,同时向病区主任汇报,将事件关键信息电话报告科或总护士长和护理部主任。护理部主任和科(或总)护士长于抢救或紧急处理措施结束后立即组织人员进行事件调查,护理部核实情况后立即上报分管院领导。

(2)Ⅲ、Ⅳ级护理安全(不良)事件:发现人应立即采取补救措施,于事件发现12 h内口头报告病区护士长。

2.系统填报。填报医院安全(不良)事件管理系统护理类事件相应表单,留取事件相关影像资料。

(五)讨论分析

病区护士长按时组织人员完成事件讨论分析及对策制定,必要时科室主任及相关人员(如管床医师、助理护士、护工、保洁等)均要参与讨论,参与讨论的护士人数≥发生病区在岗护士人数的80%,将讨论过程及讨论结果(包括根本原因、管理对策、实施期限)完整记录于上报系统内。病区护士长负责将事件及分析结果传达至未参加本次讨论的人员,保证全员知晓。

(六)跟踪评价

1.病区自评。病区护士长在整改计划完成后48 h内完成评价,必要时重新分析整改。

2. 各级监控。护理部、科(或总)护士长应监督指导病区对事件分析、整改计划的制订及对策实施。对重大、典型事件进行跟踪监控,评价改进措施的落实效果并记录。如上一级护理管理人员将事件定为追踪事件,下一级护理管理人员应进一步追踪。在病区护士长完成评价的 7 d 内至病区现场查看并进行效果评价。

(七)职责及要求

1. 事件发现人或事件相关人员负责识别与报告护理安全(不良)事件。应本着患者安全第一的原则,迅速采取针对性补救措施,及时消除事件影响度,将可能造成的损伤或损失降低至最低程度,对有关的实物如标本、药品、器械、用具等应按规定妥善规范保管,不得销毁、转移或涂改。对疑似输液、输血、药物引起的不良反应事件,医、护、患均应共同对现场实物进行封存、签名或盖章,严格执行《医疗事故处理条例》(中华人民共和国国务院令第 35 号)的有关规定。

2. 病区护士长对事件发生过程应及时调查,组织讨论,分析根本原因,制定管理对策并落实,明确对策执行人及计划完成期限,追踪改进成效。

3. 科(或总)护士长须参加分管病区Ⅰ、Ⅱ级护理安全(不良)事件讨论分析,对病区整改方案提出建设性意见。每季度组织人员对上报资料进行分析讨论。

4. 各病区发生护理安全(不良)事件后,如有投诉或纠纷苗头,病区护士长必须在第一时间电话向科(或总)护士长和护理部汇报。

5. 对发生频次较高和危害程度较重的事件,科室制定(修订)管理制度及工作流程,培训并督导执行情况,对类似事件进一步跟踪监控,减少或杜绝类似事件发生。

6. 对事件上报时限、分析讨论结果、对策实施及追踪评价完成情况进行监控,必要时予以通报。

(八)奖罚机制

1. 护理安全(不良)事件原则上执行非惩罚性主动报告制度,鼓励科室护士积极上报。

2. 对护理安全(不良)事件信息瞒报、谎报、缓报的处理

(1)对谎报、缓报的处理:对护理安全(不良)事件信息谎报、缓报,但未造成严重后果的个人,将情况说明及反思报告递交病区护士长,并在全科会议上通报批评,并取消当年个人年终评优评先资格。

(2)对瞒报的处理:将情况说明及反思报告递交护理部,全体护士长会议予以通报批评并取消当年个人评优评先资格。自事件发生当月降一个层级处理,并扣发当月绩效奖金,3 年内不得晋级晋升。

十五、患者管路滑脱预防及报告制度

1. 管道滑脱主要是指胃管、尿管、引流管、气管插管、气管切开、中心静脉导管和 PICC 等管道的脱落。

2. 护理人员应认真评估患者意识状态及配合程度,确认患者是否存在管道滑脱的风险。

3. 对患者携带的各种管道,妥善固定,并做好带管注意事项的宣教指导。

4. 对存在管道滑脱风险的患者,床头正确放置警示标识,对患者进行防止管道滑脱的宣教知识,使其充分了解预防管道滑脱的重要性,取得配合。

5. 护理人员根据患者病情落实管道滑脱防范措施,对昏迷、躁动患者,必要时在征得家属同意情况下,遵医嘱采取适当的约束或镇静,并做好交接班。

6. 加强巡视,随时了解患者情况,检查约束部位,并做好护理记录,必要时安排家属陪伴。

7. 护士熟练掌握管道滑脱的紧急处理及上报流程,如果患者发生管道滑脱,应按如下内容进行。

(1)立即报告医师,迅速采取措施,避免对患者身体的损害或将损害降至最低。

(2)立即向护士长汇报,并按照《护理安全(不良)事件报告及管理制度》要求时限逐级上报。

(3)护士长对事件发生过程及时调查,组织讨论,分析原因,制定有效的措施并落实,不断改进护理工作。

8. 发生患者管道滑脱有意隐瞒不报者,将按情节轻重给予严肃处理,并纳入病区绩效考核。对未造成严重后果的个人,一经查实,须做书面检查并递交护理部。对造成严重后果的个人,一经查实,全体护士长会议给予通报批评并取消当年个人年终评优评先资格,情况严重者按照医院相关文件规定或国家法律法规处理。

9. 科室定期进行分析及预警,制定防范措施,不断改进护理工作。

十六、患者跌倒坠床防范制度

1. 应依据《跌倒或坠床风险评估单》对患者进行风险评估,明确是否存在跌倒或坠床的高危因素。

(1)评估工具:成人(>14 岁)使用《(成人)跌倒或坠床风险评估单》进行评分,儿童(≤14 岁)使用《HDFS 儿童跌倒或坠床风险评估单》进行评分。

(2)首次评估:入院、转入时当班完成。

(3)评估频次:高危风险患者(跌倒或坠床评分成人≥4 分、儿童≥12 分)每周评估1 次。患者转科、发生病情变化、使用高跌倒风险药物、手术后第一次下床前、跌倒后、跌倒高风险患者出院前应再次评估。

2. 应根据跌倒或坠床风险等级及风险因素制定针对性的预防措施,并进行动态评估,及时调整预防措施。

(1)低危风险患者(跌倒或坠床评分成人 0～3 分、儿童 7～11 分)跌倒预防措施如下。

1)为患者提供安全的住院环境,护理部协同病区护士长、后勤保障部、医学装备部等部门装配防跌倒设施(扶手、床档、防滑地板、病房夜灯等)、警示标识(警示牌、防滑标识等)和转运工具(轮椅、平车等),并对其性能完好性进行定期检查。

2)应将日常用物、呼叫铃放在患者方便取用位置。

3)卧床时应加用床档,床档支起时请勿翻越。

4)改变体位应遵循"下床活动三部曲"(卧、坐、立各30 s)。

5)使用带轮子的床、轮椅等器具时,静态时应锁定轮锁,转运时应使用安全带或护栏。

6)应对患者及其家属进行预防跌倒的安全教育。

(2)高危风险患者(跌倒或坠床评分成人≥4分、儿童≥12分)跌倒预防措施如下。

1)在执行跌倒低风险的预防措施的基础上。

2)签署《预防患者跌倒或坠床告知书》。

3)床头悬挂防跌倒警示标识。

4)应有专人24 h看护。

5)对于意识不清、躁动不安的患者,应遵医嘱应用约束带实施保护性约束。

6)应每班床边交接跌倒风险因素及跌倒预防措施的执行情况。

3.应结合病区实际情况,定期对所有工作人员、患者及其家属进行教育培训。

(1)定期对病区所有工作人员(医务人员、护工、保洁等)进行跌倒相关知识培训,增强对高危患者评估意识,及时发现存在跌倒或坠床的高危因素并进行预防。

(2)为患者及其家属提供有关跌倒或坠床危险因素、预防措施、应急处理、防护设施及辅助用具使用的健康教育。

4.加强巡视,发现患者跌倒或坠床,立即启动应急预案并逐级上报,完善护理记录。并对不良事件进行总结分析,完善防范措施。

5.加强病情观察及跌倒或坠床预防措施的落实,并加以记录。

十七、压力性损伤管理制度

1.入院、转科患者均需接受压力性损伤风险评估。患者入院后由责任护士或首诊护士尽快进行压力性损伤风险筛查,识别存在发生压力性损伤风险的人群及其风险因素,并于本班次内完成压力性损伤风险评估单的记录,对存在中、高风险的患者,进行压力性损伤风险告知并签字,床头悬挂"压力性损伤风险"警示标识。

2.年龄>14岁的患者,采用Braden压力性损伤风险评估量表评估,年龄≤14岁的患者采用BradenQ压力性损伤风险评估量表评估。

3.当患者病情无变化时,护士可根据风险程度,按照评估频次要求进行动态评估,轻度风险每周评估1次,中度风险每周评估2次,高度风险、极高风险每周评估3次;当患者病情出现变化,导致患者发生压力性损伤的风险因素改变时,应当班及时再评估。

4.患者出院时,再次评估患者压力性损伤风险程度,如果仍存在压力性损伤或风险,需与转运者和(或)家属共同交接患者皮肤情况,并在出院护理记录中记录。

5.对识别出存在压力性损伤风险的患者制订和实施基于风险的预防计划,班班床头交接,并记录护理措施。

6.院外带入、院内发生的压力性损伤均需由发现人24 h内口头报告至病区护士长,病区护士长可根据压力性损伤严重程度,并经患者主管医生同意后电话通知造口伤口专科护理学组区域负责人会诊,并填写"护理会诊申请单"申请会诊,会诊人员24 h内完成会诊。

7.院外带入、院内发生的压力性损伤于首次发现即需根据压力性损伤真实情况填写"压力性损伤伤口护理记录单",每次换药时均需记录。护理信息系统可根据"压力性损伤伤口护理记录单"自动汇总各类别压力性损伤数据及信息。

8.凡院内发生的压力性损伤,均需在发现后24 h内由病区护士长口头通知造口伤口专科护理学组区域负责人到现场进行"难免性压力性损伤"界定,界定人员在接到通知后24 h内到病区,严格按照"难免性压力性损伤界定制度"进行界定,如界定为"难免性压力性损伤",无须填报不良事件,如界定为"非难免性压力性损伤",需执行《护理安全(不良)事件管理制度》。

9.科室针对造口伤口专科护理学组督导中发现的问题进行分析、讨论、总结,实施质量持续改进。

十八、仪器设备管理制度

1.科室建立仪器设备档案,同类仪器进行编号管理。

2.指定专人负责管理;进行仪器设备的日常保养和维护,做好防寒、防热、防潮、防尘、防火"五防"工作,每周填写仪器维护保养登记本。

3.各种仪器设备需制订详细的操作及维护保养流程,每台仪器设备应悬挂操作及维护保养流程标识牌。

4.负责人每周检查仪器设备的性能,挂好标识牌,性能良好者挂"备用"标识,如出现故障,挂"待维修"标识,及时与维修人员联系维修,并记录维修情况。

5.仪器设备由设备部门人员定期进行检测,贴上检测合格标识,包括检测日期及检测责任人,科室做好检测登记,检测不合格的仪器要送检、维修,检测合格方可继续使用。

6.科室组织对仪器设备操作的培训及考核,人人熟练掌握。

7.操作者必须严格遵守操作流程,并进行每日维护保养。新进或进修人员在未掌握使用方法之前,不得独立操作仪器,以免造成仪器损坏。

8.病区间仪器设备借调时,借调人需提前联系出借病区仪器管理员或当天组长,同意后方可借调,然后填写病区设备借调记录本。贵重设备需双人完成病区间转运。

9.未经科室批准,仪器不得外借。有计划地做好仪器设备更新工作。

十九、弹性护理人力资源调配制度

1.科室成立紧急人力资源调配小组,科主任为组长,病区护士长为副组长,科室全体护理人员为组员。

2.针对突发卫生事件类别及情况的不同,实行人力紧急调配,确保医疗护理工作正常进行。

3.调配护士从事临床工作三年以上,具有独立护理急危重症患者和应对突发事件的能力。

4.当病区护理人力不足影响正常工作时,由病区护士长在专业科室内调配解决。如果存在护理人力不足,应及时向科护士长汇报,启动院级人力调配机制予以解决。紧急情况下,可根据具体情况越级上报或直接通知相关人员,或向其他病区人员请求紧急支援。

5.紧急情况下,科室护士必须无条件服从组织的调配,必须以大局为重,服从科室工作安排,不得以任何理由推诿、拒绝。凡接到通知无故不到岗者,科室将追究个人责任,并与绩效考核挂钩,情节严重者根据医院相关规定给予处理。

6.科室有计划地对护理人员进行业务培训,强化和提升各种应对突发事件的能力,提高专业理论水平及实践技能,以满足突发性公共卫生事件的需要。

7.科室护士应保证通信工具通畅,在接收到通知后在要求时间内赶到指定地点。紧急情况下,暂停正常休息时间,休假人员24 h待命。

二十、危急值报告制度

1.核实信息。临床科室接听人核实危急值报告结果,核对患者基本信息,予以确认。

2.记录信息。接听人及时将危急值患者的姓名、住院号(或门诊号)、危急值项目及结果、接听人及时间(至分钟)等信息记录在《危急值记录本》上。

3.报告医师。接听人核对后,应立即报告病房值班医师主治医师。

4.患者处理。接报医师应立即诊察患者,遵循急危重患者抢救流程,迅速采取相应的临床措施,及时书写病程记录,密切观察病情变化,做好交接班。对于经过主治医师、值班医师诊察评估患者后不需立即处置的危急值,应在当日记录该信息,允许当日多个未处置的危急值信息合并记录。若单项危急值与输入的某种药物有直接关系,该药物目前仍在输注中,允许护士立即停止输注该药物。

5.再次复查。患者处理后应适时复查危急值;若是临床科室发现危急值与患者病情不相符时,接报医师应与医技科室检查、检验报告人共同查找原因,必要时可以重新进行检查、检验。

第二节　麻醉重症监护病房护理核心制度

护理核心制度的制定可以规范临床护士的护理行为,提高工作效率;统一工作标准,保准工作质量;减少和防止不良事件发生的重要措施。护理核心制度是所有护理人员应该共同遵守的行为准则,是各项护理任务和目标有效完成的保障,是促进护理质量提升和确保患者安全的基石,时刻贯穿于护理工作的全过程,是每个护士都必须铭记的日常工作准则。

一、病房管理制度

1. 在科主任领导下,病房管理由病区护士长负责,科主任积极协助,全体医护人员共同参与。

2. 病房保持整洁舒适,安静安全,做到走路轻、说话轻、操作轻、开关门窗轻。注意通风,每日至少湿式清扫两次,每周大清扫一次,病房、卫生间清洁无异味。病区内严禁吸烟。

3. 病房内陈设统一规范,床单位摆放整齐,位置固定。被服、用具按基数配给患者,出院时清点收回,并做好终末处理。

4. 办公室、治疗准备室、治疗室、处置室、护士站、库房、污物间等区域内物品放置规范。治疗准备室、护士站及医用冰箱内不得存放私人物品。

5. 工作人员应遵守劳动纪律,坚守岗位,按规定着装。工作时间不聊天、不闲坐、不做私事、不玩手机,手机调至震动,工作时不长时间接听私人电话。

6. 严格执行陪护制度,积极开展卫生宣传和健康教育。责任护士应向新转入患者和家属介绍转科须知、医院规章制度,进行安全教育。

7. 注意节约能源,按时熄灯和关闭水龙头,杜绝长流水、长明灯。

8. 护士长负责病房财产、设备的管理,要建立账目,定期清点。如有丢失,及时查明原因,按规定处理。护士长工作调动时,要做好交接手续。

二、急危重患者抢救制度

1. 科室或病区成立以科主任、护士长为领导的抢救小组,负责本科室(病区)急危重患者的抢救护理工作。

2. 急危重患者的范围包括但不限于出现以下情形的患者:病情危重,不立即处置可能危及生命或出现重要脏器功能严重损害,生命体征不稳定并有恶化倾向等。

3. 建立抢救资源配置机制。抢救资源包括但不限于抢救人员、抢救药品、抢救设备和病区抢救区域、抢救床位。

4. 抢救药品及设备根据本科室或病区常见急危重疾病抢救流程和抢救时需要在极短时间内应用的药物进行配备,其种类和数量能满足本科室或病区常见的急危重患者抢救需要,抢救药品需上报药学部备案。

5. 抢救车实行封存式管理。所有物品及药品核查后使用封条或一次性锁锁封,每班检查封条(或锁号),并登记签名。抢救车长期未使用时,需至少每30 d开启大查对一次;每次开启后,均须查对所有药品及物品数量、质量及有效期,并登记签名。

6. 各种抢救药品、物品应做到"五定":定数量品种、定点放置、定专人管理、定期消毒灭菌、定期检查维修。抢救物品不准任意挪用或外借,必须处于应急完好状态。无菌物品须注明灭菌日期,保证在有效期内使用。所有物品及药品用后及时补充。

7.每月按计划对全体护理人员进行抢救技能的培训,抢救人员掌握抢救基本理论、基础知识和基本抢救操作技能(包括但不限于心肺复苏等),具备独立抢救能力,并注意培养专科抢救人员。抢救时必须做到人员到位,分工明确,听从指挥,密切配合,坚守岗位,操作规范,动作敏捷,分秒必争。

8.护理人员必须熟练掌握各种抢救预案、抢救技术和护理常规,确保抢救工作顺利进行。

9.严密观察患者病情变化,及时准确填写护理记录单,记录内容完整、准确。

10.严格执行查对制度,正确执行医嘱。建立口头医嘱登记本,口头医嘱要求准确清楚,护士执行前必须复述一遍,确认无误后方可执行,并保留空安瓿(或包装)以备事后查对。口头医嘱先登记在口头医嘱登记本上,于抢救结束后6 h内据实补记,记录时间应具体到分钟。

11.抢救结束后及时清理各种用物,医疗废物按规定进行分类处理。

12.认真做好抢救患者的各项基础护理及专科护理,落实安全管理措施,减少并发症,预防不良事件的发生,确保患者安全。

三、分级护理制度

分级护理制度作为重要的护理工作制度之一,在保证护理服务质量、确定临床护理人员编制、合理配置护理人力资源、制定护理服务收费标准等方面发挥着重要的作用。AICU 实行特级护理制度,为危重患者提供24 h精细化监测。

(一)定义

分级护理制度是指医护人员根据住院患者病情和(或)自理能力对患者进行分级别护理的制度。

(二)基本要求

1.护理级别原则上分为特级护理、一级护理、二级护理、三级护理4 个级别。

2.医护人员应当根据患者病情和(或)自理能力变化动态调整护理级别。

3.患者护理级别应当明确标识。

(三)分级依据及护理要点

1.特级护理

(1)符合以下情况之一,可确定为特级护理:①维持生命,实施抢救性治疗的重症监护患者;②病情危重,随时可能发生病情变化需要进行监护、抢救的患者;③各种复杂或大手术后、严重创伤或大面积烧伤的患者。

(2)护理要点:①24 h随时巡视、严密观察患者病情变化,监测生命体征;②根据医嘱,正确实施治疗、给药措施;③根据医嘱,准确测量并记录出入液量;④根据患者病情,正确实施基础护理和专科护理,如口腔护理、压力性损伤护理、气道护理及管道护理等,实施安全措施;⑤保持患者的舒适和功能体位;⑥实施床旁交接班。

2. 一级护理

(1)符合以下情况之一,可确定为一级护理:①病情趋向稳定的重症患者;②病情不稳定或随时可能发生变化的患者;③手术后或者治疗期间需要严格卧床的患者;④自理能力重度依赖的患者。

(2)护理要点:①每小时巡视患者,观察患者病情变化;②根据患者病情,测量生命体征;③根据医嘱,正确实施治疗、给药措施;④根据患者病情,正确实施基础护理和专科护理,如口腔护理、压力性损伤护理、气道护理及管道护理等,实施安全措施;⑤提供护理相关的健康指导。

3. 二级护理

(1)具备以下情况之一的患者,可以确定为二级护理:①病情趋于稳定或未明确诊断前,仍需观察,且自理能力轻度依赖的患者;②病情稳定,仍需卧床,且自理能力轻度依赖的患者;③病情稳定或处于康复期,且自理能力中度依赖的患者。

(2)护理要点:①每2 h巡视患者,观察患者病情变化;②根据患者病情,测量生命体征;③根据医嘱,正确实施治疗、给药措施;④根据患者病情,正确实施护理措施和安全措施;⑤提供护理相关的健康指导。

4. 三级护理

(1)病情稳定或处于康复期,且自理能力轻度依赖或无须依赖的患者,可确定为三级护理。

(2)护理要点:①每3 h巡视患者,观察患者病情变化;②根据患者病情,测量生命体征;③根据医嘱,正确实施治疗、给药措施;④提供护理相关的健康指导。

(四)评估方法

护理级别由医护人员根据住院患者病情和(或)自理能力共同进行评定。

1. 住院患者的病情由管床医师进行评定,分为病危或抢救、病重或病情不稳、病情稳定或康复期,需根据病情变化及时评定。

2. 患者自理能力采用Barthel指数评定量表对日常生活活动,包括进食、洗澡、修饰、穿衣、控制大便、控制小便、如厕、床椅转移、平地行走、上下楼梯10个项目进行评定,将各项得分相加即为总分。根据总分,将自理能力分为重度依赖、中度依赖、轻度依赖和无需依赖四个等级。所有清醒患者(14岁以下儿童除外)入院、转入、手术后当天、术后第1天、出院当天及病情发生变化时,护士需对患者进行自理能力评分。

3. 各级护理标识明确,特级护理红色,一级护理粉色,二级护理蓝色,三级护理绿色。护理级别应在床位图(住院患者一览表)、床头(尾)卡有明确标识,并与长期医嘱的护理级别保持一致。

四、护理值班和交接班制度

（一）护士值班制度

1.病区护士实行24 h轮流值班制。当值护理人员中必须有本机构执业的护理人员，非本院执业护理人员不得单独值班。

2.值班人数应当满足岗位职责需要及病区患者需求，保证各班工作常态运行。

3.应按照护理人员排班表进行值班，不得擅自调班。

4.值班人员严格遵守劳动纪律，坚守岗位，不得擅自离岗、脱岗，并确保通信通畅。休息时应当在指定的地点休息。

5.值班期间必须按照医院要求着装，不准会客、不准睡觉、不准长时间接听私人电话、不准玩游戏、不看非专业书籍。

6.值班人员应全面掌握本病区患者基本情况，如患者总数、危重患者数、手术人数、手术患者返回情况、特级护理人数、出入院人数、外出患者的去向等。

7.各班护士按责任制整体护理分工，认真履行岗位职责，按照护理程序进行工作。

8.按照分级护理标准做好病情巡视和临床护理工作，严格执行护理核心制度，按时、准确、规范完成各项治疗措施，密切观察患者病情变化，做好抢救准备和抢救配合，及时记录。

9.认真履行病房管理制度，做好患者的管理，维持病房秩序，保证患者安全，创造有利于患者治疗和休养的良好环境。

10.值班期间遇到突发事件，如患者非正常死亡、走失、重大投诉、失火、泛水、失窃等应立即报告病区护士长、科主任、护理总值班、医院总值班。

11.将本班内患者的病情变化、特殊护理治疗等及时、准确、完整记录于护理记录单及护理交接班记录本，做好班班交接。

12.值班者在交班前除完成本班各项工作外，需整理好所用物品，保持治疗准备室、护士站等办公区域清洁整齐，为下一班做好必要的准备。

（二）护理交接班制度

1.各班均需按时交接班，接班者应提前30 min到病区，清点应接物品。接班人员未按时到岗，交班人员不得离岗，直到接班人员到岗完成交接班后方可离开。

2.交班者向接班者交清患者病情及治疗，未交接清楚前，交班者不得离开岗位。凡因交接不清出现的问题，由接班者负责。

3.对规定交接班的麻精药品、贵重药品及设备等，交班者和接班者应交接清楚并记录签字。

4.每天晨会集体交接班，全体医护人员参加，一般不超过15 min。夜班护士详细报告危重及新入院患者的病情、诊断及护理等有关事项。护士长根据报告做必要总结，扼要布置当天工作。交班后，护士长带领全体护士按照要求进行床旁交接。

5.根据患者病情可选择交班方法

（1）文字交接：根据患者病情书写护理记录单或护理交接班报告，接班者及时阅读掌握责任区内患者病情。

（2）床头交接：与接班者共同巡视病房，各班均须对新入院、急危重症、当日四级手术患者、手术后、待产妇、分娩后、儿童及有特殊情况的患者进行床头交接班。内容包括患者管道、体位、皮肤及特殊处置及治疗等。

（3）口头交接：一般患者采取口头交接。

6.护理交接班记录内容应全面、真实、清晰、简明扼要、重点突出。交接班内容专册记录，由交班人员和接班人员共同签字确认，并记录交接班时间。

（1）对新入院、转入、手术、危重症患者，应有"新""转入""手术""危或重"标识。

（2）交班内容包含当天患者的总数、新入院、出院、手术、分娩、病危、死亡、转科（院）等。新入院患者应包括入院时间、主诉、入院情况、入院诊断、以往简要诊疗过程；非当日入院需要交班的患者应包括目前病情变化、目前诊断及交班注意事项或接班诊疗计划，必要时包括饮食情况、睡眠情况、情绪变化、并发症观察、手术准备、检查准备、护理措施落实等内容。

五、患者身份识别制度

1.严格执行查对制度，准确识别患者身份。医护人员在各类诊疗活动中，应至少同时使用床号、姓名、性别三种信息确认患者身份。对于住院及急诊抢救患者，同时使用腕带、执行单、移动电子设备（PDA）等方法确认患者身份；对能有效沟通的患者，实行口语化查对，反问式提问患者姓名，确认无误后方可执行。用PDA辨别患者身份时，仍需口语化查对；医用腕带信息可替代患者床头卡信息，但仍需患者以口语化方式，如陈述自己姓名以确认身份。

2.住院及急诊抢救患者需佩戴腕带，佩戴前须经两名医务人员核对，确保信息准确无误后方可佩戴，佩戴时鼓励患者及家属参与核对。如腕带损坏或病区、床号等信息更换时应重新打印，经两名医务人员再次核对后进行佩戴。责任护士应日常检查，列入床边交接内容。

3.患者转科时，转出病区和转入病区护士共同核对患者腕带信息，确认患者身份无误后，转入病区护士按要求更换新腕带。

4.定期对护士在标本采集、给药、输血或血制品、发放特殊饮食等诊疗活动前的患者身份识别执行及腕带佩戴情况进行督导、检查、总结、反馈，对执行不到位的科室或人员进行持续跟踪，督促整改，确保落实。

5.住院患者身份识别制度

（1）在实施任何诊疗、护理活动前，实施者应亲自与患者（或家属）沟通，确认患者身份，以确保对正确的患者实施正确的操作。

（2）完善并落实护理关键流程（病房与急诊、手术室、ICU、产房等特殊部门）交接的患者身份识别措施、交接程序与记录。

(3)必须使用腕带作为识别患者身份的标识,诊疗、护理操作前要认真核对腕带上的各项信息。

(4)患者腕带的信息包括病区、床号、姓名、性别、年龄、住院号、患者血型、医院名称、保卫科值班电话等内容。

(5)患者佩戴腕带松紧度适宜,以可伸入 2~3 指且不易滑脱为准,方便医务人员核对。

6.特殊患者身份识别

(1)特殊患者是指无法与医务人员有效沟通的患者,包括严重创伤、昏迷、意识不清、语言交流障碍者及儿童等。

(2)医护人员在对该类人员进行各类诊疗活动中,必须使用腕带作为身份识别的标识和查对的有效手段,采用反问式核对方法,与家属确认患者的身份,若无家属时,须有两名医务人员共同核对。

(3)各护理关键流程(病房与急诊、手术室、其他 ICU、产房等特殊部门)交接时,必须执行"患者转科交接制度",确保患者身份正确。

六、护理查对制度

(一)医嘱查对

1.处理医嘱时,必须认真核对患者的床号、姓名和医嘱内容,有疑问及时沟通。

2.各班医嘱均需两名本院护士进行查对。每日大查对,每次查对后进行登记,参与查对者签名。

3.一般情况下不得执行口头医嘱。抢救时医师可下达口头医嘱,护士执行前必须复述一遍,确定无误后方可执行,并暂保留用过的空安瓿(或包装)以备事后查对。抢救结束后 6 h 内据实补开医嘱。

4.护士长每周参与总查对一次,并签名。

(二)给药或处置查对

1.执行治疗及各项处置时要做到"三查、八对"。

三查:操作前、操作中、操作后查对。

八对:对床号、姓名、药名、剂量、时间、用法、浓度、有效期。

2.给药操作时必须严格执行"三查八对一注意",注意用药后的反应。

3.药品使用前,要检查药品标签上的药名、失效期、批号和药品质量,不符合要求者不得使用。单剂量口服药由药师负责发放,经护士查对无误后,方可执行。

4.为无名患者进行诊疗活动时,须双人核对。

5.高警示药品使用前要实行双人核对,夜间本岗位只有一人的情况下,采用单人双次复核查对和两次签字形式。

6. 给药时，若患者提出疑问，应及时再次核实，确认无误后向患者做好解释，必要时与医师联系。

7. 抽取各种血标本在注入容器前，应再次核对标签上的各项内容，确保无误。

8. 每项护理行为都必须查对患者身份。应至少同时使用床号、姓名、性别三种信息确认患者身份，严禁将床号单独作为身份查对的标识。为无名患者进行诊疗活动时，须双人核对。用 PDA 辨别患者身份时，仍需反问式核对患者姓名。

（三）输血查对

1. 接收血制品时应和临床支持中心工作人员共同查对。

（1）三查：血的有效期、血的质量及输血装置是否完好。

（2）八对：姓名、床号、住院号、血袋号、血型、交叉配血试验结果、血液种类及剂量。

2. 在确定无误后方可接收，输血时由两名本院护理人员共同到患者床旁按上述项目复查一遍（PDA 核对时，仍需反问式核对患者姓名）。输血完毕应保留血袋 24 h，以备必要时查对，并将血袋上的条码粘贴于输血记录单上，入病历保存。

七、给药制度

1. 住院患者治疗需要的药品均应由药学部统一供应，原则上不允许使用自备药物，特殊情况下使用时（如因病情需要而医院无法提供时）需经主管医师和科主任审批并按照药物说明书或诊疗规范下达自备药物使用医嘱，由患者或家属签署《自备药使用知情同意书》后，护士方可执行。

2. 护士必须严格遵照医嘱给药，不得擅自更改。对模糊不清、有疑问的医嘱，应与本院医师沟通确认后方可给药。患者有疑问时，应再次进行核对，准确无误并与患者解释清楚后再执行。

3. 准备用药时认真检查药品及溶液（媒）的名称、剂量、有效期、瓶口有无松动、瓶身有无裂缝，药液有无变质，有无沉淀、浑浊及絮状物等。联合用药时，注意配伍禁忌；对存在配伍禁忌的两组药液，使用时应间隔静脉给药，如需序贯给药，则在两组药液之间，应以葡萄糖注射液或生理盐水冲管。

4. 根据医嘱和药物性能合理安排给药顺序、时间，原则上注射药物要现配现用，避免久置影响药品稳定性或降低药效。抽出的药液和病区自行配置好的静脉滴注用无菌液体，放置时间不超过 2 h，启封抽吸的溶媒不超过 24 h。

5. 给药前了解患者的病情、给药目的、用药史、家族史、过敏史等内容，必要时根据医嘱进行药物过敏试验，详细告知患者或家属所给药品的性能、用法、用量及不良反应，取得配合。

6. 给药时认真做好"三查八对一注意"，严格遵守各项操作规程，衣帽整齐，七步洗手，符合无菌技术操作原则。

7. 注意观察患者给药后反应及用药效果，如有不良反应，立即报告医师，积极处理，如实、准确、及时记录护理记录单，按药品类不良事件进行上报。

8. 给药后所用的各种物品进行分类收集与处置。

9. 口服给药根据医嘱单剂量发放,看服到口。

10. 患者外出或因病情变化暂时不能给药时,做好交接班。

11. 发生给药错误时,应积极采取补救措施,及时报告,并做好解释工作。

八、病房消毒隔离管理制度

1. 病区建立医院感染管理小组,设置监控护士,在科主任、护士长及感染管理专职人员指导下负责病区医院感染控制护理管理工作、监管消毒隔离工作。

2. 病房内收住患者应按感染与非感染性疾病分别收治,感染性疾病患者在信息系统做出标记,正确识别,执行标准预防措施。

3. 医护人员应遵守手卫生规范,在诊治护理不同患者前后,认真洗手或用速干手消毒剂擦洗。

4. 护理人员严格执行安全注射标准操作规程,一次性使用医疗用品严禁重复使用,使用后置于医疗废物袋内,不得与生活垃圾混放。

5. 地面湿式清扫,必要时进行空气消毒,发现明确污染时应立即消毒。患者出院、转院、转科、死亡后均要进行终末消毒处置。

6. 床头桌用消毒湿巾擦拭,每日 1 ~ 2 次,做到一桌一巾。病床湿式清扫,做到一床一巾一手卫生,每日 1 ~ 2 次。

7. 患者的衣服、被单每周更换 1 次,被血液、体液污染时及时更换,在规定地点清点更换下的衣物及床单位用品。

8. 病房及卫生间的拖把、毛巾等卫生清洁用具,要分开使用,标识清楚。用后消毒液浸泡,清洗后悬挂晾干备用。各种诊疗护理用品,用后按医院感染管理要求进行处理,医务人员进入感染患者房间,应严格执行相应疾病的消毒隔离及防护措施,必要时穿隔离衣、戴手套等。

9. 对特殊感染患者要严格限制探视人员,必要时穿隔离衣裤、戴口罩及帽子。特殊感染患者使用的一次性用品,用后装入双层医疗废物袋内并粘贴标识,专人负责回收。特殊感染患者的排泄物及剩余饭菜,按《医疗机构废物管理办法》规定进行处理。特殊疾病和感染者按相关要求执行。

10. 各种医疗废物按规定收集、分类、包装,专人回收。

九、输血护理管理制度

(一)标本采集与送检

1. 根据医嘱打印血型鉴定或交叉配血检验标签,并粘贴于专用试管及申请单指定位置,与采集者双人逐项核对执行单、申请单、试管及标签信息。

2. 携带执行单、申请单、专用试管、专用试管架等至患者床边,向患者解释操作目的。

3. 双人床旁核对:反问式核对患者身份,并查看患者腕带,逐项核对执行单、申请单、检验标签（PDA核对时，反问式核对患者姓名，扫描患者腕带及试管标签的二维码）。邀请患者参与患者身份识别过程，确认无误后方可执行，并在输血科检验申请单或临床输血申请单双人签字。

4. 落实一次一人一单一管一架进行血标本采集，血标本注入试管前再次逐项核对执行单、申请单及检验标签，确保无误，标本采集量≥3 mL。

5. 标本采集完成，再次逐项核对相关内容，及时送检。

（二）输血

1. 输血前应了解患者血型、输血史、药物过敏史及输血不良反应史。

2. 严格执行输血"三查八对"，输血前在治疗准备室由两名本院护理人员核对交叉配血报告单及血袋标签各项内容，检查血袋有无破损渗漏，血制品颜色是否正常，血制品和输血装置是否在有效期内，确保无误。

3. 输血时，由两名本院护理人员携带输血记录单、执行单等共同到患者床旁核对患者姓名、性别、年龄、住院或门急诊号、床号、血型等（PDA核对时，反问式核对患者姓名，扫描患者腕带及瓶签的二维码），确认与配血报告相符，再次核对血液制品后，用符合标准的输血器进行输血，并在输血记录单上双人签名。

4. 输血前、输血开始15 min及输血完成时应观察患者情况并记录体温、脉搏、呼吸、血压等生命体征。

5. 取回的血制品应尽快输用，不得自行贮血。血液成分输注的时间要求见表5-2-1。

表5-2-1　血液成分输注时间

血液成分	开始	结束
1 U 全血或红细胞	离开冰箱后30 min内	4 h以内
血小板制品	立即	20 min以内
新鲜冰冻血浆	30 min以内	20 min以内
冷沉淀	立即	10 min以内

6. 合理安排血制品输注顺序，多种血制品同时输注时优先输注血小板和含凝血因子的血制品。

7. 输血前将血袋内的成分轻轻混匀，避免剧烈震荡。血制品不应加热，不得加入其他药物，如需稀释只能用静脉注射生理盐水。输血前后用静脉注射生理盐水冲洗输血管道。

8. 输血过程中应先慢后快，输血前15 min要慢，每分钟约20滴，严密观察病情变化，无不适后再根据病情、年龄及输注血制品的成分调节滴速，并严密观察受血者有无输血不良反应。一旦出现异常情况应立即减慢输血速度或停止输血，及时报告临床医师，用生理盐水维持静脉通路。如发生输血不良反应，应立即停止输血，更换输血器及生理盐水,保留静脉通道,及时通知临床医师处理,同时填写《输血不良反应报告单》并上报输血科,保留余血以备查明原因。

9.若疑为溶血性输血反应,应立即停止输血,用生理盐水维持静脉通路,及时通知临床医师和输血科,积极抢救治疗的同时,进行必要的核对、检查,保留输血器及贮血袋,封存送检。

10.连续输用不同供血者的血液时,前一袋血输尽后,用静脉注射生理盐水冲洗输血器,再接下一袋血继续输注。更换每袋血液制品时,必须坚持双人查对制度。用输血器进行输血,每4 h更换输血器。

11.输注完毕后,将输血记录单入病历保存,血袋由科室自行保存24 h后按医疗废物处理。

十、患者健康教育制度

1.根据疾病特点,为患者提供健康教育。主要包括门诊患者健康教育、住院患者健康教育、出院患者健康教育。健康教育贯穿患者诊疗全过程。

2.在进行健康教育前,需对患者进行健康教育需求评估,内容如下。

(1)患者及其家属对疾病相关知识的了解程度及需求。

(2)患者及其家属的文化程度和获取知识的能力。

(3)患者及其家属的康复目标。

3.健康教育方式

(1)个体指导:内容包括个人卫生、公共卫生、饮食卫生;常见病、多发病、季节性传染病的防病知识;急救常识、妇幼卫生、婴儿保健、计划生育等知识;疾病康复及预防等相关知识。应结合病情、家庭情况和生活条件做个性化指导。

(2)集体讲解:门诊患者可利用患者候诊时间,住院患者根据作息时间。充分利用视听教材(多媒体、幻灯片、视频、广播)、展览(模型、图片、实物),采取集中讲解、示范、模拟操作相结合等形式进行。

(3)文字宣传:以展板、宣传栏、院报、健康教育处方、健康教育手册、图画、诗歌等形式进行。

4.住院教育内容

(1)入院宣教:医院探视、陪护制度,病房环境、病区设备设施使用方法,无烟医院宣教、消防安全等。

(2)疾病的发展过程及预后。

(3)疾病的临床表现及病情变化的症状和体征。

(4)检查治疗目的、方法和配合要求。

(5)围手术期疾病相关知识。

(6)合理饮食及康复锻炼的方法。

(7)药物相关知识。

(8)有关疼痛程度的表达。

5.出院教育内容

(1)疾病康复等相关知识。

(2)药物使用方法及不良反应。

(3)安全有效使用医疗设备,如起搏器等。

(4)病情观察要点。

(5)需要向医师报告的症状和体征。

(6)复诊的时间及方法。

(7)心理健康指导。

6.病区开展形式多样的健康宣教工作,如制作健康教育手册、健康教育处方、健康教育视频二维码等,语言应通俗易懂,避免使用专业术语。

7.护理人员应关注健康教育成效,针对存在问题及时改进方法和方式,以达到健康教育的目的。

8.住院患者健康教育记录于《健康教育计划单》上。

十一、护理查房制度

(一)行政查房

护士长每日4次巡视病房,检查各班护士职责履行情况、劳动纪律、技术操作规程执行、护理核心制度落实等情况。重点查优质护理、基础护理、专科护理、危重症护理、护理文书、消毒隔离等,每月书写《护理行政查房记录》,分析并制定改进措施,针对重大安全隐患问题进行效果追踪并评价记录。

(二)业务查房

每月组织护理业务查房≥1次,重点查疑难危重、大手术、诊断未明确或存在安全隐患的患者及开展的新业务等,查房时由责任护士简要报告病史、诊断、护理问题、治疗、护理措施及需要解决的问题。查房结束后,查房者围绕该患者病情及护理措施,有导向地组织全体人员进行重点内容讨论,由护士长进行总结,指出存在问题并进行必要的指导,书写查房结果。

(三)教学查房

每月组织1~2次护理教学查房,选择具有专科性或代表性的典型病例为查房对象,带教老师或查房者本人担任查房主持人,新入职或低年资护士、实习护生、规培护士介绍病例,具体要求及查房程序按照《临床护理教学查房规范》执行。

(四)参加医师查房

病区护士长或责任护士应每周随同科主任查房,根据情况参加主治医师查房,了解患者病情并听取其对护理工作的意见,了解专科治疗进展及对护理工作的要求。

十二、护理疑难病例讨论制度

1.护理疑难病例是指护理问题复杂,或存在多专科护理问题,需要多专科协同解决的护理病例,讨论的目的主要是解决患者疑难护理问题,完善护理措施,提高护理服务质量。

2.原则上,病区每月组织护理疑难病例讨论1次。

3.护理疑难病例讨论包括但不限于以下情形的患者:危重病例、病情复杂存在疑难问题与安全隐患的病例、新开展或重大手术病例、诊断不明确或护理效果不佳或有潜在安全意外事件(如走失、自杀等)的高危病例、特殊检查治疗病例、复合伤或涉及其他专科疾病病例、晚期肿瘤合并其他器官功能损伤病例等。

4.护理疑难病例可采取多种形式举办,责任护士及相关科室人员参加,必要时请科护士长或护理部人员参加。全院护理疑难病例讨论由病区护士长提出并确定讨论时间,由护理部组织相应科室的护理专家参加。

5.护理病例讨论前应提前1~2 d做好准备,病区负责整理有关材料,将需要解决的护理问题发至参与讨论成员。

6.护理病例讨论由病区护士长或教学秘书主持,责任护士负责汇报病例,介绍患者的病情、诊断、治疗护理经过、出现的疑难问题、拟解决的相关护理问题,由讨论组成员对提出的问题逐一进行分析,指出存在问题,总结经验教训,并提出处理意见或解决方法。讨论结束时由护士长或教学秘书进行总结归纳并审核签字。

7.护理病例讨论按统一格式和模板专册记录,包括讨论时间、地点、主持人、记录人、参加人员、患者基本信息、治疗及护理过程、发言人的发言要点、主持人的讨论总结、主持人的审核签字等内容。

十三、护理安全管理制度

1.严格执行各项规章制度及操作规程,确保治疗、护理工作正常进行。病区护士长每日查房,及时发现并排除安全隐患。护理部定期检查考核。

2.认真执行查对制度,医嘱做到班班查对,每天大查对,查对后登记结果。护士长每周参与总查对一次,并签名。

3.麻精药品做到安全使用,专人管理,专柜保管并加锁。保持固定基数,用后督促医师及时开处方补齐,每班交接并登记。一次用不完的剩余药品应及时销毁。

4.内服、外用药品分开放置,专柜存放,标识清晰。高警示药品应固定位置,单独存放,存放区域粘贴高警示标识。

5.各种抢救器材保持清洁、性能良好。抢救药品符合规定,用后及时补充,专人管理,按《抢救车管理规定》进行检查并登记签名。无菌物品标识清晰,保存符合要求,确保在有效期内。

6.消毒供应中心的各种无菌物品须经检验合格后方可发放使用。

7. 防范与减少患者跌倒、坠床、管道滑脱、压力性损伤等护理安全(不良)事件发生。

(1)对于有异常心理状况者、新入院患者、老年人、孕妇、儿童、病情危重患者及有跌倒、坠床、压力性损伤、管道滑脱等危险因素的患者要进行全面评估,并记录。

(2)根据评估结果主动向患者告知,并制订相应的护理计划(或措施),使用警示标识、语音或文字提示。对于有跌倒、坠床高危因素的患者给予搀扶、床档等保护措施,躁动的患者根据情况给予适当的约束。

(3)加强监护及交接班,切实落实安全防护措施,预防护理安全(不良)事件的发生。

8. 对于已发生的护理安全(不良)事件,科室应及时组织讨论,制定防范措施,定期进行追踪评价,按规定上报,持续改进护理质量。

9. 工作场所及病房内严禁患者使用非医院配置的微波炉、电磁炉、电饭锅等电器,协助专业人员常检查电线、电路,确保安全用电。

10. 制定并落实各种突发事件和危重患者抢救的应急预案及处理流程。

第三节　麻醉重症监护病房培训考核制度

一、护理人员培训管理制度

为了提高全体护理人员专业技术能力和理论水平,适应岗位工作要求以及职业发展需求,各级护理人员每年至少完成60学时的院内或院外的培训。同时按照原卫生部专科护士培训要求及适应护理一级学科的确立,进行护理管理人员及不同领域、不同专业护士的培训及资质的认定。

1. 护理管理岗位培训

(1)医院定期举办护士长学习班,系统地学习管理理论和知识。

(2)按计划派送各级护士长到国内、外知名医院进修,学习先进的管理知识与管理技能。

(3)参加国家卫健委或省级以上的管理学习班,学习管理新理论、新知识,更新管理观念。

(4)护理部定期对护士长的学习效果进行考核评价,确保培训效果。

2. 专科护理岗位培训

(1)专科护士:加强消毒供应、重症监护、急诊急救、血液净化、手术室、肿瘤、社区、脑卒中、老年护理、助产、静脉治疗、造口伤口、糖尿病等领域专科护士培养,按照国家卫健委培训大纲要求进行培训。

(2)依据护理学科结构设置,分为神经科、消化科、呼吸科、介入科、肝胆外科、妇科、产科、儿科、眼科、口腔科、耳鼻喉科等专科护士,加强专科能力建设,提高临床护理服务水平。

（3）根据专业发展需要，有计划地对具备资质要求的专科护士采取院内培训和院外进修相结合的方法进行培养。

（4）各院中院、学科或病区负责本专业护士的业务培训及考核工作。

3.护士规范化培训。新入职护士通过岗前培训后，根据学历分别接受1年或2年的规范化培训。

（1）培训时长：硕士1年、大学本科及大专毕业2年。

（2）培训内容包括：政治思想、医德医风、职业素质（基本理论、基本知识、基本技能）。

（3）护理部制订护士规范化培训方案及计划，总护士长或学科负责人和病区护士长按照方案要求，负责计划的实施与考核工作。

（4）每阶段培训结束后，由所在病区对其进行基础理论和操作技能的考核，填写培训手册，成绩合格后方可进入下一培训阶段。

4.继续护理学教育

（1）所有护理人员均需接受继续护理学教育，并实行学分制管理。按各省卫健委、人力资源和社会保障厅要求，每人每年不得少于25学分（其中院内学分不得少于6分）。

（2）护理人员在接受继续教育期间，要认真学习，按规定接受考核。

（3）护理部及科室要为护士提供学习的机会，根据具体情况采取脱产、半脱产或业余学习。

（4）鼓励护理人员采取各种途径参加继续教育，根据有关部门规定，继续教育与专业技术职称晋升挂钩。

（5）继续教育实行登记制度，取得学分后按规定时间持学分证到护理部登记备案。

（6）护理部每月组织两次全院护理人员业务学习或专题讲座。

（7）护理部每年举办一次全院护理人员学术报告会议。

（8）专业科室每月组织两次护理人员业务学习，学习内容根据专业需要自定，以专科理论、专科知识、专科技能为主。

二、护理人员业务考核制度

1.为激发护理人员工作的积极性，了解掌握护理人员的专业技术能力、理论知识水平、护理服务质量和工作成绩，护理部每年对各级护士进行业务考核。

2.凡在护理岗位工作的护士，均需接受护理部的考核，对护理部组织的各种考试无故不参加者，视考试成绩为"0"，结果记入个人技术档案。

3.接受规范化培训的护士按培训方案要求，重点为基础护理理论及技术操作，由护理部统一组织考试。专科护理常规及技术操作由科室组织考试，每年一次。

4.高年资护士及护师，重点为专科理论知识及专科护理技术操作，由科室组织考试，每年两次。

5.主管护师以上人员以考核为主，重点为专科知识、专科技术能力、论文写作水平及教学科研能力等。每年必须撰写不少于一篇的护理论文、经验总结、文献综述、读书报告等。

6. 护理部每年对各级护理人员考核结果进行分析、评价,并作为今后制订培训计划的重要参考依据。

7. 护理人员业务考核结果记入个人技术档案,并作为晋升晋级专业技术职务的条件。

三、新入职护士岗前培训制度

1. 为使新入职护士尽快适应医院环境,熟悉医院的各项规章制度,尽快适应临床护理工作,护理部及相关科室应对其进行岗前培训。其中,护理部集中培训时间为一周,科室培训为 3 个月。

2. 岗前集中培训主要内容

(1)医院文化:包括医院概况、组织机构、医院的业务或特色、医院发展前景、医院精神与价值观念、团队建设、医院行为准则与道德规范等。

(2)医院管理制度:包括人事制度、休假请假制度、晋升制度、培训制度、医院财物管理制度、护理核心制度等

(3)薪酬:包括工资结构、发薪日、支薪方式、社会保险的代扣、个人所得税的代扣、代缴等。

(4)医院福利:包括医疗保险、失业保险、工伤保险、生育保险、养老保险,以及医院为员工提供的其他福利。

(5)安全教育:包括安全制度和程序、消防设施的正确使用等。

(6)保密制度:内容包括保密制度及平时必须注意的事项,以及员工保守医院秘密的义务。

(7)部门设置:主要包括医院各部门的所在位置、主要职责,员工进出医院的通道、非机动车停放处、汽车停放点、行政科室分布等。

(8)工会:包括职能、机构设置、加入程序等。

(9)院内感染教育,病案文书书写规范、输血规范、医疗安全法律法规培训。

(10)职工行为规范、无烟医院、医德医风教育。

(11)电子病历的熟练操作及应用。

(12)其他。

3. 岗前科室培训内容

(1)科室概况、患者疾病特点、科室相关要求。

(2)岗位职责、各班工作流程、护理质量及工作标准。

(3)专科急危重症和常见病的治疗、抢救、护理等。

(4)常见疾病的病情观察及处理。

(5)专科疾病护理常规、技术操作、主要检查及特殊诊疗技术的临床应用及护理,如心电监护、呼吸机、各种造影检查等。

4.岗前培训结束要进行考核,合格者方可上岗。

5.未参加集中教育的新上岗职工,要依照本制度进行自学和考核。

6.岗前集中培训应与试用期教育结合起来。新上岗的卫生专业技术人员在试用期内,除进行专业技术培训外,仍须坚持岗位教育培训,并在转正前做出评价。

7.院级岗前培训由人力资源部组织,事先制订岗前培训计划,经院领导批准后实施。

8.培训要求

(1)新员工应认真参加岗前培训,填写新员工岗前培训表,培训记录存放在员工个人档案中。

(2)新员工培训完毕,将其培训成绩记录在案。岗前集中培训的资料应保存在护理部,专人负责管理、定期修改。科室岗前培训资料由各科室护理教学秘书统一管理,定期修改。

(3)各科室应做好对新员工的培训工作。制订培训计划,按医院规定执行。

(4)新入职护士必须按时到岗,认真学习,严格遵守医院各项规章制度,完成岗前培训。

(5)培训形式:讲座和报告、座谈交流、小组讨论、现场见习、操作等。

9.培训考评

(1)岗前集中培训结束后,由护理部负责考核,成绩合格者进入科室培训,并计入个人技术档案。岗前科室培训结束由院中院或专科负责考核,不合格者给予补考,计入个人技术档案。

(2)培训考评结果作为正式聘用的依据之一,培训结束后,依据相关要求及考核结果按医院规定签订聘用合同;考核不合格者补考合格后延期一个月签订聘用合同;补考仍不合格者或不能按要求完成岗前培训的,医院可予以辞退。

(3)考核为理论考试和技能考核。

(4)每名参加培训人员均应写一篇学习心得,心得在座谈会上交流。

(5)临时工、进修生和实习生岗前培训工作由护理部负责安排,内容包括医院总体介绍、规章制度和主要工作程序介绍、工作职责、感染控制和安全保卫教育。

(6)当年调入、借调新上岗的职工,参照本制度执行。

第四节 麻醉重症监护病房岗位职责

一、护士长岗位职责

1.在护理部的领导和科主任的业务指导下,负责 AICU 的护理、行政管理工作和护理人员的政治思想工作,教育护理人员加强责任心、改善服务态度,遵守劳动纪律。

2.根据医院和护理部的工作安排,制订科室护理工作计划,并组织实施。

3. 深入临床了解护理工作,参加并指导重危、疑难、大手术后患者的抢救及护理。

4. 督促护理人员严格执行各项规章制度和技术操作规程,有计划地检查医嘱执行情况,加强医护配合,严防差错事故和护理安全(不良)事件的发生。

5. 按计划对科室护理质量进行检查、评价,对护理安全隐患进行分析,对存在的缺陷进行跟踪监控,保证护理质量持续改进。填写报表,按规定上报。

6. 定期组织护理查房,每周至少 2 次随同科主任和主治医师查房,参加科内会诊及大手术或新开展的手术、疑难病例和死亡病例讨论。

7. 组织科室护理查房,负责 AICU 专科护士培训,按计划组织护理人员的业务学习及技术训练,积极开展新业务、新技术及护理科研工作。

8. 负责科室护理人力资源的管理,有计划地对护士进行考核、选拔、培养。科学合理使用护理人力,根据患者病情合理排班,分工明确,责任到人,能级对应。

9. 保持病房环境的清洁整齐,安静安全,舒适有序。负责各类仪器、设备及药品的管理,保持完好并处于备用状态。

10. 负责进修、实习人员管理,安排具备教学能力的人员承担带教工作。

11. 定期检查助理护士、护工的工作,督促做好患者生活护理、卫生保洁工作,严格遵守消毒隔离制度。

12. 经常听取患者对医疗、护理等方面的意见,持续改进护理服务,提升患者满意度。

13. 认真执行上级和医院廉洁自律、文明行医的相关规定,落实全员、全岗、全程优质护理服务。

二、主班护士岗位职责

1. 提前 15 min 到岗,做好与护理组长的交接班工作。

2. 参加晨会,详细听取夜班交班报告。

3. 负责预约外出检查并发放外出检查单。

4. 负责填报病区无菌物品的送消申请,并及时登记。

5. 负责科室耗材与液体的请领与登记。

6. 负责处理各项医嘱,通知各班护士及时执行并参与核对。

7. 打印当日的瓶贴、药品单、检验单及次日的长期口服药单、长期药品瓶贴等。

8. 与治疗班或白班组长进行医嘱大查对,并填写医嘱查对登记本。每周与护士长共同大查对。

9. 负责发放患者口服药,与治疗班、责任护士共同核对。

10. 负责联系患者转科事项,通知责任护士做好转科准备。

11. 负责查对并收取患者在科费用。

12. 负责患者电子信息转科操作。

13. 负责监督护工及时将各类标本送检。

14. 做好出院患者的登记,并将出院患者病历及时交于科室病历管理负责人。

15. 认真执行上级和医院廉洁自律、文明行医的相关规定,落实全员、全岗、全程优质护理服务。

三、责任护士岗位职责

1. 提前 30 min 到岗进行床旁交接班,严格执行护士交接班制度,全面了解患者病情变化,掌握护理重点。

2. 执行基础护理质量标准,完成各项基础护理。保持病房安静、舒适、安全、整洁。

3. 参加床旁交接班,及时准确汇报患者病情动态变化情况。

4. 严格执行查对制度和无菌操作原则,执行当日各种治疗及基础护理、生活护理、专科护理等。

5. 按分级护理要求巡视患者,密切观察、及时汇报患者病情,保障患者的护理质量与安全。

6. 全面掌握患者的治疗、护理及心理状态,做好健康宣教。

7. 遵医嘱执行各项护理操作,包括引流管护理,标本采集,出入量管理等。

8. 及时、准确地书写本班次患者护理文书的记录工作。

9. 做好床单元的终末处理。

10. 整理责任区域内床单元、治疗车等,做好交接班准备。

11. 认真执行上级和医院廉洁自律、文明行医的相关规定,落实全员、全岗、全程优质护理服务。

四、帮班护士岗位职责

1. 按时到岗,服从护理组长安排工作。

2. 按基数补充各类耗材,如吸痰管、注射器、负压吸引瓶等。查对消毒液、利器盒等效期并及时更换。

3. 协助患者外出检查。

4. 协助责任护士做好患者转科准备。

5. 与责任护士进行交接班,包括患者病情变化、液体平衡情况、用药情况、皮肤、物品等。转科时携带简易呼吸气囊、监护仪,必要时携带吸氧装置。转科前再次核对患者身份及需转入病区,转运途中确保患者安全。

6. 与病房护士交接患者在科情况。

7. 告知患者家属镇痛泵的使用方法及注意事项,将患者物品交给家属。

8. 做好床单位终末处理,准备呼吸机及监护仪,使其处于备用状态。

9. 协助责任护士进行基础护理工作,如口腔护理、会阴冲洗、排痰等,协助患者就餐及下床活动。

10. 就餐时段,协助责任护士进行患者管理。

11. 认真执行上级和医院廉洁自律、文明行医的相关规定,落实全员、全岗、全程优质护理服务。

五、治疗班护士岗位职责

1. 提前 10 min 到岗,与护理组长进行工作交接。包括特殊用药、未取药品等的交接。

2. 每日查对冰箱温度及环境温湿度并登记。

3. 与责任护士共同核对患者当天的长期医嘱,确保用药安全。

4. 整理并补充治疗用物。

5. 打印未领取的麻醉及精神类药品红处方,携带空安瓿至药房,及时领取麻醉及精神类药品进行库存维护。

6. 与主班护士共同核对当日需处理的医嘱并签字,同时登记医嘱查对登记本。

7. 严格执行无菌技术原则及配伍禁忌,配置静脉用药,加药后签名并注明配置时间。

8. 负责科室新开医嘱药品的领取、摆药,与责任护士床旁双人核对无误,方可给患者使用。

9. 下午治疗班护士与主班护士进行医嘱大查对,共同核对医嘱无误后准备次日长期医嘱,并填写医嘱查对登记本。

10. 负责科室备用药品的安全管理,定期检查药品数量与基数是否相符。盘点内容留档保存并签字。

11. 规范管理治疗室,保持治疗室整洁、干净。

12. 认真执行上级和医院廉洁自律、文明行医的相关规定,落实全员、全岗、全程优质护理服务。

六、备班护士岗位职责

1. 备班人员需 24 h 开机,随叫随到。

2. 备班人员如有特殊情况不能备班,应当于前一日上报护士长。

3. 一般情况下,以排班表中备班次序呼叫备班。遇特殊情况,如需备班快速到岗,可优先呼叫位置离医院较近的备班。

4. 备班人员接到科室通知后,应立即以最快速度到岗,并第一时间向护理组长报到,服从护理组长的安排。

5. 任何人员接到科室通知后,不得以任何理由拒绝到岗或故意拖延时间,一经发现,扣除当月绩效。

6. 认真执行上级和医院廉洁自律、文明行医的相关规定,落实全员、全岗、全程优质护理服务。

七、助理护士岗位职责

1. 协助责任护士做好患者晨间护理:皮肤清洁、口腔护理、尿管护理、床单元整理。

2. 协助责任护士做好患者生活护理:协助患者进餐、大小便,协助患者翻身叩背,预防压力性损伤,协助患者下床活动。

3. 协助患者转科、外出检查。

4. 做好转科患者床单位终末处理及备用床准备。

5. 协助责任护士做好患者晚间护理：皮肤清洁、口腔护理、尿管护理、床单元整理。

6. 认真执行上级和医院廉洁自律、文明行医的相关规定,落实全员、全岗、全程优质护理服务。

八、护工岗位职责

1. 遵守劳动纪律,不得迟到早退。

2. 做好病区的保洁工作,确保病区的干净、整洁。

3. 及时将早晨各类标本、检查单送去相应科室。

4. 及时将回收的湿化罐、呼吸气囊等送消毒供应中心消毒,取回后及时告知主班护士登记并签字。

5. 准备患者转科所需转运床,配合护士做好患者外出检查及转运工作。

6. 准备好消毒保洁用毛巾。

7. 患者转出后,及时对床单位进行终末处理。

8. 定期巡视病房,及时清理医疗垃圾、污物桶、更换并回收污染的被服等。

9. 做好病房液体、耗材、床单、被罩等日消耗品的接收、上货。

10. 做好交接班工作,确保各项工作落实到位。

11. 做好保洁工具的清洁及消毒工作。

九、教学秘书岗位职责

1. 协助护士长落实病房管理工作,重点负责科室临床护理教学工作的管理和实施。

2. 负责制订和实施本科室实习、进修及不同层级护士的学习计划,并定期与护理部沟通,不断改进教学工作。

3. 组织并参加具体的教学活动,如病房的小讲课、操作示范、病例讨论、教学查房、临床带教、阶段考核、出科考试、总结评价等。

4. 针对不同层次的实习学生、进修老师,安排有带教资格的护士带教,并检查教学计划的实施情况,及时给予评价和反馈。

5. 关心学生、进修老师的心理及专业发展,帮助其尽早适应本科室临床环境,及时发现学习中的问题并给予反馈。

6. 负责病房带教护士的培训,与护士长一起定期对带教护士进行考核。

7. 负责病房护士的继续教育工作,认真记录各类继续教育学分,配合护理部完成每年的学分审核工作。

十、感控护士岗位职责

1. 协助护士长做好本科室医院感染管理的各项工作。

2.参加医院感染知识的培训。

3.协助护士长组织本科室预防、控制医院感染知识的业务学习。

4.督促检查本科室人员执行无菌操作技术、消毒隔离制度,检查各种院内感染记录本的完成情况。

5.监督本科室工作人员医疗废物分类存放情况,严禁生活垃圾与医疗废物混放,防止利器刺伤。

6.负责本科室的每季度空气培养、物表采样等工作。

7.指导患者、探视人员遵守医院消毒隔离制度。

8.督促护工保持病室整洁,做好消毒隔离工作。

9.监督并落实感控小组各项工作。

十一、质控护士岗位职责

1.在护士长的指导下根据医院护理工作质量标准,结合本科情况,制订、实施本科年度护理质控工作计划。

2.制定科室护理质量管理目标、工作制度、护理人员岗位职责、工作流程及考核标准、质量奖惩制度,使质量责任落实到人。

3.督促本科护理人员认真执行岗位职责、各项规章制度及护理操作流程和常规,严防差错、事故的发生。

4.落实每周自查科室护理管理质量工作,如病区管理、基础护理、患者安全、护理服务品质、查对工作、急救物品、消毒隔离、护理文书质量、专科护理、护理教学质量等,发现问题,及时分析查找原因,并提出改进措施。

5.监督并落实质控小组各项工作。

十二、信息护士岗位职责

1.热爱宣传工作,积极组织参加科室宣传活动。

2.宣传 AICU 好人好事,实时更新麻醉护理学科发展的最新动态。

3.鼓励提倡护理人员向院刊、护理刊物等投稿。

4.随时报道 AICU 开展的新技术、新业务,增加学科影响力。

5.积极参加通信员业务学习和学术会议。

6.加强政治学习,提高思想素质和工作觉悟。

7.协调科室各学组开展统一的有意义的宣传活动,营造和谐氛围。

8.自觉遵守科室章程及各种规章制度,支持科室工作,认真高效地完成科室宣传任务。

9.做好信息的传递和反馈工作,做到上情下达、下情上传。

10.逐渐完善麻醉护理宣传机制,形成自己的传播效应,树立麻醉重症监护室(AICU)新形象。

十三、仪器设备管理护士岗位职责

1. 仪器设备专管护士应遵守科室有关仪器、设备的管理制度。

2. 必须加强设备、仪器的管理,保证其完好率。

3. 统管所有的设备、仪器,做到卡、物一致,并负责统计完好率。

4. 仪器、设备的使用、管理、养护和维修,落实到人,明确职责。

5. 仪器、设备使用前,由仪器设备专管护士对所有的仪器、设备进行检查和校准,确保机器正常运行。

6. 熟悉所管理设备、仪器、工具、材料、规格、型号、性能和用途。

7. 对所管的设备、仪器定期检查,做到资料完整,附件齐全,性能良好,数量准确。

8. 负责设备、仪器、材料的领发工作,对设备、仪器发生被盗、丢失、损坏等要明确原因,并报告有关部门。

9. 仪器设备专管护士有权拒绝不遵守设备、仪器操作规程者使用。

十四、危险化学品管理护士岗位职责

1. 根据科室使用情况,合理制订请领计划。

2. 负责危险化学品入库、出库手续,做到账物相符。

3. 负责对危险化学品的使用、保管及报废进行有效管理。

4. 每月至少全面检查一次,发现问题立即整改;不能立即整改的安全隐患,必须立即上报院安全办。

5. 做好库房的安全标识、防盗、防火工作,发现物品丢失、被盗,立即上报。

6. 协助科室负责人开展危险化学品的宣传教育工作。

十五、消防安全员岗位职责

1. 全面落实日常消防安全巡查,并填写医院巡查记录本。

2. 负责建立健全本科室安全责任制,明确分工,监督科室员工履行安全工作职责。

3. 定期组织本科室员工学习消防规章制度和知识,增强安全意识,防范各类安全事故发生。

4. 负责检查科室护士对安全管理各项制度、规定、安全操作规程执行情况。

5. 负责保管本科室消防器材,及时申报更换过期、失效消防器材,定期检查本科室消防通道是否被锁闭、占用,用电设备是否安全,及时消除火灾隐患。

6. 严格执行对"易燃、易爆"等物质的保管、领用、使用的管理规定。

7. 如发生火灾等重大安全事故,消防安全员要立即组织人员应对处理,并及时向上级领导、消防科和院领导汇报。

8. 完成本科室负责人及医院交办的其他安全工作任务。

第五节　麻醉重症监护病房护理工作流程

一、麻醉重症监护病房患者入院或转入流程

1. 接到收治患者的电话,确定床位。

2. 根据病情所需准备各种仪器。用物准备:整理床单位,准备电极片、吸氧装置、吸痰用物、调试监护仪,准备呼吸机并调节参数。

3. 患者入室,医生与护士分别位于病床两侧进行交接,检查呼吸机、监护仪的工作状态。

4. 评估患者病情:观察呼吸、循环、意识、管道、皮肤等。呼唤患者,判断患者意识。判断患者有无自主呼吸,观察自主呼吸频率、节律。观察瞳孔大小及灵敏度、球结膜有无水肿等。协助患者取舒适体位。

5. 有人工气道者查看导管是否通畅在位,需用呼吸机患者与呼吸机连接并调节参数,不用呼吸机者选择合适的给氧方式。

6. 连接监测血氧饱和度探头,持续监测 SpO_2,观察其波形及参数。

7. 固定胸前电极,接通监护仪,监测心率及心律,调节监护仪参数。

8. 动脉测压管、深静脉置管接换能器与监护仪连接并"校零"。观察动脉血压、中心静脉压波形。如有临时起搏导线,将导线固定于胸前,必要时接起搏器,调节核对参数,观察心率、心律。

9. 固定注射泵于输液架上,交接药品的名称、速度和浓度及更换时间。保持各输液管道通畅,标明各管道输入液体名称、药名,遵医嘱调节输注速度。

10. 固定各引流管于床旁,做好标识,观察引流量、性质及颜色等。查看各种管路(气管插管、胃管、十二指肠营养管等)长度或刻度,妥善固定。

11. 观察伤口敷料是否清洁干燥,有无脱落。检查皮肤情况(皮肤色泽、温度及完整度)。手术后患者病情应与麻醉医生、病房医师共同评估、记录各项参数。

12. 患者带入物品,双人核对后,记录并保存。贵重物品双人当面交由患者家属保存。

13. 检查医疗文件是否齐全(麻醉记录单、特护记录、各种执行单)。

14. 记录:护理记录、床头卡、入室登记本、ICU 患者转入交接单、皮肤情况报告表。

15. 处理医嘱、执行医嘱、采集标本并送检,医嘱处理告知。

16. 做好患者入室宣教。

二、麻醉重症监护病房患者出院或转出流程

(一)基本要求

1. 患者需要转回原临床专业科(院)继续治疗原发病时,由医生与家属交代患者病情

及途中风险,取得家属同意并签字后,方可进行转科(院)事宜。

2.根据转科医嘱,进行转移前患者评估及各项护理准备,并通知接收科室的主班护士。

(1)检查患者护理记录齐全,记录内容完整。

(2)检查患者的个人卫生,转出时患者面部、手足、会阴、皮肤是否清洁,有无压力性损伤。

(3)检查各种管道应清洁通畅,固定合理、牢固,引流袋应清洁。注明留置或更换日期、时间,伤口敷料保持干燥清洁。

(4)检查静脉穿刺部位,保持输液通畅,所用药物标示清楚。

(5)备妥病历记录、影像资料、有关药品和患者的物品,准备移交。

(6)向接收科室护士介绍患者的情况:姓名、诊断、主要治疗、皮肤及各种管道情况。

3.根据患者病情危重程度,安排医护人员陪同。

4.转科(院)途中备好必要的抢救药物及用物。认真观察患者病情变化,保障各种管路通畅。

5.到达新科室(院)后,认真与该科(院)的主管医生、护士进行床旁交接班,由交、接双方填写交接记录。

三、麻醉重症监护病房患者外出检查或转运流程

为保障转运途中及检查治疗过程中的安全,外出检查或转运前应进行充分评估并制定方案,并做好必要的准备(人力、物力),确保患者安全。

(一)外出检查或转运前评估及知情同意

1.危重患者外出检查或转运必需确认是必需和必要的,并由上级医生对转运前患者的生命体征及转运的可行性做出评估和批准。

2.应该充分向患者或家属说明检查或治疗的必要性及转运风险,征得患者或家属的同意,使用正规的知情同意书,由患者或家属签字认可。

(二)外出检查或转运前协调与沟通

转运前必须协调好相关部门,包括目的地科室相应人员、途经各关口(电梯、门卫、急救车等)。

(三)外出检查或转运时人员要求

根据患者的危重程度,协调组织必要的医护人员,要求至少是熟练掌握ICU技能的医生或护士。

(四)外出检查或转运设备及药物准备

1.设备需要

(1)生命支持设备简易呼吸器,必要时应用便携式呼吸机,状况良好的氧气瓶,连接用管路,手动或脚动吸痰器。

（2）便携式监测仪至少具有 SpO_2 及心率监测功能。

2.药物需要

（1）常用复苏药物如肾上腺素、阿托品等。

（2）常用镇痛及镇静药物如吗啡、地西泮等。

（五）外出检查或临转运前再次评估

1.评估是否需要人工气道，若已经存在，检查其固定是否可靠，并保证通畅。

2.患者生命体征维持相对稳定。

3.需保证有畅通的静脉通路（两条或两条以上）。

4.患者身体其他管路及引流装置保证固定牢固，如胃管、腹盆腔引流管等。

（六）外出检查或转运时注意事项

1.密切监测患者各项生命指征。

2.保证生命支持设备工作稳定（患者生命体征稳定）。

3.保证各种附属管路固定可靠（以防脱落）。

4.防止患者发生意外损伤。

第六章 麻醉重症监护病房常见患者的护理

第一节　麻醉重症监护病房患者的常规护理

麻醉重症监护病房由于其收治对象为术后患者,患者入室时常带入有气管插管、尿管、引流管等各种管道。本节主要介绍患者入室后的常规护理项目:术后患者的镇静镇痛、气道护理、管道护理、皮肤护理。

一、AICU 患者的镇静镇痛护理

麻醉重症监护病房(anesthesia intensive care unit,AICU)收治的患者由于手术的刺激,机体处于应激状态,入住 AICU 后灯光长明,不分白夜,各种仪器设备声音刺激,活动受限等一些因素也给患者的康复带来了很大负面影响。因此,做好手术后的镇静镇痛,才能促进患者围术期康复,更好践行快速康复的诊疗理念。

(一)AICU 镇痛的意义

世界卫生组织将疼痛确定为继血压、呼吸、脉搏、体温之后的"第五大生命体征"。疼痛在 AICU 普遍存在,其原因包括手术创伤、留置引流管、癌性疼痛、气管插管、长期制动、炎症反应等。疼痛导致机体应激、器官做功负荷增加、睡眠不足和代谢改变,进而出现疲劳和定向力障碍,导致心动过速、组织氧耗增加、凝血功能异常、呼吸功能障碍、免疫抑制和分解代谢增加等。镇痛治疗是为了减轻或解除机体对痛觉刺激的应激及病理生理损伤所采取的药物治疗措施,对 AICU 患者具有很重要的意义。

1. AICU 患者疼痛评估　疼痛是因躯体损伤或炎症刺激或因情感痛苦而产生的一种不适的躯体感觉及精神体验。对患者定时进行疼痛评估有助于进行恰当的镇痛治疗并可以减少镇痛药物的使用剂量,缩短患者入住的时间,减少机械通气的时间,降低呼吸机相关肺炎(ventilator associated pneumonia,VAP)的发生率。疼痛评估应包括疼痛的部位、疼痛特点、加重及减轻因素和强度,最可靠的评估指标是患者的主观描述。使用各种评分工具来评估疼痛程度和治疗反应,应该定期进行、完整记录。常用评分工具有:数字评分量表(numeric rating scale,NRS),面部表情评分量表(faces pain scale,FPS),行为疼痛量表(behavioral pain scale,BPS)及重症监护疼痛观察量表(critical-care pain observation tool,CPOT)等。目前 AICU 对能自主表达的患者较常应用的评估工具是 NRS 评分。机械通气及不能自主表达的患者采用的评估工具是 CPOT 评分。

（1）NRS：是由 0 到 10 共计 11 个数字组成，患者从 0 到 10 根据自己主观感觉选择适合自己的疼痛分数，数字越大疼痛程度越厉害。

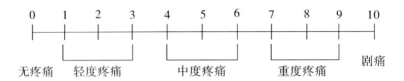

（2）CPOT：对于无法与其进行言语交流的患者，则需要通过观察来评估疼痛状况。该量表包括面部表情、动作、肌张力、发声及对机械通气的依从性等 4 个疼痛行为。每个条目 0～2 分，总分 0～8 分，0 分代表无痛，8 分代表最痛，分数越大表示患者越痛（见表 6-1-1）。CPOT≥2 分，则认为患者存在疼痛。

表 6-1-1　重症监护疼痛观察（CPOT）

指标	描述	评分	
面部表情	未观察到肌肉紧张	自然、放松	0
	表现出皱眉、眉毛放低、眼眶紧绷和提肌收缩	紧张	0
	以上所有的面部变化加上眼睑轻度闭合	痛苦	2
肢体活动	完全无运动	无体动	0
	缓慢、谨慎的运动，触碰或抚摸疼痛部位，通过运动寻求关注	保护性体动	1
	拉拽管道，试图坐起来，运动肢体/猛烈摆动，不遵从指挥令，攻击工作人员	躁动不安	2
肌肉紧张度	对被动的运动不做抵抗	放松	0
	对被动的运动动作抵抗	紧张和肌肉紧张	1
	对被动的运动动作剧烈抵抗，无法将其完成	非常紧张或僵硬	2
机械通气的顺应性（气管插管患者）	无警报发生，舒适地接受机械通气	耐受呼吸机成机械通气	0
	警报自动停止	咳嗽但是耐受	1
	不同步：机械通气阻断，频繁报警	对抗呼吸机	2
或发声（拔管后的患者）	用正常腔调讲话或不发声	正常腔调讲话或不发声	0
	叹息，呻吟	叹息，呻吟	1
	喊叫，啜泣	喊叫，啜泣	2
总分范围		0-8	

2. AICU 患者疼痛护理管理

（1）疼痛的评估：了解患者的既往病史，选择合适的评估量表定时对所有入 AICU 的患者常规进行正确客观的疼痛级别评估并记录。

（2）药物应用：遵医嘱给予患者镇痛药物，实施镇痛后，必须密切监测镇痛效果和循环呼吸等器官功能，根据镇痛的效果随时调整药物的剂量，以免镇痛药物剂量不足或过量。镇痛药物剂量不足达不到预期的镇痛效果，而镇痛药物剂量过量则可能引起呼吸抑制、抑制胃肠道运动等不良反应。处理用药后按时复评：静脉给药后 5～15 min，肌内注射后 30 min,口服给药后 1h 评估治疗疗效并记录。镇痛效果评估的方法及预期目标:对于能自主表达的患者应用 NRS 评分,其目标值为<4 分;对于不能表达、运动功能良好、行为可以观察的患者应用 BPS 评分或 CPOT 评分,其目标值分别为 BPS<5 分和 CPOT<3 分。

(3)非药物治疗:在使用个体化护理措施,减轻患者心理压力,调整患者至放松舒适体位,使用呼吸练习法、视觉意象、音乐疗法、视频探视等方法减轻患者焦虑情绪。

(4)早期干预:在可能导致疼痛的操作前,预先使用镇痛药或非药物干预,以减轻疼痛。

(二)AICU 镇静的意义及护理

对手术及疾病的担忧、疼痛、失眠、经鼻或经口的气管插管的刺激、失去自主活动能力、恐惧以及身体其他部位的各种管道限制等情况是 AICU 患者经常面临的情况。这种情况可能导致患者处于焦虑、紧张的状态,有些患者会出现无意识的烦躁行为,影响患者的治疗效果,导致管道脱出、出血等不良事件的发生,延长患者住院时间。适当的镇静治疗可以减轻患者不适感,降低对 AICU 环境的恐惧感,改善患者睡眠质量,减轻器官应激反应,减少耗氧量,降低烦躁、谵妄的发生率。

1. AICU 患者镇静评估　美国危重病医学会(Society of Critical Care Medicine,SCCM)危重症患者镇痛镇静谵妄管理临床实践指南指出 Richmond 躁动-镇静 RASS 评分(richmond agitation and sedation scale,RASS)为重症监护病房(Intensive Care Unit,ICU)成人患者镇静深度和镇静质量最为有效和可信的主观测量工具。RASS 评分在 2002 年由 Sessler 等提出(表 6-1-2),该评分表共分为 10 个镇静等级,从-5 分 ~ +4 分代表患者从"有攻性"到"昏迷"的程度,每个分值对应一种意识状态。

表 6-1-2　Richmod 躁动-镇静评分

评分	术语	描述
+4	有攻击性	明显的暴力行为,对工作人员有威胁
+3	非常躁动	试着拔出呼吸管,胃管或静脉点滴
+2	躁动焦虑	无意义的频繁移动,无法配合呼吸机
+1	不安焦虑	焦虑紧张但身体只有轻微的移动
0	清醒平静	清醒自然状态
−1	昏昏欲睡	没有完全清醒,但可被声音唤醒并维持清醒(睁眼且有眼神交流)>10 s
−2	轻度镇静	被声音唤醒后短暂维持清醒,<10 s
−3	中度镇静	对声音有反应或睁眼(但无眼神交流)
−4	重度镇静	对物理刺激有反应或睁眼
−5	不可唤醒	对声音及身体刺激都无反应

2. AICU 患者镇静的护理管理

(1)镇静的评估:患者实施镇静前后 30 min 要常规进行 RASS 评分,密切观察镇静程度。镇静实施后依据诊疗需求选择合适的镇静程度并动态连续地对患者进行镇静评估。

(2)镇静与镇痛:当患者同时需要镇静镇痛处理,应优先进行镇痛治疗,以患者机体相对舒适的状态进行辅助镇静处理。

(3)非药物辅助镇静:减少 AICU 环境噪音刺激、以昼夜区分灯光明暗程度、早期被动活动、节律性睡眠。

(4)镇静中断:长期镇静患者每日镇静中断。每日镇静中断(daily sedation interruption, DSI)是指在连续性使用镇静药物的过程中,每日进行短时间的停用镇静药物,待患者恢复出现基本的遵嘱反应和神经肌肉动作后再重新给予镇静治疗。具体标准为满足以下 4 项中的 3 项:遵嘱睁眼,眼神追踪,遵嘱握拳,遵嘱动脚趾。DSI 的目的是限制镇静药物的过量使用,通过对患者每日短时间中断镇静药物输注以减少其体内的镇静药物蓄积,进而缩短机械通气时间,改善临床结局。

二、AICU 患者气道管理

气道管理在危重患者的护理工作中占据着至关重要的地位。若管理不当,将可能直接对患者的安全乃至生命构成严重威胁。危重患者气道管理的目标在于确保呼吸道的持续畅通、有效预防和纠正缺氧状态、维护人工气道的功能、促进痰液引流以及避免误吸等。对于呼吸中枢功能正常、气道畅通且呼吸功能无异常的患者,可通过自主呼吸或借助鼻导管、面罩吸氧等方式来预防缺氧。而对于呼吸功能出现异常的患者,则需通过建立人工气道来实施后续的治疗措施。

(一)氧气疗法

临床上应用的氧疗途径很多,根据释放的氧浓度和维持吸入氧浓度(fraction of inspiration, FiO_2)的稳定性,通常将氧疗分为两大类:非控制性和控制性氧疗装置。氧疗装置应满足的基本要求是:①能控制吸入氧浓度;②预防二氧化碳蓄积;③尽可能减小呼吸阻力;④最节约用氧;⑤能供患者长期使用,且患者能够耐受。

1. 非控制性氧疗 正常人呼吸时吸入气体流量>15 L/min。经典非控制性氧疗装置所供给的气流不能完全满足吸入气量的需要,故部分潮气量由室内空气供给。由于非控制性氧疗装置释放的氧流量常低于患者需要量,这类装置又称为低流量供氧装置。患者呼吸方式及其他任何改变患者吸入气流量的因素如潮气量、呼吸频率及氧流量等均会影响 FiO_2。麻醉重症监护病房常用的低流量供氧装置有鼻氧管、简单面罩和储氧面罩。

(1)鼻氧管:放置前应检查吸氧管有无漏气,吸氧管连接氧气湿化瓶与氧流量表。遵医嘱调节供氧湿化瓶输出的氧气量,直视下将鼻塞端套在患者头部或者挂到患者耳处,再将鼻塞塞进患者的鼻孔。

(2)简易面罩:检查吸氧管有无漏气,连接吸氧管和湿化瓶及氧流量表,并连接氧气管与面罩,确保连接紧密。调节好流量后,将氧气面罩覆盖于患者口鼻,并调节好松紧度。

（3）储氧面罩:由面罩和一个容量为1 L的附加储气囊组成。储氧面罩可分为部分重复吸收面罩和无重复吸收面罩。①部分重复吸收面罩与储氧袋之间相通,呼出气体大部分经面罩体部的排气孔排出,少部分返回储气囊,再次呼吸时,部分前次呼出气体与新鲜气体一起再被吸入;②无重复吸收面罩两侧配有单项活瓣,允许呼出废气排入空气。面罩与储氧袋间配有单向阀,避免呼出废气进入储氧袋,有效提高氧气浓度。

2. 控制性氧疗　控制性氧疗系统提供的氧流量等于或高于患者能吸入的气体流量,能够提供稳定的FiO_2。

（1）文丘里面罩:其原理为高速氧气通过狭窄的孔或喷射口在面罩内形成喷射气流,在其周围产生负压,将周围空气从侧孔吸入,使空气进入吸入气流中。通过改变氧气流速和喷射口大小,以及调节管道壁上侧孔大小就可以控制吸入的空气量,从而调节吸入氧浓度,使之达到预定水平。

（2）经鼻高流量氧疗:该治疗设备主要包括空氧混合装置、湿化治疗仪、高流量鼻塞以及连接呼吸管路,可给患者提供相对恒定的吸氧浓度(21%～100%)、温度(31～37 ℃)和湿度的高流量(8～80 L/min)气体,并通过鼻塞进行氧疗,舒适性较好。

（3）无创正压通气:是指不经人工气道(气管插管或气管切开)进行的通气,通过鼻或口鼻面罩将呼吸机与患者相连,由呼吸机提供正压支持而完成通气辅助的人工通气方式。

（二）人工气道管理

1. 人工气道支持类型

（1）气道内、气道内导管(endotracheal tubes,ETT)通常由聚氯乙烯制成,内部直径2～10 mm,型号2.5～8.5,最长可达30 cm。1 cm为标准的刻度线可以在导管远端显示插入长度,以便测量插管深度、观察导管是否移位。有些导管没有远端气囊,有些导管有远端气囊,远端气囊充气后可封闭气道,保证正压通气,防止分泌物吸入。目前临床使用的导管气囊大多是高容量低压力的,可以减少气囊对气道黏膜的压迫。

（2）气管切开:气管切开可通过外科手术或者经皮扩张技术实施,适用于需要长时间机械通气的患者。目前有多种不同类型的气管切开导管,具有可清理呼吸道、便于语言交流、满足患者解剖上的差异等优点。内套管(重复使用或一次性使用)可以预防分泌物聚集在气管切开导管上,带孔的套管可允许患者交流。

（3）喉罩:喉罩(laryngeal mask airway,LMA)是一种特殊的人工气道管理技术,在20世纪80年代中期研制成功并用于临床,国内90年代引入。喉罩前端的通气罩呈椭圆形,可包绕会厌和声门,在声门上形成一个密封的通气空间。患者可通过喉罩自主呼吸,也可行控制通气。喉罩与呼吸道密封不完全,口腔分泌物增加,易移位,无法有效隔离呼吸道和消化道,可引起胃胀气,严重时并发反流或误吸。长时间正压通气时易漏气。

（4）口咽或鼻咽通气导管:口咽通气导管有多种型号(根据患者口鼻咽腔距离选择合

适型号的口咽通气导管）。口咽通气导管通过患者牙齿放入口腔中，尾端向上朝向硬腭，然后旋转 180°，后置入将患者舌头向前拉，防止发生舌后坠。但清醒患者对此耐受性差，易发生恶心呕吐。鼻咽通气导管通过患者鼻腔进入口咽部，放置难度较口咽难度大，需要使用润滑剂以减少黏膜损伤。鼻咽通气导管不可用于疑似头部损伤患者。置管成功后，鼻咽通气导管耐受性优于口咽通气导管。

2.气道内导管的护理

（1）气道内吸引：气道内吸引是清除呼吸道分泌物保证有创机械通气患者呼吸道通畅，维持肺泡正压通气最直接有效且最根本的方法，是有创机械通气患者最常见的操作之一。气道内吸引将吸痰管置入人工气道，吸引出气道内的痰液、血液、误吸的胃内容物及其他异物。当患者出现如下情况时需要进行气道内吸引：①气道内有可听见、看见的分泌物；②听诊可闻及肺部湿啰音；③考虑与分泌物相关的血氧饱和度下降或（和）氧分压指标下降；④考虑与气道分泌物增多相关的潮气量减小或 A/C 时吸气峰压增大；⑤考虑吸入上呼吸道分泌物或胃内容物的状况时；⑥需要留取痰标本。

1）气道内吸引方式：①开放式吸引。将患者的人工气道与呼吸机管路连接断开后，吸痰管通过人工气道置入气道内进行吸引。此项操作需要注意无菌技术要求。开放式吸痰容易增加病毒传播风险，操作者应注意佩戴外科口罩和面屏。②密闭式吸引。吸引装置与呼吸机结合，允许患者在呼吸机不断开的情况下，吸痰管通过人工气道置入气道进行吸引的方法。此方法适用对氧气需求较高，有呼吸道传染性疾病，呼吸道多重耐药菌患者。

2）吸痰管的选择：吸痰管直径不应大于气道导管内径的 1/2，计算公式为吸痰管型号（Fr）=（ETT 型号 -1）×2。示例：使用 7.5 号气管插管或气管切开时，吸痰管型号为（7.5-1）×2 mm，所得结果为 13，应选择小于 13 的 12Fr 的吸痰管。

3）气道吸引前的准备：①吸痰负压控制在 -150 ~ -80 mmHg（约 -11 ~ 20 kPa）；②吸痰前后应给予 30 ~ 60 s 纯氧；③开放式气道内吸引应使用无菌手套、密闭式气道内吸引可使用清洁手套。

4）气道内吸引操作要点：①开始吸痰置入吸痰管不带负压进入；②置入过程中感觉有阻力或刺激咳嗽时，应将吸痰管退出 1 ~ 2 cm，然后轻柔旋转提吸；③吸痰时间应控制在 15 s 之内；④更换吸引部位时应更换吸痰管；⑤吸痰过程中密切观察患者的呼吸、血氧、血压、心率等生命体征；⑥密闭式吸痰管更换频率参考产品说明。

（2）气囊管理

1）气囊压力监测。气囊压力应维持在 25 ~ 30 cmH$_2$O（1 cmH$_2$O = 0.098 kPa）。患者吸痰、翻身、口腔护理、自主呼吸较弱、气道压较低、体位改变等情况会导致气囊压力发生改变，因此应每隔 4 ~ 6 h 监测一次气囊压力或者持续监测气囊压力，使压力维持在适当的范围内，防止误吸和气道黏膜压力性损伤。每次手动测量时充气压力宜高于理想值 2 cmH$_2$O，气管切开伤口换药后应至少监测和记录气囊压力 1 次。

2）气囊充气方法。临床上常用的间断气囊充气方法包括指触法、最小闭合容量试验、最小漏气试验和气囊测压表测量法。但是有研究发现指触法和最小闭合容量试验等主观充气技术往往会导致气囊过度充气或者密闭性不足的情况,因此推荐临床使用更气囊测压表,有条件的科室可尝试使用自动充气泵。

(3)气道湿化:气道湿化是指应用湿化器将溶液或水分散成极细微粒以增加吸入气体中的温湿度,使气管和肺部能吸入含足够湿度和温度的气体。达到湿化气道黏膜、稀释痰液、保持黏液纤毛正常运动的一种物理疗法。人工气道必须充分湿化,保持湿润,维持分泌物的适当黏度,才能维持气道黏液-纤毛系统正常的生理功能和防御功能,防止相关并发症的发生。

1)气道湿化方式。可分为持续气道湿化和间歇气道湿化,间歇气道湿化包括间断雾化吸入、间断气道内滴注湿化等,建议每 1~2 h/次,湿化方式的选择应考虑患者病情、活动度、呼吸道功能、痰液的颜色、性状和量等因素。对于气管切开非机械通气患者,雾化吸入法较气道滴注法湿化效果更好,早期卧床期间可采取持续气道湿化,能下床时采取间歇气道湿化。

2)气道湿化液选择。气道湿化液可选用灭菌注射用水、0.45% 或 0.9% 氯化钠溶液,但使用加热湿化系统时应选用灭菌注射用水。推荐人工气道患者使用低渗溶液进行气道湿化,有利于减少痰痂形成、痰栓阻塞等并发症,提高气道湿化效果。对于痰液黏稠或感染患者,可使用黏液稀释剂、黏液促排剂等药物行气道湿化,但不建议常规使用抗生素预防肺部感染。

3)气道湿化评估与监测。建议根据患者痰液的性质、量、颜色及呼吸支持水平等确定所需湿化水平,并及时评估气道湿化效果,包括患者的心率、呼吸、血气指标以及痰液性质、肺部感染等。

4)气道湿化辅助疗法。建议制订个体化的目标导向肺部物理治疗,包括定时更换体位、拍背、机械排痰、早期活动等。

知识拓展

(一)呼吸机四大参数

呼吸机四大参数为潮气量、压力、流量、时间(含呼吸频率、吸呼比)。

1.潮气量 机械通气时潮气量通常按 8~10 ml/kg 调节。有研究表明小潮气量,即 6~8 ml/kg,可以减少机械通气引起的肺损伤,如肺顺应性差可适当增加至 10~15 ml/kg。ARDS 患者提倡小潮气量(5~7 ml/kg),平台压<30 cmH$_2$O。

2.呼吸频率 成人 12~16 次/min,一般是 12 次/min 左右,如急性呼吸窘迫综合征肺间质纤维化者,可设定≥20 次/min;年长儿童 16~20 次/min;儿童及婴儿 20~30 次/min。

3. 吸呼比　一般为 1 : (1.5～2.0),阻塞性通气障碍可调至 1 : 3 或更长的呼气时间,限制性通气障碍可调至 1 : 1。此外,可根据动脉血气分析结果,合理调整吸呼比。

4. 压力　一般指气道峰压,当肺顺应性正常时,吸气压力峰值一般为 10～20 cmH_2O。一般不主张立即应用或设置呼气末正压,因为有加重心脏负担、减少回心血量及心排血量,易引起肺损伤等可能。当机械通气模式和参数选择恰当,FiO_2 达 50% 或以上,动脉血氧分压仍小于 60 mmHg 时,可适当增加呼气末正压,从 5 cmH_2O 开始,根据氧合改善情况和血流动力学监测结果逐步升高,最高不超过 15 cmH_2O 为宜。

5. 氧浓度(FiO_2)　FiO_2 可在 21%～100% 中调节。在呼吸机治疗初期,为迅速纠正低氧血症,可以应用较高浓度(>60%),但持续时间应小于 6 h,避免氧中毒。低氧血症未能完全纠正的患者,不能以一味提高 FiO_2 来纠正缺氧,应通过选用 PEEP 等方式调节。

(二)呼吸模式

1. 间歇正压通气(IPPV)　也称为机械控制通气(CMV)。该模式下,无论患者自主呼吸情况如何,呼吸机按照预先设定的通气压力,向患者输送气体,当气道内达到预定压力时,呼吸机停止送气,通过胸廓及肺的弹性回缩呼出气体。主要应用于呼吸微弱和没有自主呼吸的患者;也可用于呼吸肌衰竭和心肺功能储备耗竭的患者。当患者恢复自主呼吸时,IPPV 可造成人机对抗或呼吸机依赖,患者呼吸肌出现失用性萎缩导致脱机困难。因此应根据患者呼吸恢复情况,及时调整通气模式。

2. 辅助控制通气(ACV)　是辅助通气(AV)和控制通气(CV)两种模式的结合。当患者自主呼吸频率低于预设频率或患者吸气不能触发呼吸机送气时,呼吸机即以预设潮气量和通气频率进行正压通气,即 CV;当患者的吸气能触发呼吸机时,以高于预设频率进行通气,即 AV。ACV 又分为压力辅助控制通气(P-ACV)和容量辅助控制通气(V-ACV)。ACV 通过设定的呼吸频率及潮气量(或压力),提供通气支持,使患者的呼吸肌得到休息,CV 确保最低的每分钟通气量,以保证自主呼吸不稳定患者的通气安全。

3. 同步间歇指令通气(SIMV)　是指自主呼吸与控制通气相结合的呼吸模式。在触发窗内患者可触发和自主呼吸同步的指令正压通气,在两次指令之间触发窗外允许患者自主呼吸,指令呼吸是以预设容量(容量控制 SIMV)和预设压力(压力控制 SIMV)的形式送气。通过设定间歇指令通气的频率和潮气量确保最低分钟通气量;SIMV 能与患者的自主呼吸同步,减少人机对抗,降低正压通气的血流动力学影响;通过调整预设的频率改变呼吸支持的水平,从完全支持到部分支持,减轻呼吸肌萎缩;用于长期带管患者的撤机;但不适当的参数设置可增加呼吸功,导致患者呼吸肌疲劳或过度通气。

4.压力支持通气(PSV)　是一种辅助通气方式,即在有自主呼吸的前提下,每次吸气都接受一定水平的压力支持,以辅助和增强患者的吸气深度和吸入气量。适用于有完整的呼吸驱动能力的患者,当设定水平适当时,少有人机对抗,减轻呼吸功;PSV是自主呼吸模式,支持适当可减轻呼吸肌的失用性萎缩;一些研究认为5~8 cmH_2O的PSV可克服气管导管和呼吸机回路的阻力,固PSV可用于呼吸机的撤离。

5.持续气道正压通气(CPAP)　是指在自主呼吸条件下,整个呼吸周期内气道均保持正压,需要患者完成全部的呼吸功,是呼气末正压(PEEP)通气在自主呼吸条件下的特殊技术。适用于通气功能正常的低氧患者,CPAP可增加肺泡内压和功能残气量,增加氧合,防止气道和肺泡的萎陷,改善肺顺应性,降低呼吸功,对抗内源性PEEP;设定CPAP应根据PEEP和血流动力学的变化,CPAP过高可增加气道压,减少回心血量,对心功能不全的患者血流动力学产生不利影响。

6.双相气道正压通气(BIPAP)　是指给予吸气和呼气两种不同水平的气道正压,为高压力水平和低压力水平之间定时切换,且其高压时间、低压时间、高压水平、低压水平各自可调,从高压力水平转换至低压力水平时,增加呼出气量,改善肺泡通气。该模式允许患者在两种水平上呼吸,可与PSV合用以减轻患者呼吸功。

(三)呼吸机的自动监测

1.压力监测系统

(1)高压报警:常见于患者咳嗽、分泌物堵塞气道、管道扭曲、人机对抗等。处理措施:①检查呼吸机管路是否打折、扭曲、管道内积水是否过多,并予以排除;②检查患者是否有分泌物堵塞气道、咳嗽等情况,如有应及时清理呼吸道,对于支气管痉挛者可遵医嘱进行解痉处理;③若出现人机对抗,可遵医嘱适当使用镇静药物,对于必须行控制呼吸的患者,可使用肌肉松弛剂以抑制自主呼吸。

(2)低压报警:常见于气源不足、潮气量过大致吸气时间短、气道管路漏气、进气阀故障、工作压力未设置等。处理措施:①检查气源;②调整潮气量和(或)延长吸气时间;③检查呼吸管路,更换破裂管道并紧密连接各接头,重点检查集水杯接口、气管导管气囊充气情况;④设定好工作压力;⑤排除其他原因后,联系设备科检查进气阀。

2.容量监测系统

(1)高容量报警:常见原因有高限值设置过低、呼吸频率过快。处理措施:提高高限值报警值,若呼吸频率过快则需根据具体情况遵医嘱对症处理。

(2)低容量报警:常见于低限值设置过高、气囊漏气或充气不足、管道漏气、通气受阻或不畅、患者呼吸功能不全。处理措施:①合理设置低限值;②检查气囊充气情况,管道有漏气者应及时更换;③排查通气受阻或不畅的原因,并加以解决;④若患者呼吸功能不全,及时调整呼吸机模式。

3.氧浓度监测系统 吸入氧浓度过高会引起氧中毒,过低则不能满足患者纠正缺氧的需要。报警水平可根据病情需要决定,一般可高于或低于实际设置氧浓度的 10%~20%。

4.电源报警 常见于停电或电源插头脱落。处理措施:①停电时,若呼吸机储备电量不足以支持呼吸机工作,需立即将呼吸机与患者人工气道脱开并给予人工通气确保患者正常的通气功能;②若电源插头脱落,则需尽快重新连接电源。

(四)机械通气的并发症及处理

1.循环功能障碍 主要表现为血压下降、心输出量下降、脉率增加、CVP 增高或正常、动脉血氧分压升高或下降、尿量减少、意识模糊等。主要是潮气量过大、吸气压力过高或 PEEP 过高所致。处理措施:及时调整呼吸机参数,必要时遵医嘱应用血管活性药物来升高血压。

2.气压损伤 主要表现为气胸、纵隔气肿、皮下气肿和气腹等。患者表现为烦躁不安、心律增快、血压下降、气管移位、胸部叩诊呈鼓音、呼吸音消失等。主要是气道压力过高所致。处理措施:及时行胸腔闭式引流,减少潮气量,适当延长吸气时间或减慢吸气流速等。

3.呼吸道感染 主要表现为呼吸道分泌物的异常,如出现黄、白色浓痰等,还可结合体温、血常规、胸片及分泌物病原学检查。主要是操作不当、通气湿化不足、排痰不力等原因所致。处理措施:①加强呼吸道管理,严格无菌操作;②保持良好的气道湿化,及时清除气道分泌物;③根据分泌物细菌培养结果,遵医嘱应用抗生素;④必要时配合医师行纤维支气管镜进行肺泡灌洗。

4.胃肠道胀气 常见原因:①面罩机械通气,吸气压力过高,部分气体进入胃内;②吞咽反射;③碱中毒;④低钾血症;⑤胃肠道淤血。处理措施:持续胃肠减压,遵医嘱应用胃肠动力药物,行肛管排气等。

三、AICU 患者管道护理

在临床诊断、治疗或病情监测过程中,患者体内需留置多种导管,包括尿管、引流管、胃管及中心静脉导管等。因此,导管护理在重症患者的治疗过程中具有极其重要的地位,是患者"生命通道"安全的重要屏障。本节详细阐述了动脉导管、深静脉置管、鼻胃肠管及尿管的护理要点,旨在通过实施专业性的护理措施,确保导管的安全性与功能性,并最大限度的降低并发症发生率,保证患者安全与舒适。

(一)动脉置管护理

1.置管 此操作为有创操作,置管时要严格无菌操作,注意预防感染。动脉置管操作的首选位置为桡动脉,操作前须关注患者操作部位的侧支循环情况。

2.维护 动脉传感器连接紧密,肝素盐水持续冲洗导管,压力袋压力维持在

300 mmHg,以维持导管通畅。固定牢固,防止患者活动时导管脱出;动脉置管时间一般不超过 7 d,时间长易发生感染。外周动脉导管的压力传感器及系统内其他组件应及时更换。

3.观察　每班次观察固定敷贴是否牢固,穿刺点是否有渗液,及时更换贴膜。三通连接处是否有血迹。观察置管侧肢体的皮肤温度、颜色、肢体感觉、有无肿胀疼痛的情况,可协助患者进行肢体活动,促进血液流动,减少血栓的发生。

4.使用　每次经动脉导管抽血时严格执行无菌操作原则,使用后无菌生理盐水冲洗导管,以防凝血。导管内有血凝块时立即抽出,严禁推入,以防发生动脉血栓。测量有创血压时应先校对零点(患者平卧位时换能器位置位于右心房水平即腋中线第 4 肋间),注意压力波形是否正常。患者体位改变时应重新调试零点。

5.拔管　股动脉、桡动脉置管拔管时使用无菌纱布压迫止血 5 ~ 10 min,无活动性出血者再以加压固定胶带包扎 2 ~ 24 h,松紧程度以不感觉肢体麻木为准。足背动脉拔管后,按压穿刺点至无活动性出血后,以纱布加压包扎 30 min。

(二)深静脉置管护理

1.维护　置管后使用无菌透明、透气性好的敷料覆盖穿刺点,粘贴标示贴并注明置管日期、置管长度、敷料更换日期等信息。每班次交接班时注意观察患者穿刺处皮肤有无红肿、热痛、破溃等情况。导管置入深度,有无打折,敷贴有无卷边、污染的情况。定期更换置管穿刺点覆盖的敷料,无菌纱布至少两天更换一次,无菌透明敷料至少一周更换一次,出现可见污染、固定松动、潮湿的情况随时更换。在更换敷料时应在使用氯己定醇浓度>0.5%的消毒剂进行皮肤局部消毒,同时佩戴无菌手套,注意无菌操作。

2.使用　每次使用前均需抽回血确定导管在血管内,使用符合国家要求的消毒剂消毒连接端口,待干后使用。中心静脉导管使用时应减少三通等附加装置的使用。输液结束后使用脉冲式正压技术封管,有利于固体沉积物的清除,同时可减少血液回流至血管通路腔内。

(三)鼻胃肠管护理

1.常规护理　每班交接注意检查鼻胃肠管置入深度,固定是否牢固,鼻胃肠管受压处皮肤是否有变化,鼻腔黏膜是否正常。长期留置胃管的患者,硅胶鼻胃肠管每 7 d 更换一次,改插对侧鼻孔,以防鼻咽黏膜刺激性损伤;聚氨酯材质的鼻胃肠管若患者耐受性好可留置 42 d。

2.防止二次伤害　妥善固定,防止打折,避免脱出。鼻胃管置入长度成人为 45 ~ 55 cm,如需进行胃肠减压可适当延长置入深度 5 ~ 10 cm,使用胶带将鼻胃肠管妥善固定于鼻翼及面颊部,固定时可采用"工"型胶带固定法,以减少导管引起的压力性损伤。鼻胃肠管置入长度为 85 ~ 95 cm,胰腺炎患者置入至屈氏韧带下 20 cm 处,固定方法同鼻胃肠管。患者翻身活动时注意保护,防止发生导管脱出或打折的情况。意识不清、烦躁患者可适当给予保护性约束。

3. 保持鼻胃肠管通畅 定时回抽冲洗鼻胃肠管,一般鼻胃肠管持续喂养患者每 4 h 脉冲式冲管一次,喂养前后、注药前后及导管夹闭时间超过 24 h,均应进行冲管。回抽胃液时不可用力过大,避免黏膜损伤,引起出血。回抽胃液通畅后可进行冲洗。若回抽不通畅,冲洗阻力过大,应及时通知医生进行处理。鼻饲用药时应充分研磨,不同药物分开鼻饲,注意前后冲管,避免堵管。

4. 观察并记录胃液的颜色、性质、量 胃液颜色一般为墨绿色(混有胆汁)。若颜色为鲜红色,提示胃内有出血。若颜色为咖啡色,提示胃内有陈旧性血液。胃液出现颜色、性质及量的改变,应及时通知医师,给予相应处理。

(四)尿管护理

1. 常规护理 每班次对导尿管进行观察,观察内容包括导尿管的固定,导尿管及其引流装置的完整性、密闭性及通畅性,引流液的情况,尿道口及其周围皮肤黏膜的情况。长期留置导尿管的患者,不宜频繁更换导尿管,具体更换频率可参照产品说明书。及时排空集尿袋,并记录尿量。集尿袋应始终低于膀胱水平,避免接触地面或直接置于地上;普通无菌集尿袋每天更换一次,单向活瓣精密集尿袋每 7 ~ 10 d 更换一次。

2. 尿道护理 对留置导尿管的患者,不需要常规使用消毒剂消毒尿道口,使用生理盐水清洗尿道口周围区域和导尿管表面,以保持局部清洁。清洁时,遵循从会阴部向直肠方向擦洗的原则,应注意对导管的保护,不应将导管浸入水中。对于大便失禁的患者,每次便后应及时清洁,并使用含有效碘 1 000 ~ 2 000 mg/L 的碘伏消毒会阴部、尿道口、肛周及外露导尿管表面。

3. 尿管固定 ①导尿管插入后,向气囊注入 10 ~ 15 mL 的无菌液体,轻拉尿管以确认尿管处于妥善的内固定;②应对留置导尿管进行妥善的外固定,以防其移位、牵拉、打折、受压等;③患者体位改变时,须调整集尿袋的位置,重新固定导尿管及引流装置。

四、AICU 患者皮肤管理

皮肤是人体最大的器官,对维持身体的内环境稳定起着至关重要的作用。ICU 患者受病情危重、营养摄入不足、意识障碍等因素的影响,自主活动能力差,常处于被动或被迫卧位,皮肤长期受压容易出现压红、压力性损伤等。压力性损伤不仅会导致剧烈疼痛、感染发生,对患者的预后产生不良影响,增加了患者的痛苦和负担。因此,需要对患者皮肤进行有效的保护。

1. 皮肤风险评估

(1)患者入科后检查患者皮肤,了解患者病情,使用 Braden 量表进行评分,尽早识别存在压力性损伤风险的患者;对高危患者告知患者家属皮肤此时存在的压力性损伤高风险因素、评分情况、预防措施,请家属签署压力性损伤高风险告知书。

(2)皮肤风险评估是一个动态、连续的过程,需要定期复评,尤其是危重患者需要根据病情变化不断进行评估。每次评估时都要进行全面的皮肤检查,以评价皮肤是否有变化。

2.皮肤护理

（1）每天全面系统的监测患者皮肤，并记录。

（2）根据患者病情及 Braden 量表评分制订患者翻身计划，定时指导或协助患者翻身，减少局部受压。保持皮肤及床单位的清洁干燥，给予温水或中性清洁剂轻柔擦拭患者皮肤特别是老年患者。

（3）在压力性损伤高风险患者的骨隆突处、骶尾部、脚跟、枕部或医疗器械下使用预防性敷料。

（4）压力性损伤高风险患者至少 2 h 主动或被动变换一次体位。

（5）护士帮助或指导患者采用 30° 侧卧位，不能将患者置于压力性损伤处和 90° 卧位。

（6）为患者制定个性化的营养方案，包括饮食时间、种类（蛋白质或维生素或矿物质等）、量、频次和方式（肠内或肠外）等。

（7）遵医嘱帮助或指导患者早期活动。

3.压力性损伤的护理　压力性损伤(pressure injuries,PI)是发生在皮肤和（或）皮下软组织的局限性损伤，由压力或压力联合剪切力引起，通常位于骨隆突处，也可能与医疗器械或其他物体有关。目前国际通用的分级方法是美国国家压疮咨询委员会公布的《压力性损伤定义和分期(2016 版)》，分级如下:1 期为皮肤完整，指压后不变白的红斑;2 期为部分皮层缺失伴真皮层暴露;3 期为全层皮肤缺失;4 期为全层皮肤和组织损失;不可分期为全层皮肤和组织缺失，损伤程度被掩盖;深部组织损伤为持续的指压不变白，颜色为深红色、栗色或紫色。针对不同分期可采用如下处理措施。

（1）1 期压力性损伤:有效减压，促进血运，改善压红和淤血。涂抹液体敷料赛肤润，或使用水胶体敷料、泡沫，7 d 左右更换。

（2）2 期压力性损伤:完全减压，保护水疱及新生上皮组织，避免感染。①对未破的小水疱（直径小于 5 mm）应减少摩擦，防感染，可任其自行吸收，也可覆盖水胶体敷料，水疱吸收后才将敷料撕除。②大水疱（直径大于 5 mm）先消毒伤口，在水疱的边缘抽出疱内液体或用针头刺破水疱，用无菌棉签挤压干净或用无菌纱布吸干水疱内的液体，外面覆盖水胶体敷料、泡沫敷料，3～5 d 更换敷料。③真皮破损的处理方法:用生理盐水清洗伤口及周围皮肤，以去除残留在伤口上的表皮破损的组织。用无菌纱布擦干，根据伤口的渗液情况及基底情况可选择水胶体敷料或泡沫敷料。创面渗液少时可选用水胶体敷料;创面渗液多时，使用高吸收的敷料如藻酸盐敷料。换药间隔根据伤口渗液情况确定换药次数。

（3）3 期、4 期压力性损伤:完全减压，清除坏死腐肉焦痂，预防控制感染，保持伤口的湿润平衡，促进肉芽组织、上皮组织生长。对患者、家属在清创前进行详细告知并签署知情同意书，换药间隔根据伤口渗液情况确定换药次数。①干痂:水凝胶敷料（清创胶）+水胶体敷料（溃疡贴或透明贴）。②黑色坏死组织或黄色腐肉:水凝胶敷料或高渗盐敷料+泡沫敷料。③肉芽生长期:泡沫敷料。④窦道（潜行）渗出液多者:藻酸盐敷料或亲水性纤维填充+泡沫敷料;窦道(潜行)渗出液少者:水凝胶敷料+泡沫敷料。⑤感染伤口:阴离子敷料。

(4)深部组织损伤

1)初期可使用水胶体敷料,严禁强行和快速的清创,有效保护伤口并使表皮软化,待表皮、真皮、皮下等受损组织形态稳定后进行清创,清创的时机、方法也应谨慎对待。密切观察伤口变化,明确可能存在的深部损害。

2)基于目前的治疗护理经验,对于此类压力性损伤即使实施最佳的照护,深部组织损伤仍可能进展成全层组织损伤的伤口,损伤可能比当初看到的范围更大、更深。

3)对患者、家属在清创前进行详细告知并签署知情同意书,密切观察伤口变化,需要更改治疗策略时,也应与患者、家属做好沟通。

(5)不可分期:进一步全面评估,采取必要的清创措施,根据组织损伤程度选择相应的护理方法。足跟部稳定的干痂予保留。对患者、家属在清创前进行详细告知并签署知情同意书,密切观察伤口变化,需要更改治疗策略时,也应与患者、家属做好沟通。

第二节 血管外科手术术后患者的护理

血管外科是外科学的一个分支,主要针对除脑血管、心血管以外的外周血管疾病的预防、诊断和治疗。血管外科疾病也是比较常见的一种疾病类型,常见的血管疾病包括颈动脉狭窄及阻塞、胸或腹主动脉瘤、主动脉夹层、上下肢动脉血管狭窄或闭塞、静脉曲张等。很多血管疾病都需要通过外科手术进行治疗,手术与介入治疗是主要治疗手段,但因血管外科发展时间尚短、部分技术不成熟,围术期护理难度较大,尤其是在主动脉瘤、主动脉夹层、颈动脉、肾动脉、下肢动脉等外周血管动脉硬化闭塞症、深静脉血栓等疾病的诊断、治疗方面存在较大的手术难度和护理难度,一些常见的并发症如血栓、出血、水肿、感染等,会影响血管外科手术的效果及患者的康复效果,因此了解和掌握术后患者病情观察要点及护理措施至关重要。本节主要介绍颈动脉内膜剥脱手术、胸腹主动脉瘤腔内修复术、下肢动脉开通手术患者在麻醉重症监护病房的监测与护理。

一、颈动脉内膜剥脱手术

(一)概述

颈动脉狭窄主要是由动脉粥样硬化引起的,少数为放疗、颈动脉炎等引发。目前颈动脉狭窄或闭塞导致的缺血性脑卒中已成为我国死亡、残疾的主要病因之一,临床治疗方法有强化药物治疗、颈动脉内膜斑块剥脱术(carotid endarterectomy,CEA)、颈动脉支架成形术(carotid artery stenting,CAS)。颈动脉内膜剥脱术通过切除增厚的颈动脉内膜粥样化斑块,预防斑块脱落引起的脑卒中,能够减轻血管狭窄程度,增加脑血流量。该手术风险性高,围术期死亡和致残发生率为1.1%~7.5%,因此围术期监测与护理尤为重要。

(二)观察要点

1. 神经系统　严密观察患者意识、瞳孔、语言、肢体活动及伸舌等情况。
2. 伤口状态　观察患者颈部有无肿胀、呼吸困难、切口渗出情况。
3. 潜在并发症　脑血管意外、心血管意外、神经损伤、出血、感染等。

(三)护理要点

1. 常规护理

(1)病情观察:①密切监测生命体征,精准控制血压,收缩压一般维持在 110 mmHg ~ 130 mmHg。②注意观察患者意识、瞳孔、言语、肢体活动变化,与术前进行对比,尤其应注意患者术前特殊状态,如有异常及时汇报并协助处理。

(2)体位护理:①全身麻醉未清醒前,若无特殊禁忌,可保持平卧,头偏向一侧,以免发生反流误吸;②全身麻醉清醒且生命体征平稳者,抬高床头30°,使患者头偏向健侧,保持呼吸通畅,同时有利于伤口引流及减轻颅内高灌注;③可使用颈托固定颈部,防止颈部过度活动引起血管扭曲、牵拉及吻合口出血。

(3)伤口与引流管护理:①密切观察伤口有无持续渗血及出血,保持敷料的干燥、清洁;②妥善固定引流管,保持引流通畅,密切观察引流液的颜色、性状和量;③观察颈部肿胀情况,定时测量颈围,并做好对比。以上如有异常,及时汇报医师处理。

(4)气道护理:①密切观察呼吸功能。观察患者有无发绀、点头或张口呼吸;密切观察呼吸频率、节律、幅度和双肺呼吸音;观察呼吸机是否与患者呼吸同步,根据动脉分析血气结果及时调整呼吸机参数。②人工气道护理。妥善固定气管导管,及时清理呼吸道分泌物和呕吐物,保持呼吸道通畅。③维持呼吸功能。鼓励患者咳嗽、咳痰,遵医嘱给予患者雾化吸入;定时协助患者翻身、扣背;指导患者进行深呼吸锻炼;根据患者情况给予氧气吸入,合理调节氧流量;④注意给患者保暖。

(5)镇痛护理:及时、准确地评估患者的疼痛情况,可采用多模式镇痛,应用镇痛药物或使用自控式电子镇痛泵等,避免因疼痛引起血压升高而导致并发症的发生。

2. 并发症护理

(1)创面血肿:术后维持血压在正常范围内波动。嘱患者避免头颈部剧烈活动,必要时可使用颈托固定颈部;咳嗽、打喷嚏时避免过度用力,可用双手保护颈部伤口。做好患者心理护理,避免其情绪激动诱发出血;观察引流液的性质和量,确保引流管通畅;密切观察局部伤口有无肿胀、敷料渗血,有无呼吸困难、颈部不适等症状;当局部血肿呈渐进性增大时,应及时通知医生并做好急救准备,必要时床旁备气管切开包;一旦出现伤口活动性出血或张力性血肿、呼吸道受压性呼吸困难,应紧急送手术室止血。

(2)缺血性脑卒中:遵医嘱及时应用血管活性药物,随时调控扩张血管药物的用量,将血压维持在正常范围内波动。遵医嘱应用抗凝药物,可降低术后早期颈动脉血栓形成引起脑卒中的发生风险。密切观察患者四肢肌力、意识等情况,特别是有无肢体活动障碍、对侧偏瘫;评估同侧视野,判断有无视力障碍,有无失语、舌偏移、吞咽功能障碍等。

同时,应密切观察患者凝血指标以及有无出血倾向,警惕凝血功能异常而引发脑卒中。

(3)脑高灌注综合征:监护期间应做好血压的监测和控制,密切观察患者中神经系统变化,有无头痛、躁动、抽搐、精神忧惚、意识障碍、兴奋多语等,如有异常及时汇报医生处理。术后严格遵医嘱预防性应用降压药物及脱水药物(如甘露醇等),以减轻脑水肿。

(4)神经损伤:术后观察患者是否出现声音嘶哑、进食呛咳、吞咽困难、说话费力、音调降低、伸舌偏斜,如出现相应的临床表现,可汇报医生对症处理。

(5)急性心肌梗死:详细见第七章急性心肌梗死的监测与护理。

二、胸腹主动脉瘤腔内修复术

(一)概述

胸腹主动脉瘤(thoracoabdominal aortic aneurysm,TAA)为同时累及主动脉胸段和腹主动脉的血管扩张性疾病,动脉瘤破裂风险和病死率均较高,未经手术干预的患者 2 年生存率约24%,其中约一半患者会因动脉瘤破裂而死亡。胸腹主动脉瘤腔内修复术是指在数字减影血管造影(digital subtraction angiography,DSA)动态监测下,经双侧股总动脉入路,应用特殊的导入系统,将折叠的覆有人工血管薄膜的金属支架送入胸主动脉或腹主动脉瘤腔内,利用支架的弹性、植入端的钩状附件加以球囊扩张作用将腔内植入物固定于动脉瘤近远端的正常动脉壁。利用植入的人工血管在瘤腔内重建新的血流通道,隔绝主动脉高压血流对瘤壁的冲击,促使其逐渐缩小,从而消除瘤体破裂、出血的隐患,达到治愈的目的。

(二)观察要点

1. 生命体征　持续心电监护,关注血压波动情况。
2. 穿刺部位　观察穿刺点有无渗血及血肿,观察有无全身出血表现。
3. 穿刺侧肢体血运　观察足背动脉搏动、皮肤颜色、温度和感觉变化等。
4. 潜在并发症　内漏、瘤体破裂、缺血性并发症、造影剂相关并发症、置入术后综合征、支架移位等。

(三)护理要点

1. 常规护理

(1)病情观察:①密切观察生命体征,持续监测有创动脉压,及时了解血压变化,发现异常,及时汇报医生处理;②观察肢体动脉搏动情况、皮肤温度、颜色、感觉等,如有异常及时汇报医生并协助处理。

(2)维持血压稳定:①遵医嘱合理用药,严格控制输液速度和量;②遵医嘱使用镇静、镇痛药物,防止因紧张、疼痛或吸痰刺激而引起血压升高。

(3)气道护理:①拔除气管导管前,妥善固定,避免出现非计划拔管;②按需吸痰,及时清除口腔及呼吸道分泌物;③拔管时,严格遵循拔管指征,避免出现气道梗阻;④拔管后,遵医嘱给予患者氧气吸入及雾化吸入,保持呼吸道通畅,保证供氧。

(4)伤口护理:密切观察穿刺处渗血情况,保持伤口敷料清洁、干燥。术后患者避免剧烈运动或呛咳,以免引起腹压增高继而出现切口出血。

(5)维持内环境稳定:定期监测患者血清电解质和动脉血气分析,并根据血气结果对症处理。积极纠正代谢紊乱,维持酸碱平衡。

(6)体位与活动:协助未清醒患者取平卧位,头偏向一侧,遵医嘱对患者进行保护性约束;穿刺部位加压包扎,穿刺侧肢体制动,下肢肢体制动期间可采取轴线翻身。

2.并发症护理

(1)内漏:大多数内漏不会导致症状出现。当出现临床表现时,可以是与动脉瘤未修复之前一致的症状,也可表现为持续性腰背或腹部隐痛、与体位无关逐渐加重的疼痛,生命体征不稳定等。术后应加强生命体征的观察,限制患者过早活动,及时汇报医生。

(2)瘤体破裂:是最严重的并发症,迟发型破裂常由内漏引起,一般发生在术后 3～5 d。如果迅速出现休克征象,提示有动脉瘤破裂的可能,应立即报告医生,积极组织抢救,必要时做好手术准备。术后应做好疼痛的护理,拔管前后做好心理护理及健康教育,避免患者情绪过于激动,或剧烈的呛咳躁动引起血压急剧波动或体位大幅改变,造成动脉瘤破裂。

(3)缺血性并发症:①脑血管缺血。胸主动脉腔内修复术后,由于近端封闭区邻近颈动脉和椎动脉,可能会发生栓塞性脑卒中。术后应严密观察患者四肢活动、意识、面部表情情况,评估有无肢体肌力变化、面瘫、口角歪斜、言语困难等。②肢体缺血。最常见于腔内植入物阻塞肢体血供,发现异常应及时汇报,可能需要再次血管造影并行血栓清除术或溶栓。上肢手术关注上肢肌力情况,下肢缺血最常由支架分支闭塞导致,也可与栓塞、股总动脉血栓形成有关,密切观察双下肢血运情况,若出现肢体动脉搏动消失、肢体发冷、皮肤苍白、感觉障碍、末梢循环不良,应及时处理下肢急性动脉栓塞,防止肢体坏死。③肾缺血与肠缺血。肾缺血可由肾动脉血栓形成、栓塞、夹层或植入物损脉开口导致。肠缺血可由腔内植入物覆盖肠系膜下动脉开口引起。术后加强肾功能监测,密切观察每小时尿量,监测尿比重、尿素氮等指标的变化。如患者出现少尿、无尿、血尿、剧烈腹痛、血便等即通知医生处理。④脊髓缺血。常表现为双侧或者单侧下肢肢体运动或感觉功能障碍,以及直肠膀胱括约肌功能障碍。脊髓缺血可以在术后即刻出现,也可以在患者经历了一段时间的正常脊髓功能后出现,即迟发性脊髓缺血。一旦发现异常,及时汇报医生处理。

(4)造影剂相关并发症:植入支架时需要静脉造影剂辅助定位,手术完成时应确认静脉造影剂有无内漏。静脉造影剂相关性并发症包括造影剂所致肾病和造影剂过敏,术后初期应关注患者的尿量及有无过敏反应,根据患者情况及时补充液体,以便造影剂及时排出。

(5)植入后综合征:表现为主动脉支架植入后出现非感染性的发热和炎症因子升高。术后应密切监测患者体温和实验室指标,及时遵医嘱进行对症处理。

(6)支架移位:是指覆膜支架整体或部分相对于解剖标记移动 10 mm 以上或移位引起症状需要干预的情况。支架移位通常发生于近端支架向尾端移位脱入瘤腔,造成迟发型内漏。支架移位可能与瘤颈锚定区长度不足、瘤体直径过大或瘤体过长有关。一旦发现内漏表现,及时汇报医生处理。

三、下肢动脉血管腔内支架置入术

(一)概述

下肢动脉硬化闭塞症指动脉硬化造成的下肢供血动脉内膜增厚、管腔狭窄或闭塞,病变肢体血液供应不足,引起下肢间歇性跛行、皮温降低、疼痛。乃至发生溃疡或坏死等临床表现的慢性进展性疾病,常为全身性动脉硬化血管病变在下肢动脉的表现。相对手术而言,下肢动脉血管腔内支架置入术为首选的血运重建方法,其并发症发生率和死亡率均较低,而且如果治疗失败还可以改用开放手术治疗。该方法经动脉穿刺,输送球囊导管至动脉狭窄或闭塞的部位,扩张、重建动脉管腔,结合血管腔内支架的使用,可获得较好的临床效果。以往该技术仅应用于短段病变,随着技术的进步,目前对于长段闭塞性病变也可成功开通。

(二)观察要点

1. 生命体征监测　呼吸、血压等。
2. 患侧肢体观察　观察皮肤温度、颜色、动脉搏动情况。
3. 穿刺部位观察　有无渗血、皮下血肿;敷料是否清洁、干燥。
4. 潜在并发症　出血、感染、过度灌注综合征、假性动脉瘤等。

(三)护理要点

1. 常规护理

(1)病情观察:①严密监测患者生命体征、意识及尿量。②观察穿刺部位有无渗血、肢体是否肿胀;压迫股动脉穿刺点时保持非闭塞性压迫:能够止血且足背动脉搏动良好;观察患肢远端皮温、皮肤颜色和血管搏动情况,若肢体出现皮肤发紫、皮温降低,及时汇报医生,必要时做好再次手术的准备。

(2)体位护理:术后穿刺部位加压包扎弹力绷带,可使用盐袋加压。髋关节禁屈曲,穿刺侧肢体自然伸直制动24 h后才能下床活动,避免伤口开裂。

(3)功能锻炼:术后鼓励患者早期锻炼,在术后6 h可进行床上锻炼,术后24 h可以适当在床旁运动,控制运动的强度、时间和速度,加快患肢部位的血液循环。

2. 并发症护理

(1)穿刺处出血、皮下血肿:原因为穿刺不当、穿刺部位压迫方式不当、压迫时间过短、患者过早活动等。术后应确保穿刺点加压方式恰当、压迫时间合理、加压包扎力度适当,严格遵医嘱制动。

(2)假性动脉瘤:形成机制为血液通过穿刺点进入周围组织并形成与动脉相通的包

裹性瘤腔,注意对穿刺点血肿和假性动脉瘤的区分,如局部有波动肿块,听诊有血管杂音,应高度警惕假性动脉瘤的发生。一旦出现,须及时汇报医生处理。

(3)过度灌注综合征:密切观察患肢循环恢复情况,观察患肢疼痛、肿胀及异常情况,严格记录出入量,监测电解质及肾功变化情况,防止过度灌注发生。一旦出现,及时汇报医师,遵医嘱给予抗感染、利尿等相应处理。

(4)深静脉血栓形成:股动脉穿刺点压迫压力及范围过大,患者术后下肢制动时间过长,影响静脉回流以及术后高凝状态等,容易导致血栓形成。表现为下肢肿胀及患者自觉胀痛。非闭塞性压迫、制动期间气压治疗、充分踝泵运动可降低血栓形成发生率。明确为肌间静脉血栓,遵医嘱给予抗凝、溶栓治疗,新鲜血栓可很快溶解;血栓累及股静脉甚至髂静脉,则行下腔静脉滤器置入,以防止发生肺动脉栓塞,血栓溶解后尽早取出下腔静脉滤器。

知识拓展

Fontaine 法分期是一种用于评估动脉硬化闭塞症严重程度的分级系统,主要应用于下肢动脉硬化闭塞症。该分期方法将动脉硬化闭塞症分为四个阶段。

1. Ⅰ期(症状轻微期)　较早期无明显表现,但可出现患肢麻木、发凉,行走易疲劳,患者皮温较低、颜色苍白,脚趾有针刺样感;足背和(或)胫后动脉搏动减弱;踝或肱指数<0.9。

2. Ⅱ期(间歇性跛行期)　间歇性跛行是此期的特征性表现,主要表现为随着动脉狭窄范围与程度的加重,出现行走一段路程后,患者足部或小腿肌痉挛、疼痛及疲乏无力,无法行走,休息片刻后即可缓解,症状反复出现。随着病情进展,行走距离逐渐缩短,止步休息时间增长。临床上常以跛行距离200 m 作为间歇性跛行期的分界。因此,Ⅱ期常被划分为Ⅱa期(绝对跛行距离>200 m)和Ⅱb期(绝对跛行距离≤200 m)。

3. Ⅲ期(静息痛期)　随着病情继续发展,患肢无法得到最基本的血液供应,常因组织缺血或缺血性神经炎将出现持续剧烈疼痛,夜间更甚,疼痛时迫使患者屈膝护足而坐,使患者无法入睡,即使肢体处于休息状态时疼痛仍不止,称为静息痛。可在患肢抬高时加重,肢体下垂时减轻。此时患肢常有营养性改变,表现为皮肤菲薄呈蜡纸样,患肢下地时潮红,上台时苍白,小腿肌肉萎缩等。静息痛是患肢趋于坏疽的前兆。

4. Ⅳ期(溃疡和坏死期)　脚趾颜色开始变成暗红色,脚趾发黑、干瘪、溃疡和坏死。当干性坏疽变成湿性坏疽时,就会继发感染表现,出现发热、烦躁等全身症状。病变动脉完全闭塞,踝或肱指数<0.4,侧支循环提供的血液已经不能维持组织存活。

第三节　胸外科手术术后患者的护理

胸外科手术是用于治疗器质性疾病,如肺癌、食管癌等常见的大手术之一。外科手术创伤往往会引起器官(如心、肺)和内分泌系统的功能紊乱,进而导致心律失常、肺不张等并发症,严重威胁患者的预后甚至生命。术后优质的的护理可以减轻手术带来的身心压力,最大限度地减少并发症,促进恢复。本节主要介绍肺癌手术、食管癌手术患者在麻醉重症监护病房的护理。

一、肺癌手术

(一)概述

肺肿瘤是发生在呼吸器官肺上的恶性肿瘤,又叫支气管肺癌,是常见的恶性肿瘤之一,已成为恶性肿瘤最常见的死亡原因。早期症状一般有咳嗽、咯血、胸背痛、喘鸣和原因不明的发热等,大体分为中央型肺癌和周围型肺癌。肺切除是治疗肺内或支气管疾病的重要外科手段,分为部分和全肺切除。

(二)观察要点

1.气道　导管深度、气囊压力、肺通气状态。

2.伤口及引流管　伤口有无渗血渗液、漏气、皮下气肿,引流管是否妥善固定、引流通畅、引流液的颜色及引流量的观察。

3.有无刺激性咳嗽、呼吸困难、疼痛。

4.潜在并发症　出血、肺部感染和肺不张、支气管胸膜瘘、肺水肿、肺栓塞、心肌梗死、心律失常等。

(三)护理要点

1.常规护理

(1)病情观察:严密监测心率、血压、呼吸和氧饱和度及意识变化。如有异常,及时通知医生。

(2)体位护理:一般情况下,患者未清醒前取平卧位,头偏向一侧,以免呕吐物、分泌物吸入而致窒息或并发吸入性肺炎。清醒且血压稳定者,可改为半坐卧位,以利于呼吸和引流。特殊情况:①肺段切除者或楔形切除者,尽量选择健侧卧位,以促进患侧肺组织扩张。②全肺切除者,避免过度侧卧,可取1/4患侧卧位,以预防纵隔移位和压迫健侧肺而致呼吸循环功能障碍。③咯血或支气管瘘者,取患侧卧位。

(3)气道护理:①评估气管导管是否在位、通畅,气囊压力是否合适,肺部听诊,确认双肺复张是否良好。②按需吸痰,必要时行纤维支气管镜下吸痰。③评估影响气管拔管的高风险因素,及时汇报医生,制订拔管计划,并准备好二次插管和紧急气管切开用物。

④拔除气管插管后继续给予氧气吸入,根据血气分析结果调整给氧浓度。⑤定时协助患者翻身、坐起、叩背、咳嗽;鼓励并指导患者做深呼吸运动,促使肺扩张,预防肺不张或肺部感染等并发症。⑥呼吸道分泌物黏稠者,可遵医嘱行氧气雾化或超声雾化,以达到稀释痰液、解痉、抗感染的目的。

(4)胸腔闭式引流的护理:①保持管道密闭。水封瓶始终保持直立,长管没入水中3~4 cm;更换引流瓶或搬动患者时,先用止血钳双向夹闭引流管,防止空气进入;放松止血钳时,将引流瓶安置低于胸壁引流口平面的位置;随时检查引流管是否固定良好,引流装置是否密闭。②严格无菌操作。保持伤口敷料清洁、干燥;更换引流装置时,严格遵守无菌技术操作原则;引流瓶位置低于胸壁引流口平面60~100 cm,以防止瓶内液体逆流入胸腔,造成逆行感染。③保持引流通畅。防止引流管受压、堵塞、脱开。患者取半卧位,经常改变体位,鼓励患者咳嗽和深呼吸,以利于胸腔内液体和气体的排出,促进肺复张。全肺切除术后胸腔引流管一般全钳闭或半钳闭,保证术后患侧胸膜腔内有一定的胸液,维持双侧胸腔内压力平衡,防止纵隔过度摆动。密切注意水封瓶长管中水柱波动的情况,以判断引流管是否通畅。一般水柱上下波动范围为4~6 cm,若水柱波动过大,提示可能存在肺不张;若水柱无波动,提示引流管不通畅或肺已复张;若患者出现气促、胸闷、气管向健侧偏移等肺受压症状,则提示血块堵塞引流管,应立即通过捏挤或使用负压间断抽吸引流瓶中的短玻璃管,促使其恢复通畅,必要时做进一步处理。④观察记录引流。观察记录引流液的颜色、性质和量,一般术后24 h内引流量约为500 mL,为手术创伤引起的渗血、渗液及术中冲洗胸腔残余的液体。⑤意外脱管护理。若引流管从胸腔滑脱,立即用手捏闭胸壁伤口周围皮肤及皮下组织,避免直接接触伤口,同时呼叫医师。医师到场后立即进行消毒处理并以凡士林纱布或无菌敷贴封闭伤口,必要时做进一步处理。

(5)输液护理:控制输液量和输液速度,防止心脏前负荷过重导致急性肺水肿。全肺切除后应控制钠盐摄入,24 h补液量控制在2 000 mL以内,速度以20~30滴/min为宜,同时准确记录出入量。

(6)镇静镇痛管理:评估患者疼痛的性质和强度,遵医嘱应用镇静镇痛药物,观察用药效果及不良反应,及时反馈并记录(具体方案见本章第一节AICU镇静镇痛护理内容)。

2. 并发症护理

(1)出血:若引流液持续2 h都超过4 mL/(kg·h)、呈鲜红色、有血凝块,患者出现烦躁不安、血压下降、脉搏增快、尿量减少等血容量不足的表现时,应考虑有活动性出血。此时应密切观察患者的生命体征,定时检查伤口敷料及引流管周围的渗血情况,注意胸腔引流液的颜色、性质和量。一旦有活动性出血表现时,立即通知医生,遵医嘱输血、补液,应用止血药物,做好开胸探查止血的准备。

(2)肺部感染和肺不张:由于麻醉药物不良反应使膈肌活动受抑制、术后软弱无力、疼痛等。患者术后不能有效咳嗽排痰,导致分泌物堵塞支气管,引起肺部感染、肺不张。此时,患者会出现心动过速、体温升高、哮鸣音、发绀、呼吸困难等症状。肺部感染及肺不张重在预防,患者清醒后应鼓励其咳嗽、咳痰,痰液黏稠者给予氧气雾化或超声雾化,必要时协助医生行纤维支气管镜下吸痰,病情严重时可行气管插管或气管切开,确保呼吸道通畅。

(3)支气管胸膜瘘:术后 3~14 d 仍可从胸腔引流管持续引出大量气体,患者出现发热、刺激性咳嗽、痰中带血或咳血、呼吸困难等症状。一旦发生,立即汇报医生;置患者于患侧卧位,以防漏液流向健侧;遵医嘱使用抗生素预防感染;继续行胸腔闭式引流;小瘘口可自行愈合,但应延长胸腔闭式引流的时间,必要时可再次开胸手术修补。

(4)肺水肿:患者出现呼吸困难、发绀、咳粉红色泡沫痰时,应立即减慢输液速度,控制液体入量;给予高流量氧气吸入;遵医嘱给予强心、利尿、镇静和激素治疗,安抚患者紧张情绪。

(5)肺栓塞:与原有周围血管疾病、术后血液高凝、长期卧床及术中肺血管壁的损伤等有关。对于存在高危因素的患者,指导患者进行踝泵运动或直腿抬高运动。病情允许的情况下,协助患者早期下床活动,促进血液回流。遵医嘱应用抗凝药物,预防血栓形成。患者突然发生不明原因血氧饱和度下降、呼吸困难、咳嗽、咯血、面色苍白、出冷汗等,并有脑缺氧症状时,应绝对卧床休息,高浓度吸氧;控制输液量及速度、镇静镇痛、抗休克治疗和护理;遵医嘱给予抗凝治疗或溶栓治疗,监测凝血功能,观察引流管引流及皮肤是否有出血征象。

二、食管癌手术

(一)概述

食管癌是指从咽喉到食管、胃结合部之间食管上皮来源的癌,是一种常见的消化道恶性肿瘤,目前被列为全球第八大癌症。主要表现为吞咽食物时有哽咽感、异物感、胸骨后疼痛或明显的吞咽困难;若发生转移或侵犯临近器官,可出现疼痛和被累及器官的相应不适。临床对于该病的治疗多以手术治疗为主要治疗方案。但手术治疗不可避免会导致患者出现各种心理刺激及躯体创伤刺激,对患者的术后康复造成不良影响。因此食管癌患者围手术期给予有效的护理干预对于改善患者的预后有积极的意义。

(二)观察要点

1.引流管的观察　胃管、胸腔引流管、纵隔引流管等。

2.潜在并发症　反流误吸、吻合口瘘、出血、乳糜胸等。

(三)护理要点

1.常规护理

(1)病情观察:术后常规给予心电监护,严密监测患者的心率、血压、呼吸频率及节律等生命体征的变化。

(2)体位护理:无禁忌证患者应予以抬高床头,避免胃液反流至食管而出现反酸、呕吐等症状。

（3）饮食护理：①最新版的加速康复外科专家共识指出，手术后患者首选肠内营养，术后应在 24 h 内遵医嘱进行口服喂养，不能经口进食的患者，通过管饲尽早给予肠内营养。循序渐进，于术后 3 ~ 6 d 达到营养需求目标。②严重营养不良、术前行化学治疗、严重糖尿病等发生吻合口瘘风险较高的患者，需禁饮禁食 3 ~ 4 d，持续胃肠减压，遵医嘱予以肠内和肠外营养支持，避免术后吻合口瘘的发生。③避免进食生、冷、硬的食物。

（4）管路护理：①胃管在位、通畅，保持负压。如胃管不慎脱出，不可盲目重新置入，以免引发吻合口瘘；严密观察引流量、性质及颜色并准确记录；为防止胃管堵塞，每次输注前后、连续输注过程中每间隔 4 h、特殊注药前后，均以温开水 20 ~ 30 ml 脉冲式冲洗管道，防止营养液残留堵塞管腔。②保持胸腔引流管的密闭，严格无菌操作，保持引流通畅，观察记录引流情况，预防和处理意外事件，做好拔管前后的护理。

（5）镇静镇痛管理：评估患者疼痛的性质和强度，遵医嘱应用镇静镇痛药物，观察用药效果及不良反应，及时反馈并记录。

2. 并发症护理

（1）反流误吸：患者术后由于麻醉未完全清醒及食管部分切除后正常的抗反流机制破坏或丧失，容易发生反流误吸，术后应抬高床头，及时检查气管插管气囊压力，防止误吸发生。

（2）吻合口瘘：①嘱患者立即禁食；②遵医嘱予以抗感染治疗及营养支持；③若出现休克症状，应积极抗休克治疗；④需手术者，积极配合医师完善术前准备。

（3）出血：观察并记录引流液的性状、颜色、量。若引流持续 2 h 都超过 4 ml/（kg·h），伴血压下降、脉搏增快、躁动、出冷汗等低血容量表现，应考虑有活动性出血，及时报告医师，并做好再次开胸的准备。

（4）乳糜胸：①禁食，予以肠外营养支持；②若诊断明确，迅速协助放置胸腔闭式引流，必要时低负压持续吸引，以及时引流胸腔内的乳糜液，使肺膨胀；③需行胸导管结扎术者，积极配合医师完善术前准备。

第四节 胃肠外科手术术后患者的护理

胃肠外科是普通外科的重要组成部分，是专门研究和治疗消化系统疾病的学科，主要涉及胃、大肠、小肠等器官的疾病。胃肠外科手术方式除了传统的开腹手术，也有腹腔镜手术，目前，腹腔镜手术技术已经非常成熟。本节主要介绍胃癌根治手术、直肠癌手术、袖状胃切除手术患者在麻醉重症监护室的监测与护理。

一、胃癌根治手术

（一）概述

胃癌是指发生于胃上皮组织的恶性肿瘤，是我国最常见的消化道恶性肿瘤之一，死

125

亡率居恶性肿瘤第 2 位。好发年龄在 50 岁以上,男性发病率明显高于女性,男女比例约为 2∶1。其治疗以手术切除为主。

(二)观察要点

1. 腹部情况　腹痛、腹胀、腹膜刺激征。

2. 引流的观察　引流管是否通畅,引流液的颜色、性质、引流量。

3. 切口观察　有无渗血、渗液。

4. 潜在并发症观察　出血、CO_2 气腹相关并发症、吻合口残端破裂或吻合口瘘、胃排空障碍和术后梗阻等。

(三)护理要点

1. 常规护理

(1)观察病情:密切观察生命体征、意识、尿量、伤口渗血、渗液和引流液情况。

(2)疼痛护理:胃部手术是腹上区手术,术后术区疼痛对患者呼吸、早期活动均产生较人影响。有效的镇痛可以缓解患者紧张和焦虑,提高早期进食、早期活动等的依从性。因此,应评估患者的疼痛程度,根据医嘱给予镇痛药物,可采用多模式镇痛,减少阿片类药物用量。

(3)引流管护理:①妥善固定并准确标记各引流管,避免脱出,一旦脱出后不可自行插回;②保持引流通畅,防止受压、折叠等,经常挤捏各引流管以防堵塞;若堵塞,可在医师指导下用注射器抽取生理盐水试冲洗引流管;③观察并记录引流液的颜色、性质和量。部分患者胃管需接负压吸引装置,应避免负压过大损伤胃黏膜;术后 24 h 内可经胃管引流出少量血性液体或咖啡样液体,若有较多鲜红色血性液体,应及时报告医师并配合处理。

(4)营养支持:①肠外营养支持。术后胃肠减压期间及时输液以补充患者所需的水、电解质和营养素,必要时输血清白蛋白或全血,以改善患者的营养状况,促进切口愈合。详细记录 24 h 出入量,为合理输液提供依据。②肠内营养支持。对术中放置空肠喂养管的胃癌根治患者,术后早期经喂养管输注肠内营养液,以改善患者的全身营养状况、维护肠道屏障结构和功能、促进肠功能早期恢复、增加机体的免疫功能以及促进伤口和肠吻合口的愈合等。根据患者的个体状况,合理制订营养支持方案。护理时注意妥善固定喂养管;保持喂养管的通畅;控制营养液的温度、浓度和速度;观察有无恶心呕吐、腹痛、腹胀、腹泻和水及电解质紊乱等并发症的发生。

2. 并发症护理

(1)术后出血:发生在术后 24 h 以内的出血,多因术中止血不彻底;术后 4～6 d 发生的出血,多因吻合口缝线处感染或黏膜下脓肿腐蚀血管所致。护理人员应加强对胃肠减压引流液的观察,若术后短期内不断引流出鲜红色血性液体,持续不止,应及时报告医生处理,遵医嘱使用止血药物、用冰生理盐水洗胃或输血;若不能有效止血或出血量≥500 mL/h 时,应积极完善术前准备。

（2）CO_2 气腹相关并发症：多为十二指肠残端处理不当或张力过高所致。①术后取半卧位，保持呼吸道通畅，低流量给氧、深呼吸、促进 CO_2 排出；监测呼吸状态和血氧饱和度，必要时行动脉血气分析，纠正酸中毒；及时安抚患者，减轻其焦虑；②皮下气肿者取半卧位或坐卧位，症状轻者，一般 3～5 d 可自行吸收；症状重者及时汇报医生，准备穿刺排气用物。必要时做血气分析，纠正酸中毒。

（3）吻合口残端破裂或吻合口瘘：与缝合不当、吻合口张力过大、组织供血不足有关，贫血、低蛋白血症和组织水肿者易发生。多发生在术后 1 周内，患者出现高热、脉速等全身中毒症状。出现弥漫性腹膜炎的吻合口破裂患者须立即手术，做好急诊手术的准备；形成局部脓肿、外瘘或无弥漫性腹膜炎的患者，进行局部引流，注意及时清洁瘘口周围皮肤并保持干燥，以免皮肤破损继发感染；禁食、胃肠减压；合理应用抗生素和给予肠外营养支持，纠正水、电解质紊乱和维持酸碱平衡。经上述处理后，多数患者吻合口瘘可在 4～6 周自愈；若经久不愈，须再次手术。

（4）胃排空障碍：精神因素、输出袢痉挛、吻合口水肿、低蛋白血症、饮食结构改变、长期应用抑制胃肠运动的药物、大网膜吻合口周围团块状粘连等均可导致胃肠动力障碍，胃排空延迟。常发生在术后 4～10 d，患者出现上腹饱胀、钝痛和呕吐，呕吐含胆汁胃内容物。消化道 X 射线造影可见残胃扩张、无张力、蠕动波少而弱，造影剂通过胃肠吻合口不畅。一旦发生，应禁食、胃肠减压，给予肠外营养支持，纠正低蛋白血症，维持水、电解质和酸碱平衡，应用胃动力促进剂，也可用 3% 温盐水洗胃。一般经非手术治疗均能治愈。

知识拓展

　　胃癌患者围手术期的能量摄入应尽量接近实际消耗，保持能量平衡。推荐采用间接测热法对患者静息能量消耗进行测定，或体重公式进行估算，按照 25～30 kcal/（kg·d）来计算能量的目标需要量，但需要根据患者的年龄、活动量等情况进行校正和调整，理想的实际补充量应达到目标需要量的 80% 左右。患者术后早期可相对低热量供能[15～25 kcal/（kg·d）]；胃癌患者围手术期蛋白质供应推荐按照 1.2～1.5 g/（kg·d）计算蛋白质需要量；接受大型手术的患者或处于重度应激反应的患者按照 1.5～2.0 g/（kg·d）补充蛋白质。

二、直肠癌手术

（一）概述

　　直肠癌是指齿状线至乙状结肠交界处的恶性肿瘤，是由直肠组织细胞发生恶变而形成，多发于 30～60 岁，是消化道常见恶行肿瘤之一。

（二）观察要点

1. 腹部情况　腹痛、腹胀、腹膜刺激征。
2. 伤口情况　伤口有无渗血、渗液；肠造口状态有无异常。
3. 引流的观察　引流是否通畅，引流液的颜色、量、性质，胃肠减压是否有效。
4. 潜在并发症　切口感染、造口及造口周围皮肤常见并发症、CO_2 气腹相关并发症等。

（三）护理要点

1. 常规护理

（1）病情观察：严密监测患者生命体征及腹部情况，有无腹痛、腹胀、腹膜刺激征、移动性浊音等。

（2）体位护理：全身麻醉尚未清醒者，若无特殊禁忌，应协助其取平卧位，头偏向一侧。病情平稳后，可改为半卧位，以利于患者呼吸和引流。低位直肠癌保肛手术直肠内放置引流管患者需保持平卧位。

（3）引流管护理：①尿管。保持尿管通畅、会阴部清洁，观察尿液的颜色、性状和量，若出现脓尿、血尿、尿量少等，及时报告医师予以处理。②妥善固定引流管，保持引流管通畅；观察并记录引流液的颜色、性质和量；保持引流管口周围皮肤清洁、干燥，定时更换敷料。

（4）营养支持：术后早期禁食、胃肠减压，经静脉补充水、电解质及营养物质。术后 48～72 h 肛门排气或肠造口开放后，若无腹胀、恶心等不良反应，即可拔除胃管。饮水无不适后可进流质饮食，但忌食用易引起胀气的食物；术后 1 周进少渣半流质饮食，2 周左右可进普食。术后早期开始应用肠内全营养制剂，可促进肠功能的恢复，维持并修复肠黏膜屏障，改善患者营养状况，减少术后并发症。

（5）心理护理：术后首次让患者查看造口时，宜在清洁造口及周围皮肤后，避免视觉冲击，增加患者对造口的接受度；应主动与患者交谈，鼓励其说出内心感受，有针对性地进行帮助；鼓励患者参与造口自我护理。

2. 并发症护理

（1）切口感染：①监测患者的生命体征，观察切口有无充血、水肿、剧烈疼痛等；②遵医嘱预防性应用抗生素；③有肠造口者，术后 2～3 d 内取肠造口侧卧位，采用防水性伤口敷料保护腹壁切口，及时更换浸湿的敷料，避免从肠造口流出的排泄物污染腹壁切口；④若感染发生，选用抗菌类敷料；若有组织坏死，及时进行清创处理。

（2）造口常见并发症：①造口出血。出血量少时，可用棉球或纱布稍加压迫；出血较多时，可用 0.1% 肾上腺素溶液浸湿的纱布压迫或用云南白药粉外敷；大量出血时，立即汇报医生，做好缝扎止血的准备。②造口缺血或坏死。术后密切观察造口颜色并解除一切可能对造口产生压迫的因素。遵医嘱去除肠造口周围碘伏纱布，或将缺血区域缝线拆除 1～2 针，并观察血运恢复情况。若造口局部缺血或坏死范围 <2/3，可在缺血或坏死黏膜上涂洒伤口造口保护粉；若造口缺血或坏死范围 ≥2/3 或完全坏死，应及时报告医师予

以处理。③合并脱垂者、水肿难以消退且脱垂的肠管无法回纳,应注意观察和保护肠管,及时汇报医生。

(3)造口周围皮肤损伤:根据造口周围皮肤损伤部位、颜色、程度、范围、渗液情况等判断损伤的类型并予以处理。①潮湿性皮肤损伤:使用无刺激皮肤保护膜、造口粉或水胶体敷料,必要时涂抹防漏膏(条)或防漏贴环等。②过敏性接触性皮炎:立即停止使用含有过敏原的造口护理用品,遵医嘱局部用药。③压力性损伤:去除压力源并根据情况使用伤口敷料。

(4)CO_2气腹相关并发症:见本节第一部分中胃癌根治手术并发症的护理。

知识拓展

为尽早恢复正常排便功能,术后应进行排便节制功能训练,具体方法如下。

1.床上训练法　仰卧位,以头部和两足跟作为支点,抬高臀部,同时收缩会阴部肌肉,然后放下臀部,放松会阴部肌肉。如此反复20次,每日早晚各1遍。此运动可以增强腰、腹、臀、腿及盆腔肌肉,提高会阴部括约肌的功能。

2.夹腿提肛　仰卧,双腿交叉,臀部及大腿用力夹紧,肛门逐渐用力上提,持续5 s左右,还原,可逐渐延长提肛的时间。重复10~20次,每日2~3遍。

3.坐立提肛　先坐在床边,双足交叉,然后双手叉腰并起立,同时肛门收缩上提,持续5 s,再放松坐下。重复10~15次,每日2~3遍。

4.蹲足收肛　采取站立位,双手叉腰,两脚交叉,蹲起足尖,同时肛门上提,持续5 s,还原。重复10~15次,每日2~3遍。三餐后定时排便,即使没有便意也要坚持,刺激大脑皮质引起便意及排便反射,促使患者养成定时排便的习惯。

三、袖状胃切除手术

(一)概述

袖状胃切除手术又名腹腔镜缩胃手术,原理是利用腹腔镜把胃的大弯垂直切割出来,使胃部形成一个约150 mL的小胃囊,可容纳80~100 g的食物。它的好处是不需要在体内置入外来物,而且手术的减肥成效显著。

(二)观察要点

(1)生命体征。

(2)气道护理。

(3)管路的护理。

(4)潜在并发症:高碳酸血症和低氧血症、肺不张、出血、胃排空障碍、术后梗阻等。

（三）护理要点

1. 常规护理

（1）生命体征：密切监测患者生命体征及意识，重点监测动脉血氧分压与二氧化碳分压，如有异常，及时汇报医师。

（2）拔管护理：拔管时严格遵循人工气道拔管指征，采用半卧位或斜坡卧位拔管，减轻腹腔内容物对膈肌的压迫。拔管时做好放置口咽通气道或鼻咽通气道或紧急气道处理的准备。

（3）体位护理：床头抬高30°~45°，避免将患者置于平卧位。

（4）皮肤护理：做好压力损伤的评估与预防，注意班班交接。有皮肤状态改变时，及时对症处理（详见本章第一节 AICU 皮肤护理常规内容）。

（5）管道护理：肥胖患者留置外周静脉通路与动脉通路的难度较大，患者入室后做好管路的固定，保持引流通畅，严密观察引流液的颜色、性质和量。全身麻醉未苏醒前，做好对患者的保护性约束；对清醒患者做好健康宣教，强调管道的重要性，避免脱管。

2. 并发症护理

（1）高碳酸血症和低氧血症：予患者氧气吸入，嘱患者深呼吸及有效排痰，监测动脉血气分析，如有异常，及时汇报医师。

（2）肺不张：入室时听诊双肺呼吸音，避免高浓度氧通气，间断膨肺增加呼气末正压，达到拔管指征后遵医嘱及时拔除气管导管。

（3）出血：严密观察，遵医嘱予以止血药物、补液、输血等治疗，必要时做好再次手术探查止血的准备。

知识拓展

　　阻塞性睡眠呼吸暂停低通气综合征（obstructive sleep apnea hypopnea syndrome, OSAHS）是指患者在睡眠过程中反复出现呼吸暂停和低通气。临床上可表现为打鼾，且鼾声不规律，患者自觉憋气，甚至反复被憋醒，常伴有夜尿增多、晨起头痛、头晕和口咽干燥等一系列症候群。由于夜间反复出现大脑皮层的觉醒和觉醒反应，正常睡眠结构和节律被破坏，睡眠效率明显降低，易合并心脑血管疾病、如冠心病、高血压、脑卒中等，严重危害人类的健康。治疗前需要先诊断，多导睡眠图检测（polysomnography, PSG）是诊断 OSAHS 以及其程度的"金标准"。

第五节　肝胆胰腺外科手术术后患者的护理

肝胆胰疾病包括肝脏、胆道、胰腺三个方面的的疾病。因为三者在解剖学上的关系十分密切,有着非常相近的结构,从而统称为肝胆胰疾病。本章主要介绍胰十二指肠切除手术、胆囊切除手术患者在麻醉重症监护病房的监测与护理。

一、胰十二指肠切除手术

(一)概述

胰十二指肠切除术主要应用于治疗壶腹周围癌、胰头癌、中下段胆管癌、十二指肠癌等恶性肿瘤和慢性胰腺炎、胰头部肿块以及良性肿瘤。手术切除范围包括胰头(含钩突)、胆囊和胆总管、远端胃、十二指肠及空肠上段,同时清除周围淋巴结,再将胰腺、胆总管、胃和空肠吻合,重建消化道。

(二)观察要点

(1)生命体征。

(2)腹部体征及消化道症状:肝区疼痛、腹痛、腹膜刺激征等。

(3)引流管的留置、引流情况及伤口情况。

(4)疼痛:疼痛的部位、性质、程度等。

(5)实验室检查结果:血清电解质、红细胞计数等。

(6)潜在并发症:出血、感染、胆漏、胃排空延迟等。

(三)护理要点

1. 常规护理

(1)病情观察:①严密观察生命体征及意识状态,准确记录 24 h 出入量;②观察伤口及引流情况,注意腹部症状与体征的变化,及早发现腹腔脓肿等并发症;③加强对患者呼吸、循环及肾功能的监测。

(2)体位与活动:生命体征稳定的情况下,可取半卧位,以利于腹腔引流、减轻腹痛、改善呼吸循环功能。术后早期协助患者勤翻身,鼓励患者早期下床活动,以防肠粘连。

(3)疼痛护理:掌握疼痛评估的时机与方法,及时、准确地为患者进行疼痛评估,评估内容包括疼痛部位、程度、频次、性质等。可通过分散患者注意力、改变体位、控制环境因素等缓解疼痛;诊断明确时,遵医嘱使用镇静镇痛药物(详见本章第一节 AICU 镇静镇痛护理)。

（4）管路护理：①妥善固定并准确标记各引流管,避免脱出,一旦脱出后不可自行插回。对清醒患者进行知识宣教,强调管道的重要性,必要时遵医嘱行保护性约束,避免脱管。②保持引流通畅,防止受压、折叠等,经常挤捏各引流管以防堵塞;若堵塞,可在医师指导下用注射器抽取生理盐水试冲洗引流管。③观察并记录引流液的颜色、性质和量。发现异常,如引流液颜色由浅变深、引流液异常增多且颜色鲜红时,及时汇报医师并协助处理。

（5）输液护理：遵医嘱补液,必要时适当补充白蛋白、血制品等,对于肝功能不良伴腹水者,术后遵医嘱严格控制水和钠的摄入。

（6）营养支持：术后禁食期间予以肠外营养支持,维持水、电解质平衡,必要时输注白蛋白。待肠蠕动恢复、肛门排气后停止胃肠减压,若无腹胀不适可拔除胃管,根据病情从流质饮食开始,逐步过渡到正常饮食。

2. 并发症护理

（1）出血护理：表现为①患者腹痛缓解后又突然加剧,同时出现烦躁、面色苍白、肢端温度下降、呼吸及脉搏增快、血压不稳或下降等表现;②腹腔引流管间断或持续引流出鲜红血液;③动脉血气分析或实验室结果提示血红蛋白和血细胞比容降低。一旦出现上述情况,立即通知医师并协助处理。护理措施：①取平卧位,禁止随意搬动患者;②建立静脉通路,以备快速补液、输血;③密切观察病情变化,包括生命体征、面色、意识、末梢循环及辅助检查结果等;④做好再次手术的准备。

（2）感染：术后严密观察患者有无高热、腹痛和腹胀、白细胞计数增高等。遵医嘱应用抗生素,加强全身支持治疗。形成腹腔脓肿者,做好脓肿切开引流或物理疗法的护理配合。

（3）胆漏：表现为腹部不适、黄疸和腹水、全身症状（如高热、寒战）等以及恶心、呕吐、食欲减退等其他伴随症状。出现上述情况通知医师协助处理。护理措施：①充分引流胆汁。取半卧位,安置腹腔引流管,保持引流通畅。②维持水、电解质平衡。③防止胆汁刺激和损伤皮肤。及时更换被胆汁浸湿的敷料,予以氧化锌软膏或皮肤保护膜涂敷局部皮肤。

知识拓展

随着机器人辅助腹腔镜手术系统的问世,微创手术技术又有了新的飞跃。机器人辅助系统手术与传统单纯腹腔镜手术有共同点,即安全、可行、更小的创伤。机器人辅助系统手术优势在于三维视觉成像和显微镜放大功能的应用可使小血管更易于辨认和处理,通常出血量更少。当机器人辅助胰十二指肠切除术在技术达到一定熟练程度后,其在手术时间上与传统开腹手术相比有所缩短,失血量及术后并发症发生率也较传统开腹手术减少。

二、胆囊切除手术

（一）概述

胆囊切除术是肝胆外科最常见的手术之一,适用于各种急慢性胆囊炎、有症状的胆囊结石、胆囊隆起性病变等。

（二）观察要点

（1）生命体征。

（2）观察有无腹痛、腹胀及腹膜刺激征等症状。

（3）潜在并发症:出血、胆瘘、CO_2 气腹相关并发症等。

（三）护理要点

1. 常规护理

（1）病情观察:观察并记录生命体征;观察腹部体征,了解有无腹痛、腹胀及腹膜刺激征等;有引流管者,妥善固定引流管,观察并记录引流液的颜色、性质和量。

（2）体位与活动:清醒且血压稳定者,改为半卧位;鼓励并指导患者早期下床活动。

（3）饮食护理:腹腔镜术后禁食 6 h,术后 24 h 内饮食以无脂流质、半流质为主,逐步过渡到低脂饮食。

2. 并发症护理

（1）术后出血:观察生命体征、腹部体征和伤口渗血情况;有腹腔引流管者,观察引流液的颜色、性质和量。如出现面色苍白、冷汗、血压下降、引流管引流出大量血性引流液等情况,及时汇报医师并做好抢救准备。

（2）胆瘘:保持引流管通畅,及时充分地引流;保持伤口敷贴清洁、干燥,做好伤口处皮肤的护理。

（3）CO_2 气腹相关并发症:动态监测动脉血气,如有异常及时汇报医师处理(详见本章第四节中胃癌根治手术并发症的护理)。

第六节　骨科手术术后患者的护理

骨科学又称矫形外科学,是专门研究骨骼肌肉系统的解剖、生理与病理,运用药物、手术及物理方法保持和发展这一系统的正常形态与功能,以及治疗这一系统的伤病的学科。骨科疾病包括骨及关节损伤、退行性改变、感染、肿瘤等,会不同程度影响患者的运动功能,影响患者的生活质量。复位、固定、功能锻炼作为骨关节损伤三大治疗原则,需要与护理密切配合才能起到应有的效果。本节主要介绍颈椎手术、关节置换手术(适用于髋、膝关节置换或翻修手术)、脊柱矫形手术患者在麻醉重症监护病房的监测与护理。

一、颈椎手术

(一)概述

颈椎病是指因颈椎退行性变性引起颈椎管或椎间孔变形、狭窄,刺激、压迫颈部脊髓、神经根,并引起相应临床症状的疾病。颈椎病常见 6 种分型:颈型、神经根型、脊髓型、椎动脉型、交感神经型和混合型。颈椎病的手术治疗方法可分为颈椎前路手术、颈椎后路手术和颈椎前后路联合手术。在患者疾病康复的过程中,护理干预表现出显著的价值,手术后及时有效地对患者实施专科护理,能够有效减少并发症的发生。

(二)观察要点

1. 病情观察　观察患者生命体征、切口及周围软组织、引流等情况,重点观察呼吸状态,包括次数、深浅度、节律和频率。

2. 神经功能　四肢感觉、运动、反射。

3. 皮肤的观察　硬质颈托压迫部位、被迫体位压迫部位。

4. 支具佩戴是否正确。

5. 潜在并发症　颈部血肿、喉头痉挛、呼吸困难、喉返神经损伤、喉上神经损伤及轴性痛、食管损伤、颈 5 神经根麻痹、脑脊液漏、手术植入物相关性并发症、颈椎术后后凸畸形僵硬等。

(三)护理要点

1. 常规护理

(1)神经功能:评估患者四肢感觉运动有无进行性减退,并与术前进行对比。若患者出现肢体麻木、大小便异常等情况,及时汇报医师并配合处理。

(2)皮肤护理:认真落实交接班制度,仔细检查患者入室时的皮肤情况。进行压力性损伤评估,并根据评估结果实施预防措施,如予以泡沫敷料、棉垫、水胶体敷料或垫枕等。若皮肤状态有改变,及时对症处理,必要时可请伤口造口小组进行会诊。

(3)体位与活动:术后抬高双下肢,促进静脉回流。为避免压力性损伤,至少每 2 h协助患者翻身一次。翻身时采用轴线翻身法,即患者头部、肩部、背部和臀部在一条直线上,保持脊柱中立位。卧床期间可不佩戴颈托,头部两侧可放置沙袋以保持头部制动,翻身时需佩戴颈托。

(4)呼吸道的管理:拔除气管导管前充分评估患者意识、肌力、呼吸及气道情况,可行漏气试验或颈部 CT 判断患者气道水肿程度,必要时遵医嘱延迟拔管。拔管前充分吸痰,动作轻柔,尽量减少患者呛咳。拔管后,予以患者氧气吸入,密切关注患者有无血氧饱和度下降、呼吸困难等情况。

(4)切口与引流管的护理:定时查看颈托内敷料有无渗血、颈部是否肿胀,监测颈围的变化。颈部引流管保持有效负压,密切观察引流液的颜色、性质和量,避免引流管弯曲、打折或受压,保持引流的通畅。如有异常,及时汇报医师。

2. 并发症护理

(1)呼吸困难:是颈椎前路手术最危急的并发症,主要原因为切口内出血压迫气管、喉头水肿压迫气管、术中损伤脊髓或移植骨块松动、脱落压迫气管等。术后应密切观察患者呼吸功能的恢复情况,加强呼吸频率和节律观察,谨慎评估。一旦发生呼吸困难,或患者出现疼痛、喘憋、咽部异物感,心率、呼吸频率加快,血压升高,血氧饱和度降低,立即报告医生给予对症处理。同时,应做好重新插管、气管切开或二次手术的准备。

(2)颈部血肿:密切观察患者伤口敷料渗液、渗血情况以及引流液的变化,怀疑伤口出血时及时报告医生给予对症处理,避免形成血肿压迫患者呼吸道。

(3)脊髓神经损伤:术后密切观察患者意识、四肢肌力的变化及运动功能。

二、关节置换手术

(一)概述

关节置换手术采用金属、高分子聚乙烯、陶瓷等材料,根据人体关节的形态、构造及功能制成人工关节假体,通过外科技术植入人体内,代替患病关节功能,达到缓解关节疼痛、恢复关节功能的目的。关节置换手术主要包括髋关节置换术、膝关节置换术及两者的翻修术。

(二)观察要点

1. 患者情况　肢体血运、感觉、运动。
2. 深静脉血栓　肢端皮温、色泽、疼痛、肿胀。
3. 潜在并发症　深静脉血栓、关节脱位、双下肢不等长、感染等。

(三)护理要点

1. 常规护理

(1)病情观察:术后注意观察患者的意识、生命体征及肢端血运变化。尤其关注患肢的足背动脉搏动、颜色、温度、自觉症状等情况;术后体温>39 ℃时,要立即采取降温措施;注意观察引流液的颜色、性质及量的变化,如有异常,及时汇报医生。

(2)体位与活动:髋关节术后患者平卧时,患者患肢保持外展中立位,穿丁字鞋或持续皮牵引制动,双膝之间放软枕。避免将软枕置于膝关节的下方,以防髋关节屈曲型挛缩。翻身时,指导患者伸直术侧髋关节,两腿之间夹软枕。指导患者避免髋关节屈曲超过90°、内收超过中线和外旋。

(3)引流护理:保持引流管通畅,妥善固定;密切观察引流液的颜色、性状和量;观察敷料是否清洁、干燥。如有异常,及时汇报医师并协助处理。

(4)疼痛护理:掌握疼痛评估的时机与方法,及时、准确地为患者进行疼痛评估,评估内容包括疼痛部位、程度、频次、性质等。可通过分散患者注意力、改变体位、控制环境因素等缓解疼痛;诊断明确时,遵医嘱使用镇静镇痛药物(详见本章第一节 AICU 镇静镇痛护理)。

2.并发症护理

(1)深静脉血栓:因手术刺激及术后卧床,患者极易形成深静脉血栓,引起下肢静脉回流障碍及术后肢体肿胀,需密切关注患肢的肿胀、疼痛和末梢循环情况。关节置换手术后患者应尽量早期活动,早期活动可减少并发症发生,提高关节功能,但目前早期活动的开始时间和活动内容尚未统一。有已知出血性疾病(如血友病),或有出血高风险(如严重创伤),或患有活动性肝病,或禁忌药物治疗的患者使用机械加压装置预防深静脉血栓,首选间歇充气加压装置。一旦出血风险降低到可接受水平,应立即转换为药物预防措施或增加药物预防措施。

(2)关节脱位:约10%的髋关节后脱位会合并坐骨神经损伤,多表现为以腓总神经损伤为主的体征,出现足下垂、趾背伸无力、足背外侧感觉障碍等,大多数患者可于术后逐渐恢复。若出现以上情况,及时汇报医师并协助处理。

(3)双下肢不等长:应定时观察其双下肢长度是否等长,如有异常,及时汇报医生。

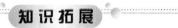

知识拓展

　　1.创伤骨科患者静脉血栓栓塞症的基本措施预防　①手术操作轻柔、精细,避免损伤静脉内膜;②规范使用止血带;③术后抬高患肢,防止深静脉回流障碍;④做好静脉血栓栓塞症(venous thromboembolism,VTE)的相关知识宣教,鼓励患者勤翻身、早期功能锻炼、主动和被动活动、做深呼吸和咳嗽动作;⑤术中和术后适度补液,避免脱水;⑥建议患者改善生活方式,保持良好的生活习惯。

　　2.创伤骨科患者静脉血栓栓塞症的物理预防措施　可使用足底静脉泵、间歇充气加压装置及梯度压力弹力袜等,利用机械原理促使下肢静脉血流加速,减少血液滞留。

　　3.创伤骨科患者静脉血栓栓塞症的药物预防措施　合理使用抗凝药物可降低VTE风险,但对有出血风险者应权衡血栓形成与出血风险的利弊。

三、脊柱矫形手术

(一)概述

脊柱侧弯会使患者的胸廓变形,严重影响患者的仪表和身心健康,严重的畸形可致胸部缩窄、心肺受压及脊髓受压。脊柱矫形手术因手术时间长、术中剥离范围广、出血多,术后并发症的发生率高,因此术后护理和观察尤为重要。

(二)观察要点

1.呼吸功能　呼吸频率、节律、幅度、血氧饱和度等。

2.神经功能　双下肢感觉、运动、反射等。

3.心理状态　焦虑、抑郁、恐惧等。

4.潜在并发症　呼吸系统、神经系统、胃肠道系统相关并发症。

（三）护理要点

1.常规护理

（1）病情观察:脊柱侧凸矫形手术创伤大、出血多,易导致血容量不足,而低血容量往往会影响脊髓功能的恢复,术后应密切观察患者各项生命体征的变化。

（2）体位护理:术后睡硬板床,翻身时多人合作轴线翻身;侧卧时将软枕垫于患者背部、腰部、双膝之间,使患者卧位舒适并防止脊柱扭曲。

（3）脊髓神经功能的观察:由于术中牵拉可造成神经根牵拉伤、脊髓挫伤,低血容量可影响脊髓供血而出现相应神经功能障碍,术后硬膜外血肿的直接压迫也可造成脊髓损伤,所以术后应严密观察患者四肢以及手指、足趾的运动功能和皮肤感觉状态。

（4）呼吸道的管理:术后严密监测患者呼吸功能,及时有效评价血氧饱和或氧失饱和状态,可早期发现低氧血症,便于病情评价及调整治疗方案;由于脊柱畸形,肺容量和流量降低,全身麻醉手术、俯卧手术时间长及气管插管刺激黏膜导致咽喉部疼痛以及伤口疼痛等原因,影响患者的自主咳嗽及深呼吸,使分泌物不能排出,容易发生肺部感染,所以患者清醒后应指导其做深呼吸、腹式呼吸运动并鼓励患者进行有效的咳嗽,遵医嘱予雾化吸入,尽量使患者可以自主咳出痰液,保持呼吸道的通畅。

（5）疼痛的护理:脊柱侧弯手术创口大,剥离范围广,患者术后切口疼痛显著且持久,应根据患者主观感受遵医嘱应用镇痛药物,可避免出现痛觉过敏、异常疼痛,从而提高患者术后舒适度,达到无痛睡眠、无痛休息、无痛活动。

（6）切口与引流管的护理:注意观察切口敷料渗血情况,由于手术创伤大,出血多,切口渗血严重者应及时通知医生,查明原因并更换敷料,保持敷料外观清洁、干燥,必要时给予加压包扎,以利于压迫止血;保持引流管通畅,妥善固定引流管,防止引流管受压、反折,密切观察引流管有无漏气、导管有无松脱以免影响引流效果,观察并记录引流液的颜色、性质和量的变化。

（7）皮肤护理:认真交接班,重点关注术中受压部位皮肤情况。对患者进行压力性损伤风险评估,并根据评估结果采取相应的护理措施,如将受压部位悬空或使用减压贴、使用棉垫包裹引流管与皮肤接触的部位、悬空足跟部、定时协助患者翻身等。

（8）心理护理:脊柱侧弯手术患者年龄偏小,陌生环境容易导致患儿出现恐惧、焦虑等心理问题。护理人员应密切关注患儿心理状态,及时对其安抚,必要时可让家属共同参与护理计划。

2.并发症护理

（1）呼吸系统并发症:脊柱侧凸患者多数存在不同程度的肺功能障碍,另外手术疼痛也会使肺活量降低,应密切观察患者呼吸情况,及时清理呼吸道分泌物,密切监测血氧饱和度。注意保暖,预防上呼吸道感染,遵医嘱给予雾化吸入,同时加强呼吸功能训练,增加肺活量,预防肺不张。指导患者进行有效的咳嗽、咳痰。

（2）胃肠道并发症：严重脊柱侧凸患者术前脊柱塌陷，术后因躯干延长、脊柱伸展使位于肠系膜上动脉与腹主动脉之间的十二指肠受压梗阻而出现肠系膜上动脉综合征。因此脊柱矫形术后尚应密切观察患者腹部体征变化及排气情况，给予必要的腹部按摩以促进胃肠蠕动。认真倾听患者主诉，如出现恶心、腹痛、腹胀、肠鸣音减弱或呕吐胆汁样液体，应立即向医生汇报，并遵医嘱给予对应护理措施。

（3）神经系统并发症：脊髓或神经损伤是脊柱矫形手术的严重并发症，其中以脊髓损伤为主，出现双下肢全瘫、一侧或双下肢不全瘫（运动或感觉缺失）。术后应密切观察四肢感觉、运动情况，并评估患者足背动脉搏动情况。如有异常，及时汇报医师并协助处理。

第七节　手足显微外科手术术后患者的护理

手足是重要的劳动器官，受伤的概率较大，且解剖比较精细，功能特殊。手足损伤所涉及的范围非常广，可造成皮肤、血管、神经、肌腱、骨和关节的损伤，造成不同程度的功能障碍，严重影响患者的生活和工作。本节主要介绍断肢（指）再植手术、截肢手术患者在麻醉重症监护病房的监测与护理。

一、断肢（指）再植手术

（一）概述

肢（指）体离断多由外伤导致，包括完全或不完全性离断。断肢（指）再植是对离断的肢（指）体，采用显微技术对其进行清创、血管吻合、骨骼固定以及修复肌腱和神经，将肢（指）体重新缝合到原位，使其完全存活并恢复一定功能的精细手术。

（二）观察要点

（1）生命体征。

（2）再植肢或指体皮肤颜色、温度、毛细血管充盈时间、动脉搏动情况。

（3）患肢或指感觉和运动功能恢复程度以及肢或指体功能锻炼情况。

（4）潜在并发症，如休克、血管危象、急性肾衰竭、感染等。

（三）护理要点

1.常规护理

（1）病情观察：密切监测生命体征。

（2）疼痛护理：以患者主观评价为主，合理运用镇痛药物，且疼痛可引起再植肢体血管痉挛而影响血供。同时，注意观察用药效果及不良反应。

（3）心理护理：意外伤残会给患者带来严重心理创伤。再植手术仅能恢复一定功能，因此需要给予患者足够的关心、安慰和心理支持，鼓励其勇敢面对，积极配合。

（4）体位护理：患者术后切忌大幅度的翻身、下地或者坐起等，以免因体位变化引起血液循环波动从而影响患肢的血供。

（5）皮瓣的护理：皮瓣的血管危象是导致手术失败的最常见因素，术后的皮瓣血运观察是术后护理最重要的部分。观察频率应为术后 24 h 内每小时观察 1 次，>24～48 h 每 2 h 观察 1 次，>48～72 h 每 3 h 观察 1 次，72 h 以后每 6 h 观察 1 次，术后第 5 天后可停止观察。若出现血管危象或其他并发症，则应保持每小时观察 1 次，直至血运平稳，再逐渐降低观察频率。需要注意的是应对比观察相邻时间点皮瓣的变化，单纯某个时间点的情况并不一定能说明皮瓣的状态。观察内容如下。①皮瓣的血运：在自然光下与周围健康皮肤比较，正常皮瓣颜色应与健康皮肤一致或稍红，术后 48 h 后皮瓣应略充血，色偏红。若颜色发绀、表面有水疱，则表明皮瓣静脉回流障碍，若皮瓣颜色发白，则提示血液供应不足或血管痉挛。②毛细血管充盈速度：用无菌棉签轻压皮瓣后迅速抬起，若皮色在 1～2 s 内恢复，则血运正常，若皮色在 1 s 内未恢复甚至无变化，则提示静脉回流障碍，若恢复时间>2 s，则提示动脉痉挛或栓塞。③皮瓣温度：烤灯照射下，皮瓣温度应与周围皮肤相近，或略高于健处 1～2 ℃，如果低于健处 3 ℃以上并伴有颜色改变，常提示血液循环障碍。一般情况下，皮温维持在 31 ℃以上属正常，如皮温降至<27 ℃，常提示动脉性血液循环障碍，若皮温降至 27～31 ℃，常提示静脉性血液循环障碍。凡皮温突然降低≥3 ℃，或持续性较健侧低 3 ℃以上，可能需行手术探查。④皮瓣肿胀程度：皮瓣肿胀可使皮瓣张力增加，影响皮瓣血运。观察皮瓣时可用手指轻轻按压皮肤，感受皮肤组织张力，检查皮下有无积血和（或）积液。正常情况下术后 48～72 h 为水肿高峰期，4 d 后逐渐消退。若皮瓣过于肿胀或张力过大，应及时报告医生给予处理。

2. 并发症护理

（1）休克：患者因创伤大、出血多，容易出现低血容量性休克。患者若出现低血压、中枢神经系统症状，如意思不清、牙关紧闭等情况，要警惕休克的发生。一旦出现休克，需积极采取抗休克措施，如输血、输液等。

（2）血管危象：术后 48 h 内易发生。血管痉挛和栓塞可导致血管危象的发生。术后应抬高患肢，使之处于略高于心脏水平，以利于静脉回流，减轻肢体肿胀。活动时勿压迫患侧血管，以免影响患肢血流速度。再植肢体可局部加温，利于血液循环及局部保温。遵医嘱合理应用镇痛药物及抗凝解痉药物，以保持血管扩张，防止血管痉挛。一旦发现血管危象，应立即汇报医师，解开敷料，解除压迫因素，积极对症处理。

（3）急性肾衰竭：密切观察患者尿量并详细记录，同时观察患者意识，有无心律失常、恶心呕吐、皮肤瘙痒等症状。若 24 h 尿量<500 ml 或每小时尿量<30 ml，及时汇报医生并遵医嘱处理。

（4）伤口感染：伤口感染可直接威胁再植肢体的成活，严重时还可危及患者的生命安全。术后应严格按照无菌技术要求进行各项治疗和护理操作，保持局部干燥、清洁，敷料污染或浸湿后及时更换。如患者出现高热，应打开创口，观察是否有局部感染。遵医嘱应用抗生素预防感染。

二、截肢手术

(一)概述

截肢手术是指经骨或关节将已丧失生存能力、危害患者生命和没有生理功能的肢体解除的外科手段,是一项破坏性的手术。截肢常常会给患者带来不同程度的躯体残疾或缺陷和心理创伤,影响患者的预后及生活,因此,对此类患者做好术后护理有着极为重要的意义。

(二)观察要点

(1)生命体征。

(2)患肢切口渗血情况以及残端有无血肿、皮肤色泽及温度的变化。

(3)负压封闭引流(vacuum sealing drainage,VSD)置管护理。

(4)心理状况:有无恐惧、自卑、悲伤等心理反应。

(5)潜在并发症:出血、肢体残端感染、残端窦道和溃疡、残肢疼痛、关节挛缩等。

(三)护理要点

1. 常规护理

(1)病情监测:严密监测患者生命体征,观察切口敷料渗血以及引流管通畅情况,记录引流液的颜色、性质及量的变化;卧床时注意保护患者皮肤,避免发生压力性损伤。

(2)残肢护理:术后严密观察残肢的情况,有无出血、渗液,同时注意观察残肢皮温、血运、知觉和肿胀情况;保持残端清洁、干燥、无压迫,预防残端压伤及感染,外敷料包扎松紧度要适宜;遵医嘱保持患者体位正确摆放,预防残肢挛缩,使患肢维持在功能位。

(3)VSD引流管的护理:保持引流通畅,引流管各接头连接完好,引流管无弯曲、受压或折曲,严格记录引流液的颜色、性质和量的变化;遵医嘱抬高患肢,以利于改善患者的血液循环,减轻肢体肿胀,同时保持引流管处于低位;持续负压引流时,遵医嘱设置负压值。

(4)心理护理:失去肢体对患者是一个巨大的打击和痛苦,心理会有较大的波动变化,应了解患者的心理状况,结合患者的身份和背景,及时给予心理安慰和支持,帮助患者正确认识疾病,正视自我存在的价值。

2. 并发症护理

(1)切口出血:严密观察切口渗出以及引流液的性质,发现切口出血或引流液颜色明显改变时,及时报告医生予以处理,必要时压迫止血。

(2)幻肢痛:四肢肢体的某一部分被截除后,在一定时间内患者仍有患肢存在的幻觉,而且有实际患肢的所有空间特征,即为幻肢,当伴有疼痛时则为幻肢痛。术前曾有长期严重疼痛病史者更易发生幻肢痛。疼痛多为持续性,多以夜间为重,其特点和程度不一。因幻肢痛属精神因素疼痛,药物治疗并不能解决根本问题,可运用松弛疗法,注意患者的心理疏导和精神安慰。

(3)关节挛缩与畸形:由于截肢后部分肌肉被切断,会引起肌力不平衡,发生关节挛缩,将影响假肢的对线。因此,术后禁忌仰卧时抬高患肢、在会阴部垫枕头而使大腿外展、长期乘坐轮椅、用木拐将残肢抬起等不良姿势。术后将关节置于功能位,并早期进行功能锻炼使关节灵活无畸形。

(4)感染:患者因创伤应激、伤口污染、出血多、机体抵抗力下降等因素易发生创面感染。术前、术中、术后应遵医嘱及时应用抗生素、止血药物、维生素等。观察截肢部位皮温、敷料有无渗血及渗液情况,必要时做细菌培养。观察残肢有无水肿、发红、水疱、周围皮肤坏死,有无并发感染的征象。如有异常及时报告医生对症处理。同时,进行各项医疗和护理操作时应严格遵守无菌原则。

(5)残肢窦道或溃疡:加强残端护理,促进血液循环,注意残端皮肤的摩擦,提高皮肤的耐磨耐压,保持残端清洁,注意皮肤护理,发现周围皮肤发黑、异味时及时通知医生给予处理。皮肤糜烂如溃疡者,遵医嘱应用抗生素,形成窦道者需手术治疗。

第八节　甲状腺外科手术术后患者的护理

(一)概述

甲状腺的主要功能是合成、贮存和分泌甲状腺激素,其功能与人体各器官系统的活动和外部环境互相联系。

甲状腺癌是最常见的甲状腺恶性肿瘤,占全球癌症发病率的3.1%,是目前发病率最快的恶性肿瘤之一,女性中的发病率是男性的2~3倍。大多数甲状腺癌起源于滤泡上皮细胞,手术切除是各型甲状腺癌(除未分化癌)的基本治疗方法。

(二)观察要点

1.呼吸和发音　评估呼吸道是否通畅,呼吸节律、频率和发音状况。

2.引流情况　患者伤口敷料是否干燥,伤口引流是否通畅,是否固定牢固,注意观察引流液的颜色、性质和量。

3.潜在并发症　呼吸困难和窒息、喉返神经损伤、喉上神经损伤、甲状旁腺功能减退、吞咽困难、甲亢危象、乳糜漏等。

(三)护理要点

1.常规护理

(1)呼吸道护理:①指导患者进行深呼吸和有效咳嗽,必要时进行雾化吸入,使痰液稀释易于排出。②及时识别患者有无神经损伤引起的声音嘶哑和呼吸困难等情况。③若发生伤口肿胀、喉头水肿、气管塌陷等情况,配合医生进行紧急二次插管或者气管切开等操作,并做好护理记录。

(2)引流管道及伤口护理:妥善放置引流管,检查引流装置的负压状态,观察引流液的颜色、性质、量,保持引流通畅。观察颈部有无肿胀、敷料渗血等情况,若有出血,及时更换伤口处敷料,评估并记录出血情况,病情允许时,尽早拔除引流管。

(3)预防恶心和呕吐:甲状腺手术术中颈部需过度后仰,易造成脑部血流供应失调,可引起中枢性恶心呕吐。术后应根据情况应用止吐药物,预防和处理恶心呕吐,避免血管压力增高而引起伤口出血,同时也可促进患者术后尽早进食。

(4)疼痛护理:①观察患者疼痛的时间、部位、性质和规律,鼓励患者表达疼痛的感受。根据评估结果,对患者实施个性化的镇痛方案。②对患者进行健康指导:指导患者正确使用电子镇痛泵;指导患者咳嗽时用手固定颈部以减少震动导致的伤口处疼痛(详见本章第一节 AICU 镇静镇痛护理)。

2. 并发症护理

(1)呼吸困难和窒息:是最危急的并发症,多发生于术后48 h 内,临床表现为进行性呼吸困难、烦躁、发绀甚至窒息;可有颈部肿胀、切口渗血等。常见原因有切口内出血压迫气管、凝血功能障碍、手术创伤或气管插管导致喉头水肿、气管壁长期受肿大甲状腺压迫发生软化失去支撑而导致气管塌陷等。对因血肿压迫所致呼吸困难或窒息者,须立即配合进行床边抢救,迅速除去血肿,结扎出血的血管。若患者呼吸仍无改善则需行气管切开,待病情好转,再送手术室做进一步检查或其他处理。对喉头水肿所致呼吸困难或窒息者,应即刻遵医嘱应用激素,若呼吸困难无好转,可行气管切开。

(2)喉返或喉上神经损伤:注意患者有无声音异常,如失声、音色改变、音调降低、无力、声音嘶哑、严重的呼吸困难及进食水时出现反射性咳嗽等。暂时性的喉返神经损伤,经过理疗等及时处理后,一般可在3~6 个月内逐渐恢复,严重呼吸困难时应立即行气管切开。喉上神经损伤患者若出现声音嘶哑,可视情况进行声音治疗。存在误咽或呛咳风险的患者,需进行吞咽功能评估,根据评估结果选择合适性状的食物,并进行吞咽功能训练。

(3)甲状旁腺功能减退:多数患者症状轻且短暂,起初仅有面部、唇部或手足部的针刺感、麻木感或强直感;严重者可出现面肌和手足伴有疼痛的持续性痉挛,甚至可发生喉和膈肌痉挛,引起窒息而死亡。其主要系手术时甲状腺被误切除、挫伤或其血液供应受累致血钙浓度下降。一旦发生,需加强患者饮食指导,适当限制肉类,乳品和蛋类等含磷较高食品的摄入,以免影响钙的吸收。症状轻者,可遵医嘱口服钙剂或静脉注射钙剂。

知识拓展

甲状腺危象是甲状腺功能亢进最严重的并发症,多发生于甲状腺功能亢进未治疗或控制不良患者,在感染、手术、创伤或突然停药后,出现以高热、大汗、心动过速、心律失常、严重呕泻、意识障碍等为特征的临床综合征。预防甲状腺危象的关键在于术前应准备充分、完善,使血清甲状腺激素水平及基础代谢率降至正常范围后再手术。术后加强病情的观察和生命体征的监测,合理应用镇静、镇痛药物,以减轻患者的应激反应。一旦出现甲状腺危象的征象,立即通知医师并配合处理。

第九节　乳腺外科手术术后患者的护理

（一）概述

乳房疾病是女性的常见疾病,包括乳房组织结构异常、感染和肿瘤等。由于乳房是女性的第二性征器官,因此当乳房发生疾病,尤其是需要外科治疗时,不仅会影响女性的生理健康,而且会对其心理产生较大影响。

乳腺癌长期位居我国女性恶性肿瘤发病首位,且发病率呈逐年上升趋势。根据乳腺癌的病理特点分为非浸润性癌、浸润性特殊癌、浸润性非特殊癌、其他罕见癌,如炎性乳腺癌等。对病灶仍局限于局部或区域淋巴结患者,手术治疗是首选。手术适应证为 TNM分期的 0、Ⅰ、Ⅱ期和部分Ⅲ期的患者。已有远处转移、全身情况差、主要脏器有严重疾病、不能耐受手术者为手术禁忌。

（二）观察要点

（1）胸部弹力绷带是否包扎过紧,有无呼吸困难等。

（2）观察有无皮瓣皮下积液;患肢有无水肿,肢端血液循环情况。

（3）引流管是否通畅,引流液的颜色、性质和量等。

（4）心理状况,如观察患者有无紧张、焦虑、抑郁、恐惧等。

（5）潜在并发症,如出血、皮瓣坏死、皮下积液、上肢水肿、感染等。

（三）护理要点

1. 常规护理

（1）病情观察:严密观察生命体征变化,观察伤口敷料渗血和渗液情况并记录。若患者感到胸闷、呼吸困难,需警惕有胸膜损伤,应立即汇报医师。

（2）体位护理:病情允许的情况下取半卧位,以利于呼吸和引流。

（3）伤口护理:①确认有效包扎,确保皮瓣紧贴胸壁,防止积液积气。其间告知患者不能自行松解绷带,随意改变包扎的松紧度。若绷带松脱,应及时汇报医师重新加压包扎。②观察皮瓣颜色血液循环:注意皮瓣的颜色及创面情况,正常皮瓣的温度较健侧低,颜色红润,并与胸壁紧贴。③观察患侧上肢远端血液循环:若手指发麻、皮肤发绀、皮温下降、动脉搏动不能扪及,提示腋窝部血管受压,应及时调整绷带的松紧度。

（4）引流管护理:乳腺癌根治术后,皮瓣下常规放置引流管并接负压引流装置,压力大小要适宜。引流管需妥善固定并保持通畅,注意观察引流液的颜色、性质和量。术后 1~2 d,每日引流血性液 50~200 ml,之后颜色逐渐变淡,引流量逐渐减少。如有异常,及时汇报医师处理。

（5）功能锻炼:为减少和避免术后肢体功能障碍,应鼓励和协助患者早期开始患侧上肢的功能锻炼。锻炼时应循序渐进,术后 24 h 可指导患者活动手指和腕部,做伸指、握拳、屈腕等锻炼。术后 1~3 d,可进行上肢肌肉等长收缩,以促进血液和淋巴回流;可用健侧上肢或他人协助患侧上肢进行屈肘、伸臂等锻炼。逐渐过渡到肩关节的小范围前屈、后伸运动(前屈小于 30°,后伸小于 15°)。

(6)心理护理:关注患者情绪变化,了解其有无紧张、焦虑、悲观、恐惧等,及时给予其心理支持与安慰,使患者树立战胜疾病的信心。

2. 并发症护理

(1)出血:严密观察手术部位皮肤,若出现皮下青紫、淤紫,及时汇报医师处理。术后早期出血且出血量不多时,可进行局部加压包扎,以达到压迫止血的目的。若出血量大,要及时清创,结扎出血点。

(2)皮瓣坏死:若皮瓣颜色暗红或苍白,提示血液循环欠佳,应及时报告医师处理。

(3)上肢水肿:①避免损伤。预防上肢水肿应做到避免在患侧上肢测量血压、抽血、静脉输液或注射等;避免患肢过度活动、负重等。②抬高患肢。平卧时患肢下方垫枕抬高 10°~15°,肘关节轻度屈曲;半卧时屈肘 90°放于胸腹部;避免患肢下垂过久。③促进肿胀消退。出现上肢水肿后可向心性按摩患侧上肢,或进行握拳、屈肘和举重训练,指导患者做深呼吸运动,以促进淋巴回流。严重者用弹力带包扎或戴弹力袖,以促进淋巴回流。局部感染者,遵医嘱及时应用抗生素治疗。

(4)皮下积液:术后引流不畅或感染等均可导致积液的发生,需及时汇报医师处理。积液面积小时,可行穿刺抽吸并予以加压包扎。积液过多或多次抽吸无效时,可以重置负压吸引或皮片引流。

知识拓展

腹直肌转移肌皮瓣乳房再造即是将腹直肌带蒂肌及游离肌皮瓣转移至患侧乳房,实现乳房再造。从时间阶段上分为即时再造和延时再造,也叫一期再造和二期再造。一期再造是在乳腺癌根治术后立刻重建乳房,和手术治疗同时进行。二期再造则是在乳腺癌根治术后一段时间再进行。

手术区、供皮区肌皮瓣血运的观察及监测是其护理重点术后 24~72 h 是皮瓣出现血管危象的高峰期,应重点观察。术后 24 h 内每小时观察一次并详细记录,班班交接。主要包括皮肤颜色、皮肤温度、毛细血管充盈时间及肿胀情况、周围渗血渗液情况等。①皮瓣颜色:正常皮瓣应颜色红润。静脉回流障碍,表现为皮瓣呈青紫色、肿胀明显;动脉供血不足,表现为皮瓣呈苍白色、皮温凉,皮瓣皮纹增多甚至呈干瘪状态。②皮瓣温度:正常转移皮瓣 24~48 h 内温度略高于周围正常皮肤 1.0~1.5 ℃,48 h 后皮温正常或略低;如低于正常皮肤 2~3 ℃,则提示可能存在血液循环障碍,皮瓣存活率会降低。③皮瓣张力:分为低(皮瓣瘪陷、皮肤皱纹加深)、略低、正常、略高、高(皮纹变浅或消失)。正常皮瓣应饱满且富有弹性,早期可略高于周缘皮肤,3 d 后张力下降,1 周后接近正常皮肤张力。皮瓣张力低为动脉供血不足,皮瓣张力高为静脉回流不畅。④毛细血管充盈时间:以手指或棉棒轻压术区皮肤,使之苍白,然后迅速移开,正常者肤色 1~2 s 转为红润;充盈时间小于 1 s 提示静脉淤血;若充盈时间超过 3 s,提示动脉栓塞可能。⑤动脉血流搏动:多普勒超声检测动脉血流情况。正常动脉搏动清晰有规律有力,声音清晰且规则;若出现搏动减弱、声音减弱、不清晰、不规则,提示血液循环障碍。⑥出血情况:正常时轻刮或针刺皮瓣边缘,有新鲜出血。边缘不出血提示动脉供血不足,出血先为暗红色后变为鲜红色则提示静脉供血不足,总结如表 6-9-1。

表 6-9-1 皮瓣血运障碍的临床表现

观察指标	正常情况	动脉供血不足 (动脉危象)	静脉供血不足 (静脉危象)
温度	在室温,正常温度 34~35 ℃,一般术后 2~3 h,皮温恢复到邻近皮肤温度,略高出 1~2 ℃	皮温降低,低于邻近皮肤 1~2 ℃,或复温后又下降 2~3 ℃	早期皮温升高,后期皮温降低
毛细血管充盈时间	1~2 s	延长,>3 s	缩短,<1 s
皮纹张力	饱满,且富有弹性,早期可略高于周缘皮肤,3 d 后张力下降,1 周后接近正常皮肤张力	张力降低,皮纹增多	张力增高,皮纹消失
色泽	红润	青紫,肿胀	发亮,出现皮下淤点、瘀痕或水疱,按压有膨胀感
出血情况	轻刮或针刺皮瓣边缘,有新鲜出血	边缘不出血	出血先为暗红色,后变为鲜红色

第十节 口腔颌面外科手术术后患者的护理

口腔颌面外科学是口腔医学的一个分支,是以外科治疗为主,以研究口腔颌面部器官、软组织、硬组织和腺体的疾病防治为主要内容的学科。既是口腔医学的重要组成部分,也是临床医学的重要分支。由于口腔外科特殊的双重属性,其手术内容广泛,术后护理也极具专业特色。本节主要介绍口腔颌面肿瘤手术患者在麻醉重症监护病房的护理。

一、口腔颌面肿瘤手术

(一)概述

口腔颌面部肿瘤是指发生在口腔颌面部的肿瘤性病变。一般可分为良性、恶性以及肿瘤样病变。截至目前,外科手术仍是治疗口腔颌面肿瘤的首选方法。由于病变、手术创伤等因素导致气道解剖结构改变,术后患者一般需要延迟拔除气管导管以保障安全。因此,气道的管理是口腔颌面外科术后管理的重点。

(二)观察要点

1. 气道护理 了解手术方式、病灶位置、气道解剖结构的改变。

2. 皮瓣及供区情况 关注皮瓣颜色、温度及供区血液循环情况。

3. 口腔护理 关注口腔卫生状,预防口腔感染。

4. 潜在并发症 出血、感染、皮瓣血管危象、低氧血症、深静脉血栓、呼吸道梗阻等。

(三)护理要点

1. 常规护理

(1)病情观察:密切关注生命体征;保持引流管管道通畅,严密观察引流液的颜色、性质和量并记录。

(2)气道护理:关注患者的呼吸情况,及时清理口鼻腔分泌物,保持呼吸道通畅;拔除气管导管后,仔细观察患者舌体、口底及颈部是否出现肿胀,避免术后并发症的发生。

(3)体位护理:术后正确体位摆放是保证组织瓣血液供应、促进静脉回流,确保组织瓣成活的重要措施之一。应取平卧位,头正中制动 5 d,前 3 d 去枕,根据术中血管蒂的长短,术后遵医嘱头部可偏向患侧 15°~30°,以避免血管蒂、组织瓣过度牵拉,影响/利于组织瓣的血液循环。供区患肢垫枕抬高 15°~30°,以维持功能位,促进/利于静脉回流。制动期后患者应避免侧卧位,禁止患侧卧位,以防止组织瓣因受压或牵拉导致缺血坏死。特别是夜间巡视时,注意熟睡患者体位,及时纠正不正确姿势。

(4)疼痛护理:疼痛强烈时血管收缩,影响组织瓣血供,术后应合理应用镇静、镇痛药物,避免苏醒期剧烈呛咳或躁动,定时对患者进行疼痛及镇静评估,并根据评估结果及时对症处理。

（5）口腔护理：术后患者由于口腔禁食、吞吐功能暂时受限等原因，不能自行保持口腔清洁，需做好患者口腔护理，预防感染和口腔并发症。

（6）心理护理：由于手术原因，患者可能会存在恐惧、焦虑等情绪，尤其在保留气管导管期间，无法正常说话，长时间带管更容易让患者产生消极心理，护理人员应主动与患者沟通，安抚其情绪，使其重新树立信心。

2. 并发症护理

（1）出血护理：①定期观察切口是否有持续出血，并监测出血的程度；②根据医嘱进行止血处理，如局部冷敷、应用止血药物或压力敷贴；③建立血液制品的备用，以应对严重出血的情况。

（2）感染护理：①定期检查手术切口是否有红肿、分泌物或恶臭的迹象；②遵循无菌操作，保持切口清洁，并及时更换敷料；③根据医嘱进行抗生素治疗，以预防或控制感染。

（3）皮瓣血管危象：对组织瓣颜色及形态的演变进行动态观察，是早期发现血管危象的可靠检测方法。一旦出现血管危象，尽早行手术探查是挽救游离组织瓣的唯一有效方法。血管危象最易发生在术后 72 h 内，可通过移植组织瓣颜色、皮温、肿胀程度、毛细血管反应等方面进行全面观察，综合判断分析。如组织瓣颜色变浅或变白、皮纹增加、肿胀不明显，则提示有动脉供血不足的可能；如组织瓣颜色变暗、发花、有瘀斑、皮纹消失、水肿明显，则提示有动脉回流障碍的可能。当组织瓣颜色、皮温、肿胀程度、毛细血管反应等方面发现异常时及时通知医师并协助给予相应处理。

（4）呼吸道梗阻：保留气管导管期间，按需吸痰，保持导管通畅；拔除气管导管时严格遵循拔管指征，清除口鼻腔分泌物、血凝块等，同时，准备好负压吸引装置、吸氧装置，必要时备气管切开包；参照本章第一节镇静镇痛护理内容，做好镇静镇痛及舒适化治疗措施。

第十一节　耳鼻喉外科手术术后患者的护理

耳鼻喉外科手术涉及头颈部的重要解剖结构，如耳、鼻、喉及相关的血管、神经等，其手术操作可能会对听觉、呼吸、喉咙功能等产生影响。其临床诊疗发展的总趋势为在去除病变的基础上保留重要功能，改善患者生存质量。本节主要介绍鼻内窥镜手术、腭咽成形手术患者在麻醉重症监护病房的护理。

一、鼻内窥镜手术

（一）概述

鼻内窥镜手术是通过借助电子内窥镜的良好照明和配套的手术器械，在彻底清除病变的基础上，尽可能保留鼻腔及鼻窦的正常黏膜和结构，形成良好的通气和引流，促使鼻腔、鼻窦黏膜的形态和生理功能恢复良好的功能性手术。鼻内窥镜手术不仅适用于鼻息肉、鼻腔及鼻窦肿瘤等各种鼻部良恶性肿物的切除,而且可用于鼻中隔偏曲的矫正手术、鼻骨折的复位手术及鼻出血的止血探查,还可使一些以往必须经颜面部切口或开颅的疾病,经鼻内进路完成,其中垂体瘤、脑脊液鼻漏、视神经损伤、恶性突眼等多种手术疗效优于脑外科和眼科的传统方法。

(二)观察要点

(1)生命体征。

(2)手术部位渗血或出血情况。

(3)气道护理。

(4)潜在并发症,如出血、误吸、感染、视力障碍、脑脊液漏等。

(三)护理要点

1. 常规护理

(1)病情观察:①持续心电监护,确保患者生命体征平稳。②观察鼻腔填塞物有无松动、脱出,伤口有无持续渗血或出血,如有异常,及时汇报医师处理。

(2)体位护理:局麻术后患者取半卧位,以减轻头面部的充血和肿胀,减少不适;全身麻醉术后未清醒患者给予去枕平卧,头偏向一侧,防止呕吐物吸入气管,并及时清除呼吸道分泌物。

(3)气道护理:①拔除气管导管前,妥善固定管道,以防脱管;在患者完全清醒并恢复咳嗽反射及肌力后拔管。拔管前吸净口咽部及气道内分泌物、血液及手术碎片。②术后应密切观察患者的气道症状。鼻腔填塞或鼻黏膜肿胀等因素可致鼻腔阻塞,有发生通气不足、气道痉挛的风险。持续氧气吸入的同时,遵医嘱给予药物应用、雾化吸入等,确保呼吸道通畅及有效供氧。

(4)疼痛护理:鼻内窥镜手术后由于鼻腔填塞和鼻黏膜水肿,患者都有不同程度的阻塞性头痛、鼻痛。面部肿胀者早期给予鼻额部冷敷,减轻黏膜充血,减轻疼痛。必要时告知医生,遵医嘱给予镇痛药物,减轻患者的疼痛症状。

(5)健康教育:①告知患者不可因不舒适而将鼻腔填塞物自行取出,避免鼻腔再次出血,或者鼻腔术后粘连。②部分患者术后鼻腔填塞不适及局部疼痛,不能充分排出痰液及气道内分泌物。此时,应鼓励患者进行咳嗽、咳痰及早期下床活动,避免肺部感染。③由于鼻腔填塞,患者常因呼吸方式改变而不能很好地进行呼吸,应及时指导患者进行呼吸训练,保证有效呼吸。

2. 并发症护理

(1)出血:术后1~2 d内鼻腔有少许渗血和痰中带血,属正常现象,应观察前鼻孔及咽后壁是否出血。嘱患者不要将分泌物或血水咽下,以便了解出血情况。若观察到鼻腔或口腔分泌物中有新鲜血液或有频繁的吞咽动作,可判断为活动性出血,及时汇报医师处理。

(2)眼部并发症:眼眶及眶内损伤的部位不同,可引起不同程度的并发症。如出现眼眶周围皮下淤血或眼睑水肿,应注意观察视力及眼球活动情况。若出现眶内血肿、结膜充血、眼球移位或眼球内转障碍、复视或视力下降等症状可能为术中损伤筛骨纸样板所致,严重者可引起失明,应立即报告医生给予相应处理措施。

（3）脑脊液鼻漏:脑脊液鼻漏确诊患者应绝对卧床休息,采取头高位,可借助脑的重力作用压闭漏口,直至脑脊液鼻漏停止 3～5 d。嘱患者严禁擤鼻、鼻腔冲洗、堵鼻、用力咳嗽及鼻腔滴药,勿低头及用力排便,以预防颅内压增高及逆行颅内感染。严重者可行脑脊液漏修补术。

知识拓展

内窥镜在临床中被广泛应用于不同科室和不同疾病治疗。主要分为软管式内窥镜(简称软镜)和硬管式内窥镜(简称硬镜)。

1. 硬镜　硬镜可以分为腹腔镜、胸腔镜、输尿管镜、膀胱镜、关节镜、宫腔镜等类别。各类型硬镜与配套设备搭配使用完成各种类型疾病的诊断和治疗。硬镜的主要配套设备有摄像系统主机、摄像头、冷光源、监视器、台车等。硬镜主要进入人体无菌组织、器官或者经外科切口进入人体无菌腔室,如腹腔镜、胸腔镜、关节镜、椎间盘镜、脑室镜等。硬镜为棱镜光学系统,最大优点是成像清晰,可配多个工作通道,选取多个视角。

2. 软镜　软镜主要通过人体的自然腔道来完成检查、诊断和治疗,如胃镜、肠镜、喉镜、纤维支气管镜等主要通过人体的消化道、呼吸道或泌尿道进入人体。软镜的光学系统为光导纤维光学系统,此光纤内窥镜最大特点是镜头部分可被术者操纵改变方向,扩大应用的范围,但成像效果不如硬镜效果好。软镜现已应用在消化内科、呼吸内科、耳鼻喉科、泌尿外科、肛肠科、胸外科、妇科等多个科室,从简单的疾病筛查到复杂的贲门失弛缓症的治疗,带给患者诊治及时准确、风险性低、手术创伤小和术后恢复快等益处。

二、腭咽成形术

（一）概述

阻塞性睡眠呼吸暂停低通气综合征(obstructive sleep apnea hypopnea syndrome, OSAHS)是指患者在睡眠过程中反复出现呼吸暂停和低通气。临床上可表现为打鼾,且鼾声不规律,患者自觉憋气,甚至反复被憋醒,常伴有夜尿增多,晨起头痛、头晕和口咽干燥等一系列症候群。由于夜间反复出现大脑皮质的觉醒和觉醒反应,正常睡眠结构和节律被破坏,睡眠效率明显降低,白天出现嗜睡,记忆力下降,严重者出现认知功能下降,行为异常。夜间反复发生的呼吸暂停和低通气造成慢性间歇低氧,二氧化碳潴留,交感神经兴奋性升高,全身炎症反应以及氧化应激反应增强,抗氧化能力不足。常因长期反复缺氧易合并心脑血管疾病、如冠心病、高血压、脑卒中等。腭咽成形术(uvulopalatopharyngoplasty,UPPP)是治疗阻塞性睡眠呼吸暂停低通气综合征的主要手段之一。

(二)观察要点

(1)生命体征。

(2)气道护理。

(3)出血观察。

(三)护理要点

1. 常规护理

(1)生命体征:持续监测生命体征,主要监测心电图、血压、脉搏、血氧饱和度、呼吸等,注意患者意识、情绪及神经反射等情况。

(2)疼痛护理:腭咽成形术后存在不同程度的疼痛和不适,影响患者的吞咽、呼吸和睡眠;并因疼痛无法有力咳嗽,气道内分泌物不能有效排出,导致肺部感染率增加。且术后普遍延迟拔除气管导管,患者舒适度显著改变,监护期间须加强对患者镇静镇痛的管理,包括及时对患者进行镇静评估、疼痛评估,及时给予患者心理安慰,遵医嘱给予患者个体化和多模式镇痛。

(3)气道护理及给氧:持续监测患者的血氧饱和度水平,及时消除气道黏膜水肿、舒张气道,保持呼吸道通畅,避免误吸发生。妥善固定气管导管,尤其要根据患者情况做好保护性约束,以防出现非计划拔管。①机械通气状态下,注意观察患者伤口有无活动性出血;脱离呼吸机状态下,维持血氧饱和度在90%以上。严格掌握拔管指征,拔除气管导管前一般需进行气囊漏气试验,试验通过方可进行拔管操作,以防呼吸道梗阻导致低氧血症的发生,必要时做好气管切开或再次插管的准备,在患者床旁准备好气道抢救用物,如吸引器、简易呼吸器、气管切开包及气管插管包。②拔管前应进行局部气道检查,保证气道通畅,无出血或血液、分泌物潴留后再行拔管,拔管时应准备好合适的口咽或鼻咽通气道,并做好面罩通气的准备。③拔管后评估患者口腔黏膜状态、有无牙齿脱落及有无黏胶性皮肤损伤。告知患者正确的咳嗽、咳痰及呼吸训练的意义和方法,避免剧烈咳嗽。鼓励并协助患者尽早进行深呼吸及有效咳嗽,促进痰液排出及肺复张,可根据患者咳痰情况给予祛痰药物治疗,必要时行支气管镜吸痰。

(4)口腔护理:咽部创面渗液、血性渗出结痂等可使局部疼痛加重,甚至感染。手术切口创面的异常色泽及分泌物并伴有异常口腔气味,伴有异味的分泌物刺激术创更加加剧了患者的疼痛感。保持口腔清洁,减少残留物和分泌物在创伤处的附着,减少术创感染机会。

(5)心理护理:建立起有效的沟通方式,必要时准备纸和笔,方便医护与患者之间交流沟通,以便在带管状态下及时了解患者需求,消除患者的焦虑、恐惧。

2.并发症护理

(1)出血:术后出血时间多集中在术后12 h内,发生水肿充血的情况时应立即报告医师。由于患者经常伴有高血压、心脏病等疾病,所以在恢复的过程中容易出现术后出血,应该对患者的呕吐物、排泄物的颜色、特性等进行关注。当呕吐物或者排泄物出现异常的时候,应该及时向医生反映。对于有吸烟史的患者,护理人员应重点监测和检查,如发现患者出现频繁吐血或频繁吞咽等疑似切口出血的情况,应立即向医生报告止血处理。

(2)呼吸困难:OSAHS患者长期处于慢性缺氧以及睡眠不足的情况下,对手术的耐受性方面低。呼吸功能差,术后局部水肿,分泌物滞留以及镇静药的使用导致上呼吸道塌陷,容易使患者突然发生窒息,是导致术后死亡的主要原因。应尤其注意呼吸情况,保持呼吸道通畅,做好气管切开的准备。

知识拓展

气囊漏气实验(Cuff Leak Test,CLT)CLT是一种用于评估气管插管患者上呼吸道通畅性的常用方法,简单、方便且无创。其主要目的是通过比较气囊充气和放气时患者潮气量的变化,进而推断患者气道是否存在梗阻以及梗阻的大致程度,适用于高危患者的拔管前评估。

具体步骤如下:①准备阶段:清除口腔内、气囊上及气管插管内分泌物,确保患者处于稳定状态,生命支持设备正常运行;②首次测量(气囊充气状态):按照导管气囊所标注的合适充气量充足气囊,以保证气道封闭良好,防止漏气,将呼吸机切换至容量控制模式(VCV),设置潮气量为6~8 ml/kg,呼气末正压为0 mmHg,呼吸频率12~15次/min,或连续挤压简易呼吸器3~5次,使患者呼吸平稳后,记录此时患者的呼出潮气量并取平均值(V1);③第二次测量(气囊放气状态):保持呼吸机或简易呼吸器与气管导管连接不变,缓慢将气管导管的气囊完全放气,再次以同样的呼吸机参数或手法挤压简易呼吸器进行通气,同样在通气平稳后(通常也是通气3~5次后),记录此时患者的呼出潮气量并取平均值(V2);④计算漏气量及漏气比例:通过上述两次测量得到的潮气量数值来计算漏气量(V=V1-V2)及漏气比例(漏气比例=(V1-V2)/V1×100%)。

一般认为,成人患者漏气量≥110 ml或相差率≥15%为漏气实验阴性,提示气道通畅性相对较好,患者拔管后发生气道梗阻等严重并发症的风险相对较低,可考虑按计划拔管。若漏气实验阳性,则提示可能存在气道梗阻风险,可能是因为气道水肿、痰液堵塞、气道痉挛等原因引起,需要进一步谨慎评估,必要时应延迟拔管或采取改善气道状况的措施(如使用糖皮质激素减轻水肿等)后再次评估。

第十二节　神经外科手术术后患者的护理

神经外科是外科学中的一个分支，是在外科学以手术为主要治疗手段的基础上，研究人体神经系统（脑、脊髓、周围神经）及其附属结构（颅骨、脑膜、脑血管等）的损伤、炎症、肿瘤、畸形和某些功能紊乱（癫痫、神经痛等）的病因、发病原理、症状、诊断与治疗的高、精、尖学科。本节主要介绍脑血管介入手术、颅内肿瘤切除手术患者在麻醉重症监护病房的护理。

一、脑血管介入手术

（一）概述

脑血管病是指各种脑血管疾病，包括脑动脉粥样硬化、血栓形成、狭窄、闭塞以及脑动脉炎、脑动脉损伤等。脑血管病的共同特点是会引起脑组织缺血或出血，导致患者致残或死亡，发病率极高。脑血管介入手术为目前治疗脑血管疾病的主要治疗手段，被临床广泛应用于脑血管病的治疗中。

（二）观察要点

1. 生命体征　注意观察患者意识状态、神经功能状态、肢体活动，尤其关注血压监测。

2. 疼痛　部位、强度、性质、持续时间。

3. 穿刺部位　有无血肿，足背动脉搏动及皮温是否正常。

4. 潜在并发症　脑血管痉挛、血栓形成、颅内出血、穿刺点局部血肿、癫痫发作、造影剂过敏、过度灌注综合征等。

（三）护理要点

1. 常规护理

(1)病情观察：密切患者监测生命体征，严格控制血压。注意观察患者的意识、肢体活动、瞳孔等变化，观察有无颅内压增高及再出血迹象。穿刺部位有无血肿、足背动脉搏动及皮温是否正常。

(2)一般护理：①保持呼吸道通畅，给氧；②遵医嘱及时应用抗癫痫药物，可根据术中情况给予激素、扩血管药物等，并适当脱水；③加强皮肤护理，定时翻身，避免发生压力性损伤；④术后当日禁食，次日可给予流质或半流质饮食，昏迷患者经鼻饲提供营养；⑤保持大便通畅，必要时使用缓泻剂。

(3)体位护理：去枕平卧，意识清醒后可抬高床头30°，以利于颅内静脉回流。介入栓塞治疗术后穿刺点加压包扎，患者卧床24 h，术侧髋关节制动6 h，必要时可采取保护性约束。搬动患者或为其翻身时，应动作轻柔，防止头部过度扭曲或震动，注意保持头颈躯干在一条直线。

（4）疼痛护理：了解术后疼痛的性质和程度,分析原因,对症治疗和护理。如颅内压增高引起的头痛常为搏动性头痛,严重时可有烦躁不安、呕吐、伴有意识障碍、进行性瘫痪等。但不论什么原因引起的头痛,均不可使用吗啡或哌替啶,以免抑制呼吸,影响气体交换,甚至因导致瞳孔缩小而影响病情观察。

2. 并发症护理

（1）脑血管痉挛:手术刺激脑血管易诱发脑血管痉挛,患者可出现一过性神经功能障碍,如头痛、短暂的意识障碍、肢体麻木、失语症等。早期发现及时处理,可避免脑缺血缺氧造成不可逆的神经功能障碍。遵医嘱应用尼莫地平改善微循环时,应注意观察患者有无胸闷、面色潮红、血压下降等药物不良反应。

（2）血栓形成:密切观察下肢末梢血液循环情况,若发现穿刺侧肢体足背动脉搏动减弱或消失,小腿剧烈疼痛、麻木、肢端发凉,应立即制动、保暖,立即汇报医师并协助处理。

（3）颅内出血:严格控制血压,预防术后再出血的发生。术后每小时观察患者的生命体征、意识、瞳孔及四肢运动和肌力情况,必要时可增加观察频次。若出现瞳孔不等大、意识障碍、血压持续升高等,要警惕颅内出血,需立即汇报医师并配合处理。

（4）穿刺点局部血肿:常发生于术后6 h内,可能由于动脉硬化、血管弹性差,或术中肝素过量、凝血机制障碍,或术后穿刺侧肢体活动频繁、局部压迫力度不够所致。术后应定时观察穿刺部位情况,若出现渗血或皮下血肿,及时汇报医师,加压包扎并予以沙袋压迫。术后患者卧床休息24 h,术侧髋关节制动6 h。

（5）癫痫发作:术后脑组织缺氧及皮质运动区受激惹易引起癫痫发作,当脑水肿消退、脑循环改善后,癫痫常可自愈。患者术后尽量卧床休息,吸氧,保证睡眠,避免情绪波动;注意保护性约束,避免意外伤害;若癫痫发作,及时予以抗癫痫药物控制;观察发作时的表现并详细记录。

（6）造影剂过敏:术后患者出现恶心、呕吐、头晕、全身红疹等造影剂过敏反应时,立即汇报医师并协助处理。

知识拓展

　　脑血管病一站式手术是指将诊断性血管造影、介入或手术治疗、治疗后复查血管造影在脑血管外科多功能复合手术室中一次性完成。一站式手术治疗脑血管病可以避免患者多次往返手术室与放射治疗室之间,治疗后立即复查DSA,发现问题及时弥补,提高了复杂脑血管疾病的安全性,改善了治疗效果,缩短了治疗时间,简化了治疗过程,降低了传统手术的风险。

二、颅内肿瘤切除手术

(一)概述

颅内肿瘤又称脑瘤,原发性颅内肿瘤发生于脑组织、脑膜、脑神经、血管及残余胚胎组织等;继发性颅内肿瘤是身体其他部位恶性肿瘤转移到颅内的肿瘤。在青少年和年轻成人中,原发性脑瘤比转移瘤更常见,原发性脑瘤以低级别胶质瘤为主。

(二)观察要点

1.生命体征　密切监测生命体征,重点关注患者意识、瞳孔、四肢活动及血压。

2.引流管护理　引流管是否放置到位,管道是否通畅,引流液的颜色、性质和量。

3.潜在并发症　颅内出血、颅内压增高、颅内积液或假性囊肿、脑脊液漏、尿崩症、中枢性高热、癫痫发作、脑水肿、感染等。

(三)护理要点

1.常规护理

(1)病情观察:严密观察有无生命体征改变,有无意识状态改变,有无颅内压增高及神经功能障碍等症状,有无癫痫发作及脑疝的前驱症状。其中意识能反映大脑皮质和脑干的功能状态,评估意识障碍程度、持续时间和演变过程是分析病情进展的重要指标。护理人员应用格拉斯哥昏迷评分(glasgow coma scale,GCS)来评估患者的意识障碍程度,并及时、准确地记录。

(2)体位:幕上开颅术后患者应卧向健侧,幕下开颅术后早期易取去枕侧卧或侧俯卧位,避免切口受压。经口鼻蝶窦入路术后取半卧位,以利于伤口引流。后脑组织受损、吞咽功能障碍者取侧卧位,以免分泌物误入气管。体积较大肿瘤切除后,24 ~ 48 h内手术区应保持高位,以免突然翻动时脑和脑干移位,引起硬脑膜下血肿或脑干功能衰竭等。搬动患者或为其翻身时,应保持头颈躯干在同一条直线,防止头部过度扭曲或震动。

(3)引流管护理:①严格执行无菌操作,防止感染:保持敷贴及引流装置清洁和干燥;更换引流管袋时夹闭引流管,防止逆行感染。②妥善固定引流管,遵医嘱控制引流管高度与引流速度。如脑室引流袋开口应控制在高出侧脑室平面(即外耳道水平)10 ~ 15 cm处,侧卧时以正中矢状面为基线,高出15 ~ 18 cm。早期应缓慢引流,每日引流量以不超过500 ml为宜,使颅内压平稳降低,避免放液过快导致脑室内出血、硬膜外血肿或硬膜下血肿,诱发小脑幕上疝等。③保持引流管的通畅,避免管路打折、扭曲,密切观察引流液的颜色、性状和量。如正常脑脊液为无色透明、无沉淀。术后1 ~ 2 d引流液可为血性,后逐渐转清。若脑脊液中有大量血液或颜色逐渐加深,提示脑室持续出血;若脑脊液浑浊,呈毛玻璃状或有絮状物,提示有颅内感染,应及时报告医师,必要时做脑脊液培养和药敏试验。

(4)饮食护理:术后次日可酌情给予流食,逐步过渡到半流质、普食。有吞咽困难、饮水呛咳者,应严格禁饮禁食,采用鼻饲供给营养,待吞咽功能恢复后逐渐练习进食。

(5)安全护理:肢体无力或偏瘫者,防止跌倒或坠床;对于存在意识障碍、躁动、癫痫发作等症状者,可予以保护性约束,以预防意外伤害;对于语言、视觉、听觉障碍者,采取适宜的沟通方式,及时了解患者需求并给予满足。

2. 并发症护理

(1)颅内出血:术后密切观察患者生命体征、意识、瞳孔、肢体功能和颅内压的变化情况、若患者意识清醒后又逐渐嗜睡、昏睡甚至昏迷,需警惕颅内出血的发生,应立即汇报医师,必要时行 CT 检查以辅助诊断。

(2)颅内积液或假性囊肿:创腔内引流管可减少局部积液或形成假性囊肿,加强引流管的护理可有效减少相关并发症的发生。术后早期应将引流装置置于头旁枕上或枕边,高度与头部创腔一致,以保证创腔内一定的液体压力,避免脑组织移位。另外,创腔内暂时积聚的液体可稀释渗血,防止渗血形成血肿。术后早期若引流量多,可适当抬高引流装置位置。

(3)脑脊液漏:注意观察伤口、鼻、耳等处有无脑脊液。应保持鼻腔清洁,严禁堵塞鼻腔,禁止冲洗,避免剧烈咳嗽。若出现脑脊液漏,及时通知医师,并做好相应护理。

(4)尿崩症:患者术后出现多尿、多饮、口渴,每日尿量大于 4 000 ml,尿比重低于 1.005。遵医嘱应用垂体后叶素治疗,准确记录出入量。尿量增多期间注意补钾。

(5)中枢性高热:下丘脑、脑干等的病变和损害可使体温调节中枢功能紊乱,以高热多见,偶有体温过低。一旦发生中枢性高热,需及时汇报医师并配合处理。

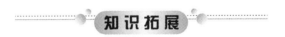

知识拓展

　　格拉斯哥昏迷评分(GCS):依据患者睁眼、语言及运动反应进行评分,三者相加表示意识障碍程度。分数越低表明意识障碍越严重(表 6-12-1)。

表 6-12-1　格拉斯哥昏迷评分(GCS)

项目	刺激	患者反应	评分
睁眼反应 (E)	自发	自己睁眼	4 分
	语言	呼叫时睁眼	3 分
	疼痛	疼痛刺激时睁眼	2 分
		任何刺激不睁眼	1 分
		如因眼肿、骨折等不能睁眼,应以"C"(closed)表示	C 分
言语反应 (V)	语言	能正确会话	5 分
		语言错乱,定向障碍	4 分
		说话能被理解,但无意义	3 分
		能发出声音,但不能被理解	2 分
		不发声	1 分
		因气管插管或切开而无法正常发声,以"T"(tube)表示	T 分
		平素有语言障碍史,以"D"(dysphasic)表示	D 分

续表 6-12-1

项目	刺激	患者反应	评分
运动反应（M）	口令	能执行简单的命令	6 分
	疼痛	疼痛时能拨开医生的手	5 分
		对疼痛刺激有反应,肢体会回缩	4 分
		对疼痛刺激有反应,肢体会弯曲,呈"去皮质强直"姿势	3 分
		对疼痛刺激有反应,肢体会伸直,呈"去大脑强直"姿势	2 分
		对疼痛无任何反应	1 分

注意事项	总分:15 分,表示意识清楚;12 ~ 14 分,表示轻度意识障碍;9 ~ 11 分,表示中度意识障碍;3 ~ 8 分,表示昏迷
	记录方式:如果在晚上六点半测得评分为 9 分,其中 E 2 分,V 4 分,M 3 分,则记作:GCS 9(2+4+3)18:30 或者 GCS 9＝E2+V4+M3 at 18:30
	选评判时的最好反应计分。注意运动评分左侧右侧可能不同,用较高的分数进行评分。只有患者 GCS 达到 15 分时才有可能配合检查者进行认知功能评定
	最高分为 15 分,最低分为 3 分,分数越低则意识障碍越重
	3 ~ 8 分以下为重度损伤,预后差;9 ~ 12 分为中度损伤;13 ~ 15 分为轻度损伤

第十三节　泌尿外科手术术后患者的护理

泌尿外科是研究男女泌尿系统、男性生殖系统及肾上腺的外科疾病的专门学科。其治疗范围包括各种尿结石、复杂性肾结石、肾和膀胱肿瘤、前列腺增生和前列腺炎、各种泌尿系统损伤、泌尿系统先天畸形如尿道下裂、隐睾、肾盂输尿管连接部狭窄所致的肾积水等。本节主要介绍经尿道电切手术、泌尿系统碎石手术、根治性膀胱切除手术、嗜铬细胞瘤切除手术患者在麻醉重症监护病房的监测与护理。

一、经尿道电切手术

（一）概述

经尿道电切手术是指利用电切设备,经过尿道自然生理腔隙对尿道组织及膀胱组织上的病变进行切除的一种手术方式。常见的有经尿道前列腺电切术、经尿道膀胱肿瘤电切术等。相比于传统的开放手术,该手术具有创伤小、康复快的优点,但由于泌尿外科大部分患者为高龄患者,常伴有多种基础疾病,术后容易出现诸多并发症。

（二）观察要点

1. 生命体征　密切监测患者体温、心率、血压、血氧饱和度、呼吸等。

2. 膀胱冲洗　管路是否通畅,冲洗液颜色、性质、出入量等。

3.潜在并发症　出血、膀胱痉挛、经尿道电切综合征、尿失禁、尿道狭窄等。

(三)护理要点

1.常规护理

(1)体温护理：术中术野暴露、液体输入、膀胱冲洗等,可导致患者机体处于低温状态。患者入科后,持续监测体温,体温低于36 ℃时,可给予液体加温、体表加温等加温措施。

(2)膀胱冲洗护理：术后用生理盐水持续冲洗膀胱,可防止血凝块形成导致管道堵塞。护理时应注意：①注意观察转入时尿液的颜色、性状。②冲洗液温度：尽量与体温接近,避免过冷或过热。③冲洗速度：可根据尿色而定,色深则快、色浅则慢。④确保通畅：管道堵塞时可采用挤捏尿管、加快冲洗速度、调整导管位置等方法;如无效,可用注射器吸取无菌生理盐水进行反复抽吸冲洗,直至引流通畅。⑤观察记录：准确记录尿量、冲洗量和排出量,同时观察记录引流液的颜色、性状;如有异常,及时汇报医师并协助处理。

2.并发症护理

(1)出血：术后可有不同程度的血尿,随冲洗时间的延长,血尿颜色逐渐变浅,若尿液颜色逐渐加深,则提示可能有活动性出血。此时应嘱患者制动,保持冲洗管路通畅,防止膀胱痉挛。遵医嘱补液、输液、应用止血药物,若经积极治疗仍未缓解,需做好手术止血的准备。

(2)膀胱痉挛：患者可表现为下腹间歇疼痛伴随放射痛至会阴部、强烈排尿感,部分患者甚至出现导管周围溢尿、膀胱内压升高、冲洗不畅甚至冲洗液反流的情况。此时可遵医嘱给予镇痛解痉药物;协助医师调整尿管气囊的位置、牵拉强度和气囊内液体量,在无活动性出血的情况下,早日解除牵拉和拔除尿管。

(3)经尿道电切综合征：是指手术创面过快、过多地吸收手术冲洗液造成机体循环容量超负荷或稀释性低钠血症为主要表现的临床综合征。前列腺静脉窦开放、前列腺被膜穿孔、冲洗液压力高、手术时间过长(>90 min)是经尿道电切综合征的危险因素。术后应加强病情观察,当患者出现不明原因的恶心、呕吐、烦躁或表情淡漠、呼吸困难、低血压等症状时,须警惕尿道电切综合征的发生。应立即汇报医师并遵医嘱采取以下措施。①急查血清电解质,了解血清钠水平。②利尿：应用利尿剂,促使水分排泄,以达到正常容量。③纠正低渗透压、低钠血症：静脉滴注高渗氯化钠溶液,根据动脉血气分析结果和肺水肿改善情况调整用量。④吸氧：面罩加压给氧,改善肺水肿及缺氧状态。⑤改善心力衰竭：血容量增加引起心脏负荷过大,如出现心力衰竭表现,可应用洋地黄类药物,改善心肌收缩力。⑥应用皮质激素：有脑水肿征象时,应进行脱水治疗并静脉注射地塞米松,有助于降低颅内压及减轻脑水肿。⑦预防感染：应用对肾功能无明显损害的抗生素预防感染。

二、泌尿系统碎石手术

(一)概述

泌尿系统结石又称尿石症,是泌尿外科常见疾病之一。按泌尿系统所在结石的部位分为上尿路结石和下尿路结石,临床以上尿路结石多见。上尿路结石是指肾结石和输尿管结石,下尿路结石是指膀胱结石和尿道结石。我国尿石症的患病率为1%～5%。尿石症的好发年龄为25～40岁,男女之比为3∶1。尿石症治疗方法很多,且疗效满意。但尿石症的患病率、治疗后复发率均较高。因此,做好尿石症患者护理的同时,采取有效措施预防尿石症的发生或延迟其复发十分重要。

(二)观察要点

(1)生命体征。

(2)观察尿路梗阻解除及感染控制程度,肾功能恢复情况,结石排出情况。

(3)伤口与引流。伤口是否干燥、有无渗血、渗液,引流管是否通畅,引流液的颜色、性质和量。

(4)潜在并发症,如出血、感染、石街形成、输尿管或周围脏器损伤等。

(三)护理要点

1. 常规护理

(1)病情观察:密切观察患者生命体征、疼痛的情况;关注患者血常规、肾功能、电解质等情况变化。

(2)引流管护理:①肾造瘘管。经皮肾镜取石术后常规留置肾造瘘管,目的是引流尿液、血液及残余碎石。留置期间需妥善固定,防止引流液逆流,保持管道通畅,观察引流液的颜色、性质和量,并做好记录。②支架管(双J管)。碎石术后于输尿管内放置支架管,可起到内引流、内支架的作用,还可以扩张输尿管,有利于小结石的排出。术后指导患者尽早取半卧位,多饮水、勤排尿,勿使膀胱过度充盈而引起尿液反流。鼓励患者早期下床活动,但避免剧烈活动、突然弯腰等不当活动方式,以免引起支架管移位。若患者主诉持续性腰痛或尿道梗阻症状,应警惕支架移位的情况,需立即汇报医师,必要时行腹部平片检查以评估支架位置。

(3)膀胱冲洗护理:见本节第一部分"经尿道电切手术"内容。

2. 并发症护理

(1)出血:避免便秘,以免增加腹压导致出血。术后早期引流出血性尿液,一般1～3 d内尿液颜色转清,不需特殊处理。若术后短时间内引流管引出大量鲜红色血性液体,须警惕出血。应安慰患者,嘱其卧床休息,并及时汇报医师处理。

(2)感染:术后密切观察生命体征及感染性休克的各项指标。遵医嘱应用抗生素,嘱患者多饮水;保持引流管通畅,留置尿管者做好尿道口与会阴部的清洁。

(3)"石街"形成:是常见且较严重的并发症之一。由于碎石术后碎石过多地积聚于输尿管内没有及时排出,可引起"石街",阻碍尿液从肾脏引流至膀胱。表现为患者有腰痛或不适,有时可合并继发感染。如果"石街"形成,需及时处理,否则将影响肾功能的恢复。"石街"重在预防,若出现梗阻、感染、肾功能受损和发热,再次行体外冲击波碎石或经皮穿刺造瘘术通常是最有效的。

（4）输尿管或周围脏器损伤：术后观察有无漏尿、腹膜刺激征及呼吸困难等情况，一旦发生，及时汇报医师处理。

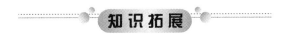

知识拓展

食物疗法是预防性治疗代谢性结石的重要措施。对于含钙的泌尿系统结石，以往临床上大多强调低钙饮食，然而钙摄入不足也可增加草酸钙结石生成的危险。其原理是：钙可和肠道内食物中的草酸结合，形成不溶性草酸钙并随粪便排出体外。但当饮食中钙过低时，肠道内游离的草酸将被大量吸收，随尿液排泄时与尿钙结合，反而会导致尿草酸钙过饱和。人体正常需钙量为800mg/d，而国内城乡居民的日摄钙量普遍偏低，进一步限钙可导致骨质疏松和增加尿液草酸的排泄。因此摄入正常钙质含量的饮食、限制动物蛋白和钠盐的摄入较传统低钙饮食具有更好的预防结石作用。推荐吸收性高钙尿症患者摄入低钙饮食，不推荐其他患者摄入低钙饮食。

三、根治性膀胱切除手术

（一）概述

膀胱癌是泌尿系统最常见的肿瘤，绝大多数来自上皮组织，其中90%以上为尿路上皮癌，发病年龄大多数为50～70岁，男女比例约为4∶1。膀胱癌以手术治疗为主，应根据肿瘤的分化程度、临床分期并结合患者的全身情况，选择合适的手术方式。根治性膀胱癌切除术同时行膀胱淋巴结清扫术，是肌层浸润性膀胱癌的标准治疗，术后需行尿流改道和重建术，主要包括原位新膀胱术、回肠通道术、输尿管皮肤造口术、利用肛门控尿术式等。

（二）观察要点

（1）生命体征。

（2）伤口与引流管：伤口有无渗血、渗液；造口色泽、湿润度及周围皮肤情况等；引流液的颜色、性状和量。

（3）心理状态：有无悲观、失望、抑郁等。

（4）潜在并发症：出血、尿瘘、代谢异常、尿失禁等。

（三）护理要点

1. 常规护理

（1）生命体征：密切观察患者的生命体征变化，维持生命体征的平稳，有异常及时汇报医师并协助处理。

（2）引流管护理：标识清晰，妥善固定，保持通畅，观察并记录引流液的颜色、性状、量，发现异常及时汇报医师并协助处理。术后早期对新膀胱进行低压冲洗、灌流，以预防膀胱内肠道黏液或血块堵塞。需要注意的是，冲洗液温度应与体温接近。

（3）造口护理：回肠通道术后留置腹壁造口，患者需终身佩戴造口集尿袋。应检查记录造口颜色、性状、大小，注意有无缺血坏死、造口回缩、造口狭窄、造口周围皮肤异常等情况。

（4）心理护理：患者往往因形象改变、尿液渗漏伴异常气味等，担心受到外界排斥，容易有羞耻感，产生自卑情绪。护理人员应做好与患者的沟通交流，评估患者的生理、心理需求，及时安抚并鼓励患者积极面对自身形象的改变。

2. 并发症护理

（1）出血：引流管持续引流出鲜红色或暗红色液体时，及时汇报医师。

（2）尿瘘：术后出现引流量明显增多，而尿管引流量明显减少时，应警惕尿瘘可能，须及时汇报医师。引流液肌酐测定可以明确其中是否有尿液成分，CT 尿路成像或膀胱造影有助于提示尿瘘部位。

（3）代谢异常：与肠道黏膜对尿液成分的吸收和使用肠道代替后，肠道功能变化有关。主要表现为：①水、电解质、酸碱平衡失调：主要因尿液中铵根离子、氢离子、氯离子被肠道黏膜吸收入血，同时分泌碳酸氢钠进入尿液，导致高氯性代谢性酸中毒、低钠高钾血症。②营养失调：切除部分肠道可导致胆汁酸吸收减少，影响脂肪的吸收，进而导致脂溶性维生素的缺乏。③膀胱结石：碱性尿液、持续合并感染可促进新膀胱结石的形成。在护理时应定期监测血气情况，遵医嘱补充维生素及纠正水、电解质、酸碱平衡失调。护理时应注意：①定期进行动脉血气分析，监测患者血 pH 值及电解质水平；②注意患者有无疲劳、耐力下降等表现，遵医嘱补充维生素；③术后规律排空膀胱、规律冲洗，以减少结石发生。

知识拓展

　　尿流改道尚无标准治疗方案，常用方法如下。①原位新膀胱术：多用一段回肠、乙状结肠制作成球形储尿囊作为代膀胱置入原膀胱位置。②回肠通道术：取一段回肠作输出道，一端连接输尿管残端，一端作为皮肤造口，尿液分流。该术式是一种经典的简单、安全、有效的术式，是不可控尿流改道的首选术式，也是最常用的尿流改道方式之一。③输尿管皮肤造口：是一种简单、安全的术式，适用于预期寿命短、有远处转移、姑息性膀胱切除、肠道疾病无法利用肠管进行尿流改道或全身状态不能耐受手术者。

四、嗜铬细胞瘤切除手术

（一）概述

肾上腺是人体主要的内分泌器官之一，由髓质和皮质组成。嗜铬细胞瘤是一种起源于肾上腺髓质、具有神经内分泌功能的肿瘤。其本质是肿瘤细胞分泌大量的儿茶酚胺类物质，如肾上腺素、去甲肾上腺素和多巴胺等。嗜铬细胞瘤的有效治疗手段为手术切除，但由于患者血液中的儿茶酚胺增高致周围血管长期处于收缩状态，血容量相对较低，切除肿瘤后儿茶酚胺含量减少，血管舒张，导致血压急剧下降，因此术中或术后容易出现失血性休克，严重者危及生命，患者围术期管理至关重要。

（二）观察要点

（1）生命体征：密切监测患者生命体征，尤其注意血压的变化。

（2）电解质及酸碱平衡情况。

（3）潜在并发症：出血、感染、低血压、急性肾上腺皮质功能不足危象、CO_2 气腹相关并发症等。

（三）护理要点

1. 常规护理

（1）病情观察：持续监测患者生命体征，密切观察体温、脉搏、呼吸、血压和血氧饱和度的变化。

（2）容量管理：准确记录 24 h 出入量。保证静脉通路通畅，根据血流动力学指标调节补液量及速度。

（3）引流管护理：术后注意观察伤口有无渗血，保持引流管通畅，避免打折、扭曲、阻塞，定时挤压引流管。密切观察伤口敷料有无渗血、渗液，保持敷料清洁、干燥；注意观察引流液的颜色、性状、量。短期内有大量新鲜血液流出或切口渗血，应考虑有无出血，需及时汇报医师处理，同时采取制动、应用止血药物等各种相应的护理措施。

（4）疼痛护理：做好患者疼痛管理，避免因疼痛造成血压波动，吸痰和拔除气管导管时应动作迅速、轻柔，避免患者剧烈呛咳（详见本章第一节 AICU 镇静镇痛护理）。

2. 并发症护理

（1）血流动力学不稳定：患者术后血液儿茶酚胺水平迅速降低，外周血管收缩功能减退，甚至术后低血容量等，可能导致严重的低血压甚至休克。遵医嘱应用去甲肾上腺素或血管加压素维持血压，以保证重要脏器供血。但 50% 的患者可能发生术后持续高血压，常持续 1～3 d，75% 的患者血压在术后 7～10 d 即可恢复正常。若患者高血压持续超过一周，可能由容量负荷过大、肿瘤未切除干净、原发性或肾性高血压或医源性原因（例如意外结扎肾动脉）所致。对液体过负荷所致的血压升高，合理调整输液速度和容量，加强利尿剂的使用，血压可逐渐恢复正常。

（2）反射性低血糖：反射性低血糖的发生率约 4%，且主要发生在术后早期。其可能原因为胰高血糖素反射性升高,增加外周葡萄糖的吸收。当患者麻醉苏醒延迟或术后出现嗜睡,应怀疑患者发生了低血糖。术后应密切监测患者血糖水平。出现低血糖时应及时补充葡萄糖;对有 2 型糖尿病的患者,应及时根据血糖情况调整胰岛素或口服降血糖药的用量。

(3)感染:因肾上腺功能不足、机体抵抗力差,表现为术后发热、手术部位及伤口延迟愈合或感染、脂肪液化、肾周脓肿等。应注意监测患者体温变化;做好口腔、会阴护理;保持伤口敷料清洁;观察伤口渗液情况;指导患者咳嗽、咳痰。出现肺部感染时,要根据痰液细菌培养及药敏试验结果,选择敏感抗生素,同时给予祛痰药或进行雾化液吸入,鼓励患者咳痰并协助排痰。

(4)肾上腺危象:由于肾上腺嗜铬细胞瘤摘除后,肾上腺皮质可能有不同程度的缺血、损伤,导致肾上腺功能不足而发生肾上腺素。可有食欲减退、恶心、呕吐、疲乏无力、低血压、精神错乱、抽搐、昏迷等非特异性表现。应尽早识别患者有无类似症状,一旦发生立即通知医师并协助处理。

(5)皮下气肿及气胸:术后气腹压力过高,CO_2 气体可能通过组织与器械的间隙进入皮下出现皮下气肿,重者可达颈部皮下,可触及明显的捻发感,一般气肿无须处理,严重者需做穿刺放气。如患者突发胸痛、咳嗽和气促,应警惕气胸的发生,经休息、吸氧、胸腔闭式引流、监测血氧饱和度等对症处理均可痊愈。

知识拓展

在骤发高血压或持续性高血压阵发性加剧的基础上,同时伴有下列一项或多项症状,即可诊断为嗜铬细胞瘤危象,①发作时有剧烈头痛、呕吐、视力下降且血压 ≥220/180 mmHg;②伴有短暂意识丧失、抽搐、脑出血等明显高血压脑病症状;③严重心律失常、心力衰竭、心肌损害等心脏损害症状;④剧烈腹痛、消化道出血、急性溃疡穿孔等消化系统症状;⑤高热,体温>39 ℃;⑥出现休克或高、低血压反复交替出现。

第七章 麻醉重症监护病房特殊患者的护理

本章主要介绍儿童脑肿瘤术后患者,以及由病房转入麻醉重症监护室常见急危重症患者的护理,如产后出血、失血性休克、肺栓塞等。

第一节　儿童脑肿瘤手术术后患者的护理

(一)概述

脑肿瘤(brain tumors)是指发生于颅腔内的神经系统肿瘤。依其发病部位可分为原发性肿瘤和继发性肿瘤两种。目前,我国对儿童颅脑肿瘤的主要治疗方式是手术切除,但受患儿年龄小、身体承受力差等因素影响,手术风险较大。因此,如何保证脑肿瘤患儿护理质量、提高手术疗效是目前临床护理研究热点。优质的围术期护理可降低患儿术后并发症发生率,提高康复效果。研究表明,对手术患儿采用以护理团队为主导的多学科协作干预模式,其家庭管理状况优于常规护理,且患儿生活质量有所提高。

(二)观察要点

1. 意识　患者术中常规进行全身麻醉,术后 4~6 h 即进行患者意识判断,与术前状态进行比较。术后颅内血肿或脑水肿可致颅内压增高,患者意识状态逐渐下降。目前临床对意识障得程度的分级有多种方法,现多用格拉斯哥昏迷评分(glasgow coma score, GCS)法。低龄患儿表达能力有限,要更加警惕意识障碍的发生。由于儿童颅内代偿空间相对较小,硬膜外血肿病情变化快,瞳孔、意识障碍程度的评估尤为重要。患儿年龄≤4 岁时,儿童语言功能发育尚未完全,在使用 GCS 中的语言回答时存在缺陷,可使用儿童 GCS 进行意识障碍评估。

2. 瞳孔　两侧瞳孔的形状、大小及对光反应,如出现双侧瞳孔不等大或对光反射迟钝、消失,可考虑颅内压增高,有脑疝迹象。若双侧瞳孔散大固定,则提示患者处于濒危阶段。

3. 颅内压　颅内压监测可以保证使用脱水降颅内压药物时维持适宜的颅内压,即在保证有效脑灌注的前提下预防颅内压骤降。

4. 神经系统体征　患者术前定位体征是否改善,有无进行性加重等,如患者有肢体功能障碍,应保持肢体于功能位,并尽早进行肢体被动或主动功能锻炼,防止坠床、跌倒等意外损伤。儿童患者依从性较差,必要时进行保护性约束。

5. 潜在并发症　颅内出血、感染、中枢性高热等。

（三）护理要点

1.常规护理

（1）体位：头颈部的体位通过几方面机制影响颅内压，头部扭转和颈静脉受压，引起缓慢和进行性颅内压增高。抬高床头至30°可以降低颅内压，同时避免术后脑水肿引起的一些不良反应，为其翻身时，应有人扶持头部使头颈部成一条直线，防止头颈部过度扭曲或震动。

（2）皮肤护理：卧床患者定时翻身，注意保护骨隆突处皮肤，避免发生压力性损伤。

（3）镇静镇痛护理：危重患儿一旦进入重症监护室，置于完全陌生的环境中，频繁的检查和治疗操作、机械通气、噪音和长明灯、疾病本身的疼痛不适等因素，扰乱患儿正常睡眠周期，导致焦虑、恐惧。以上因素可造成患儿过度应激反应，致使患儿心动过速、血压升高、氧耗量增加、血凝增高及机械通气时人机对抗，直接影响治疗效果。适度的镇静、镇痛可减轻应激反应，减少患儿的痛苦和躁动，降低身体消耗，有利于恢复正常的生理周期，有利于疾病的快速恢复，更有利于改善预后。切口疼痛多发生于术后24 h之内，一般镇痛药物可缓解症状。应注意颅脑手术后，无论何种原因引起的头痛，均不可使用吗啡等抑制呼吸、缩小瞳孔的药物，避免不良反应影响病情的观察，可适当应用氯丙嗪、异丙嗪或水合氯醛等镇静剂。

（4）气道护理：掌握吸痰指征，及时吸痰，保持呼吸道通畅；做好患儿的口腔护理。

（5）引流管的护理：观察引流管是否牢固有效，观察引流液的量、气味、颜色和性状，不可随意放低或抬高引流袋。

（6）饮食护理：术后次日可进流食，之后从半流食逐步过渡到普食。因手术部位或手术方式导致舌咽及迷走神经功能障碍而发生吞咽困难或（和）饮水呛咳的患者，应严格禁食禁饮，可选择鼻饲供给营养，待吞咽功能恢复后逐步恢复正常饮食。昏迷患者经鼻饲供给营养，必要时应用全胃肠外营养。

（7）安全护理：患儿有年龄小、语言表达能力差、活泼好动、独立及自身保护能力差等特点，常出现跌倒、坠床、管路脱出、伤口抓伤等意外，因此安全管理至关重要。考虑亲情陪护对于患者情绪稳定的重要性，必要时可安排患儿入住单间病房，由护士讲解手卫生、穿脱隔离衣等监护病房注意事项后，让患儿的父母在床边陪伴，消除其紧张不安的情绪，提高患儿配合程度；将患儿平时使用的毛毯、玩具进行清洗、消毒后带入监护区，为患儿打造一个放松、愉快的环境。加强对患儿的监护及其监护人的安全教育，做好预见性护理，避免各种护理安全意外的发生。

（8）康复护理：指导患儿功能锻炼，早期开始，包括肢体训练、语言训练及记忆力恢复。教家属对患儿的护理方法，尽可能提高生活质量。

2.并发症护理

（1）颅内出血：是颅脑手术后最危险的并发症，多发生在术后1~2 d，常表现为意识障碍和颅内压增高或脑疝征象，及时报告医师并做好再次手术准备。

（2）感染：切口感染，常发生于术后3~5 d，表现为伤口疼痛、红肿和压痛及皮下积液。肺部感染常发生于术后 1 周左右。防治措施包括严格无菌操作、加强营养和基础护理及使用抗生素等。

（3）中枢性高热：下丘脑、脑干部病变可引起中枢性高热，多出现于术后 12 ~ 48 h 内，体温高达 40 ℃以上，一般物理降温效果较差，需采用冬眠低温疗法。

（4）其他：包括尿崩症、胃出血、顽固性呃逆、癫痫发作等，应注意观察，及时发现并汇报医师对症处理。

知识拓展

颅高压危象临床表现为头痛、恶心、呕吐、视力障碍、运动异常、瞳孔扩大、库欣综合征（血压增高、心率减慢、潮式呼吸）、视神经盘水肿（特异性强、出现早、没有视神经盘水肿也不能排除颅内高压）。不同原因引起颅内压增高大于 15 mmHg 的基础上，可能会出现以下危及患者生命的征象。

1. 神经系统　剧烈头痛、意识障碍（如烦躁不安、嗜睡、昏迷等）。
2. 循环系统　血压升高、心动首先过速然后减慢。
3. 呼吸系统　呼吸节律不规则（潮式呼吸、过度通气及屏气交替出现）。
4. 内环境严重紊乱　高热、尿崩症、高钠血症等。

第二节　产后出血患者的护理

（一）概述

产后出血（post partum hemorrhage，PPH）是指胎儿娩出后 24 h 内，阴道分娩者出血量≥500 ml，剖宫产分娩者出血量≥1 000 ml；严重产后出血是指胎儿娩出后 24 h 内出血量≥1 000 ml；难治性产后出血是指经子宫收缩剂、持续性子宫按摩或按压等保守措施无法止血，需要介入治疗、外科手术甚至切除子宫的严重产后出血。产后出血按其发生的时间分为 3 类，即胎儿娩出后至胎盘娩出前，胎盘娩出至产后 2 h，产后 2 ~ 24 h。产后出血多发生在前两期。产后出血是分娩期严重并发症，居我国目前孕产妇死亡原因的首位。产后出血的主要原因有子宫收缩乏力、软产道损伤、胎盘因素及凝血功能障碍 4 类。绝大多数产后出血所导致的孕产妇死亡是可避免或创造条件可避免的，其关键在于早期诊断和正确处理。

（二）观察要点

（1）生命体征。

（2）出血的观察：不同原因引起的产后出血的症状不完全相同，要仔细评估。产妇多表现为面色苍白、心慌、出冷汗、头晕、表情淡漠等。

（3）患者体征的观察：不同原因引起的产后出血体征不完全相同。①宫缩乏力：触诊腹部往往感到子宫轮廓不清，摸不到宫底或宫底升高。胎盘娩出后表现为阴道持续大量出血，流出的血可凝固。产妇可出现失血性休克表现：面色苍白、心慌、出冷汗、脉细弱及血压下降。②软产道损伤：检查宫颈和阴道时，宫颈裂伤多在两侧，也可能呈花瓣样；阴道裂伤多在阴道侧壁、后壁和会阴部，多呈不规则裂伤。出血在胎儿娩出后即可发生，颜色鲜红能自凝，出血量较少。③胎盘因素：表现为胎儿娩出后，胎盘剥离缓慢或未剥离或剥离不全，30 min 后胎盘仍未娩出，伴有阴道大量出血。④凝血功能障碍：胎儿、胎盘均娩出后，阴道持续流血，且血液不凝固，不易止血。血标本化验结果提示血小板、纤维蛋白原、凝血酶原时间等指标异常。

（4）潜在并发症：感染、失血性休克、电解质紊乱、心力衰竭等。

（三）护理要点

1. 常规护理

（1）病情观察：产后持续进行心电监护，密切观察患者生命体征并记录。观察伤口敷料有无渗血，保持伤口的清洁、干燥；遵医嘱做好液体出入量管理，观察患者的排尿情况。

（2）保温护理：持续监测患者体温。由于剖宫产术中使用大量液体冲洗腹腔、术野暴露等原因，产妇术后经常发生寒战。产妇转入麻醉重症监护室后，可采取体表加温、输液加温等措施，预防寒战的发生。

（3）预防产后出血：密切观察产妇生命体征，定时观察子宫收缩、阴道出血及会阴伤口情况。观察产妇尿量排出情况，以免影响宫缩。鼓励产妇及时排空膀胱，不能排空者及时给予导尿。早期哺乳可刺激子宫收缩，减少阴道流血。无法及时哺乳者，可通过手法按摩或者应用排奶器促进乳汁的分泌及排出。必要时遵医嘱使用缩宫素等药物。

（4）心理护理：做好产妇及家属的安慰、解释工作，使其能积极配合治疗。给予产妇关心，增加其安全感。教会产妇放松方法，如听音乐、与医护人员诉说感受等。

（5）生活护理：病情允许的情况下，鼓励产妇进食营养丰富的饮食，多进富含铁的食物如瘦肉、动物内脏等。少食多餐，由流食或清淡半流食，逐步过渡到普通饮食。做好患者的口腔护理与会阴护理。

（6）活动：病情允许者早日下床活动，逐步增加活动量，以促进康复。

2. 并发症护理

（1）感染：护理过程中注意无菌操作，遵医嘱应用抗菌药物预防感染。

（2）失血性休克：①针对出血的原因积极对症处理，及时止血。遵医嘱合理使用止血、促进子宫收缩等药物；必要时遵医嘱进行输血治疗。②保持患者呼吸道通畅，去枕平卧，头偏向一侧，及时清除呼吸道异物及分泌物。给予患者吸氧，改善其缺氧状态。呼吸困难者，可给予无创面罩通气或高流量吸氧，必要时行气管插管或气管切开进行机械通气。③遵医嘱应用血管活性药物，以保证患者的脏器灌注水平。④取休克体位：头和躯干抬高 20°～30°，下肢抬高 15°～20°，以增加回心血量。

（3）电解质紊乱：定期复查患者血气，并根据血气分析的结果及时补充电解质，积极纠正患者酸碱平衡失调,保证患者内环境的稳定。

(4)心衰:①调整体位。静息时呼吸困难明显者,应半卧位或端坐位,双腿下垂以减少回心血量,降低心脏前负荷。②吸氧。当$SpO_2 < 90\%$或动脉血氧分压(PaO_2)$< 60\ mmHg$时应给予氧疗,使患者$SpO_2 \geq 95\%$(伴 COPD 者 $SpO_2 > 90\%$)。③镇静。阿片类药物如吗啡可缓解焦虑和呼吸困难,急性肺水肿患者可谨慎使用。应密切观察疗效和呼吸抑制的不良反应。伴明显和持续低血压、休克、意识障碍、COPD 等患者禁忌使用。苯二氮䓬类药物是较为安全的抗焦虑和镇静剂。

(5)席汉氏综合征:①做好产妇及家属的宣教,缓解其紧张、焦虑的情绪。②保证产妇的休息、保暖,病情允许的条件下保证高热量、高蛋白、高维生素饮食。③激素替代治疗:根据所缺乏的激素种类,应用甲状腺素、肾上腺皮质激素、雌激素、孕激素等作为各种激素的替代。④确诊后以激素替代治疗为主,剂量按病情轻重而调整。垂体危象需去除诱因,进行急救处理,补充所缺激素及加强对症支持治疗。垂体危象处理:首先给予静脉注射50%葡萄糖注射液40~60 ml以纠正低血糖,继而补充10%葡萄糖盐水,每500~1 000 ml中加入氢化可的松50~100 mg静脉滴注,以解除急性肾上腺功能减退危象。有循环衰竭者按休克原则治疗,有感染败血症者应积极抗感染治疗,有水中毒者主要应加强利尿,可给予泼尼松或氢化可的松。低温与甲状腺功能减退有关,可给予小剂量甲状腺激素,并用保暖毯逐渐加温。禁用或慎用麻醉剂、镇静药、催眠药或降血糖药等。

知识拓展

护士应正确评估产后出血量,临床常用的方法如下。

1.目测法 此方法一直为临床广泛采用,主要原因是简单方便。但此方法的准确性很低,具有很大的主观性,目测出血量无统一标准,往往是根据平均出血量给出结果,出血多时容易低估,出血低于平均值反而高估,易导致临床上的急性大出血被忽视。研究发现,临床上单用目测法误差较大,实际出血量是目测法的2倍。失血量越多,目测法的准确性越低。

2.容积法 使用弯盘等工具收集血液,再用测量工具测量,是较可靠且准确的方法。若条件允许,也可使用带有刻度的一次性使用收集袋,直接读取出血量。垂直容积法(Brasss-V)型袋是一种新型的容积测量法,待羊水流尽后,将塑料带置于产妇臀部,底端带有刻度的漏斗型收集袋收集阴道出血,可以直接读取数值,是一个直观、简易、较准确的测量产后出血量的方法。

3.面积法 按照被浸湿敷料的面积来估计出血量,如10 cm×10 cm估计出血10 ml,即每浸湿敷料$1\ cm^2$约为出血1 ml。因敷料对不同液体吸收程度不同,只能作为大概估计。

4.称重法　可将棉垫垫于产妇会阴处,吸收血液后的棉垫重量与干棉垫重量的差值除以血液比重的1.05即可换算成出血量。该方法是较为客观的计算产后出血的方法。

5.血红蛋白计算法　产前、产后分别进行血红蛋白水平测定,血红蛋白每下降10 g/L,出血量为400~500 ml。但是在产后出血早期,由于血液浓缩,血红蛋白差值通常不能准确地反映实际出血量。有研究发现,55%产后出血量<500 ml的妇女,其血细胞比容于产后第2天进行复查,结果均较分娩前升高了1倍;对于中等失血量(500~1 000 ml)的孕产妇,由于自身生理性保护机制的启动,血红蛋白的下降值往往超过实际出血量。不过,对于大量出血的孕产妇,失血量超过1 500 ml(总血容量的30%),实际出血量与血红蛋白的下降成正相关。

6.其他方法　如比色法、休克指数法、酸性正铁血红蛋白法等。

第三节　失血性休克患者的护理

(一)概述

大量失血引起休克称为失血性休克(hemorrhagic shock,HS),常见于外伤引起的出血、消化性溃疡出血、食管静脉曲张破裂、妇产科疾病所引起的出血等。失血后是否发生休克不仅取决于失血的量,还取决于失血的速度。休克往往是在快速、大量(超过总血量的30%~35%)失血而又得不到及时补充的情况下发生的。

(二)观察要点

1.意识　患者的意识状况常反映神经中枢的血液灌注。休克早期,脑组织缺血缺氧尚不明显,常表现为烦躁不安、紧张、激动等自主神经兴奋症状;若休克进一步发展,可表现为表情淡漠、意识模糊甚至昏迷。

2.脉搏　休克时脉率增快常出现在血压下降之前,随着病情变化,脉率加速,脉搏变为细弱甚至触不到。若脉搏逐渐增强,脉率转为正常,脉压由小变大,提示病情好转。

3.血压　低血压是诊断休克的一个重要指标,但不是一个早期指标。休克早期血压变化不明显,收缩压尚能维持在正常范围内;但由于周围血管收缩,舒张压升高更为明显,因而脉压减小是休克早期特征性血压变化。当休克进入失代偿期,血压明显下降。临床常用休克指数(脉率与收缩压的比值)来判断休克的严重程度。休克指数正常值为0.5,若上升至1.0~1.5时患者即已处于休克状态,而达2.0以上时,患者已处于严重休克状态。

4.呼吸　早期由于缺氧和代谢性酸中毒,呼吸深快;晚期由于呼吸中枢受抑制,呼吸浅慢甚至不规则。

5. 尿量　尿量是反映肾脏血液灌流情况的重要指标之一,据此也可反映生命器官血液灌流情况。休克时应及早留置导尿管,观察每小时尿量,并测定尿液比重、pH 及有无蛋白及管型等。若尿量每小时减少,比重增加,表明肾血管收缩仍存在或血容量仍不足;若血压正常,但尿量少,比重降低,则应警惕急性肾衰竭的发生,注意控制输液量。如尿量稳定在>0.5 ml/(kg·h)以上时,表明休克纠正。但以参考血清乳酸为准。血清乳酸正常代表细胞氧分充足;反之,血清乳酸升高代表细胞仍然缺氧,休克仍然存在。

6. 末梢循环　肤色的改变往往出现在血压、脉搏变化之前,而恢复则在其后,应注意仔细观察。皮肤颜色由红润转为苍白是休克的重要体征,反映外周血管收缩,血流量减少;若口唇和(或)甲床发绀则说明微循环淤滞,休克在继续恶化;皮肤有出血点或瘀斑,提示可能发生 DIC。肢端温度降低和肢端与躯干温差加大,是因为周围血管收缩,血流量减少所致。休克早期,仅有手足发凉,干燥或潮湿;若皮肤温度降低范围扩大,延及肘及膝部以上,四肢湿冷或伴出冷汗,表示休克程度加重。温差的缩小或加大,可作为判断周围循环血液灌注状态的参考。

7. CVP 监测　用于监测前负荷容量状态和指导补液,有助于了解机体对液体复苏的反应性,防止液体过多导致的前负荷过重。

8. 动脉血气分析　根据动脉血气分析结果,可鉴别体内酸碱紊乱程度,及时纠正酸碱失衡。

9. 其他　由于休克患者病情危重,不少休克患者,其休克本身与伤口的继发性出血、大量渗血、化脓感染,骨折端压迫疼痛等有直接因果关系,因此,应注意仔细检查患者的受伤部位、数量、伤口大小、出血等情况,经常观察伤口有无出血、肿胀,分泌物颜色、气味,有无气泡等,发现异常及时报告医生。

(三)护理要点

1. 常规护理

(1)体位:为利于休克患者血液循环,畅通气道和便于呕吐物流出,防止窒息及吸入性肺炎,应使患者取平卧位或中凹卧位,即头偏向一侧,头和躯干抬高 20°~30°,下肢抬高 15°~20°以促进静脉回流,增加回心血量(疑有脊柱损伤时禁用此体位)。并注意尽量减少对患者的搬动,保持安静。

(2)气道管理:①保持呼吸道通畅。对于意识不清的患者,将其头偏向一侧,以防误吸;对于舌后坠患者,可置入口咽通气道;对于气管插管或气管切开患者,应防止管道滑脱;注意观察呼吸音变化,及时清除呼吸道分泌物。病情允许时,鼓励患者做深呼吸,协助叩背并指导患者进行有效咳嗽、排痰。②监测呼吸功能。密切观察患者的呼吸频率、节律及幅度,动态监测动脉血气分析。若患者出现进行性呼吸困难、发绀、氧分压<60 mmHg 且吸氧后无改善,提示出现呼吸衰竭或急性呼吸窘迫综合征,应立即汇报医师并协助进行气管插管或气管切开。

(3)给氧:休克患者均存在不同程度的低氧血症,通常以鼻导管吸氧(2~6 L/min)或面罩供氧。动态监测动脉血气变化,若循环稳定可考虑逐渐降低吸入氧浓度。对存在 CO_2 潴留风险的患者,必要时可进行无创通气或呼吸机辅助呼吸。

(4)液体复苏护理:快速建立有效的静脉输液通道是扩充血容量的先决条件,并可同时抽血进行血型检查及配血。一般应选用粗针头或套管针,建立两条或两条以上的静脉通道,以保障扩容治疗和各类药物的及时使用,其中一条应为深静脉,以供监测中心静脉压。在抢救休克时需要合理选择穿刺部位,尽量避免在伤部或伤肢补液,尤其是腹部多脏器伤时不宜做下肢静脉穿刺或插管,一般可选用上肢或颈部静脉;若上肢、头部有创伤者,则选用下肢静脉,否则会加重出血。补液速度:等量的液体缓慢或快速输入,其产生的作用可显著不同。在复苏过程中不仅需选择合适的液体,还需以适当的速度输入,才能取得满意的效果。一般原则是先快后慢,第一个小时输入平衡液 1 500 ml,右旋糖酐 500 ml;待休克缓解后减慢输液速度,其余液体在 6～8 h 输入。对于非控制性失血性休克患者,在彻底补液前输液速度要缓慢,一般以维持组织基本灌注为宜。液体复苏时护士不仅需要遵医嘱迅速建立输液通道并保持输液通畅,准确记录出入量,密切观察输液反应等常规护理,还需在液体复苏中加强临床监测,及时发现或避免液体复苏的并发症。

(5)用药护理:①应用血管药时应从低浓度、慢速度开始,使用微量泵来控制速度。持续心电监护,持续有创动脉压监测,根据血压情况调整用药浓度及泵速,避免引起血压大幅波动。②用药过程中注意观察药物不良反应。首选中心静脉泵入药物,使用外周静脉时要加强巡视,防止药物外渗致局部组织坏死。若发现注射部位红肿、疼痛,应立即更换注射部位,局部用 0.25% 普鲁卡因进行封闭,也可用 50% 硫酸镁湿敷。

(6)保温护理:连续、动态监测体温变化。注意四肢和躯干的保暖,适当加盖棉被、毛毯。对于体温低于 32 ℃的患者可考虑加温输液。但对高热患者应降温,以物理降温为主,以避免因药物降温导致出汗过多而加重休克,尤其是对低血压和低血容量者绝对忌用药物降温。头部可置冰帽,以降低脑代谢,保护脑细胞。

(7)镇静止痛:剧烈疼痛可引起和加重休克,因此,对创伤性休克、神经源性休克、急性心肌梗死引起的心源性休克等患者,应注意及时控制剧烈疼痛,遵医嘱使用相应药物。

(8)保护性约束:烦躁或意识不清的患者,必要时使用床档及约束带,防止坠床及非计划拔管的发生。

(9)皮肤护理:病情允许的情况下,定时协助患者翻身,必要时可使用泡沫敷料或水胶体等预防压力性损伤的发生。

2. 并发症护理

(1)肺水肿及心力衰竭:协助患者呈坐位,双腿下垂,注意为患者抬高床头或提供倚靠物,并防止患者坠床。给予患者镇静,减少不良刺激,陪伴安慰患者。给予患者酒精湿化吸氧,应用强心、利尿、扩血管、解除支气管痉挛等药物。密切监测患者生命体征,注意心电图、尿量及血气分析的变化。必要时给予机械辅助治疗,如主动脉球囊反搏(IABP)、临时心肺辅助系统。

（2）预防感染：观察与感染有关的征象，做好血、尿标本的收集和送检，监测白细胞计数和分类情况，做好伤口、静脉切口、静脉留置导管、导尿管、气管插管、气管切开等的护理。

知识拓展

1. 低血容量性休克　最常见的类型如下。①失血性休克：临床常见的原因是消化道出血、凝血异常等。②烧伤性休克：通常见于高温造成的中度以上热烧伤。③创伤性休克：多见于严重创伤，如骨折、挤压伤等。

2. 心源性休克　由于心脏排血功能急剧下降所致，如心肌梗死、急性心肌炎、心衰等。

3. 分布型休克　是指患者的静脉系统大量扩张，身体把动脉系统内的血液调配或分布到静脉系统去填满被扩大的空间，因此导致动脉系统血容量不足，血压变低。临床可分为：①感染性休克（又称败血性休克），由化脓性感染引起；②过敏性休克，对于某些药物或血清制剂过敏所致；③神经源性休克，由外伤、剧痛、脊髓损伤或麻醉意外等引起。

第四节　急性呼吸窘迫综合征患者的护理

（一）概述

急性呼吸窘迫综合征（acute respiratory distress syndrome，ARDS）是在严重感染、休克、创伤及烧伤等非心源性疾病过程中，肺毛细血管内皮细胞和肺泡上皮细胞损伤造成弥漫性肺间质及肺泡水肿，导致的急性低氧性呼吸功能不全或衰竭。以肺容积减少、肺顺应性降低、严重的通气/血流比例失调为病理生理特征，临床上表现为进行性低氧血症和呼吸窘迫，肺部影像学上表现为非均一性的渗出性病变。

（二）观察要点

（1）呼吸功能、循环功能。

（2）观察神经精神状态和体征，如患者的意识、瞳孔、神经反射及运动状态等。

（3）电解质和酸碱平衡情况。

（4）药物疗效及不良反应。

（三）护理要点

1. 病情观察　给予特级护理，密切监测患者生命体征的变化，尤其注意观察呼吸频率、幅度、有无呼吸困难表现，自主呼吸与机械通气是否协调等。加强对患者肾功能的监测，动态监测动脉血气分析，记录 24 h 出入量，维持水、电解质和酸碱平衡。

2.给氧　尽快提高 PaO₂ 是抢救的中心环节,选择合适的给氧方式,使 $PaO_2 \geqslant$ 60 mmHg 或 $SaO_2 \geqslant 90\%$。常用的氧疗方式包括:普通面罩给氧、储氧面罩给氧、经鼻高流量湿化氧疗等。ARDS 一旦确诊,应尽早进行肺保护性机械通气治疗。轻度 ARDS 可试用无创正压通气,无效或病情加重时应尽快协助医生进行气管切开或气管插管,遵医嘱调整呼吸机参数。

3.体位护理　卧床休息时取半卧位或坐位,尽量减少自理活动和不必要的操作,必要时可采取俯卧位辅助通气,以改善氧合。

4.呼吸道护理　指导清醒患者有效咳嗽、咳痰,定时翻身,叩背及机械排痰。气管插管的患者,做好气道的湿化,按需吸痰。

5.液体管理　在保证组织器官灌注前提下,实施限制性的液体管理,有助于改善氧合和避免肺损伤。同时,准确记录液体出入量,为患者的治疗提供依据。

6.用药护理　遵医嘱使用抗生素、呼吸兴奋剂、支气管解痉药物、糖皮质激素等,观察药物疗效及不良反应。使用呼吸兴奋剂时注意观察,保持呼吸道通畅,适当提高氧浓度,输液速度不宜过快,注意观察呼吸频率、节律、意识变化及动脉血气结果,以便调节用药剂量。

7.心理护理　加强对清醒患者的心理支持,指导患者应用放松、分散注意力等方式来缓解紧张和焦虑。

知识拓展

根据 ARDS 柏林定义,符合以下4条即可确诊:①存在 ARDS 诱因,新出现或原有呼吸系统症状加重后1周内发病。②胸部 X 射线或 CT 显示双肺透光度减低,且不能完全用胸腔积液、肺叶不张或结节解释。③无法用心力衰竭或液体负荷过多解释的呼吸衰竭。④轻度低氧血症:$PEEP/CPAP \geqslant 5$ cmH₂O 时,200 mmHg $< PaO_2/FiO_2 \leqslant 300$ mmHg。中度低氧血症:$PEEP/CPAP \geqslant 5$ cmH₂O 时,100 mmHg $< PaO_2/FiO_2 \leqslant 200$ mmHg。重度低氧血症:$PEEP/CPAP \geqslant 5$ cmH₂O 时,$PaO_2/FiO_2 \leqslant 100$ mmHg。

第五节　肺栓塞患者的护理

(一)概述

肺栓塞(pulmonary embolism,PE)是由内源或外源性栓子阻塞肺动脉系统引起肺循环和呼吸功能障碍,包括肺血栓栓塞症、脂肪栓塞、羊水栓塞、空气栓塞、肿瘤栓塞等。其中肺血栓栓塞症(pulmonary thromboembolism,PTE)是肺栓塞最常见的类型,栓子通常来源于下肢和骨盆的深静脉,通过血液循环到肺动脉引起栓塞。血流淤滞,血液凝固性增高和静脉内皮损伤是血栓形成的促进因素。

肺栓塞的症状多种多样,但均缺乏特异性。症状的严重程度亦有很大差别,可以从无症状、隐匿,到血流动力学不稳定,甚至发生猝死。常见症状有:①不明原因的呼吸困难及气促,尤以活动后明显,为肺栓塞最多见的症状;②胸痛,包括胸膜炎性胸痛或心绞痛样疼痛;③晕厥,可为肺栓塞的唯一或首发症状;④烦躁不安、惊恐甚至濒死感;⑤咯血,常为小量咯血,大咯血少见;⑥咳嗽、心悸等。各病例可出现以上症状的不同组合。

(二)观察要点

(1)生命体征及心电图改变。

(2)呼吸状态、意识状态、循环状态。

(3)药物疗效及不良反应。

(4)潜在并发症,如出血、继发血栓等。

(三)护理要点

1. 常规护理

(1)病情观察:①密切监测生命体征,尤其需要关注心电图的改变。肺动脉栓塞可导致心电图的改变,溶栓后如出现胸前导联 T 波倒置加深可能是溶栓成功、右心室负荷减轻和急性右心扩张好转的表现。另外,严重缺氧患者可导致心动过速和心律失常。②呼吸状态:当患者出现呼吸浅促、心率加快等表现时,提示呼吸功能受损、机体缺氧。③意识状态:当患者出现烦躁不安、嗜睡、意识模糊、定向力障碍等表现时,提示有脑缺氧。④当患者出现颈静脉充盈、下肢水肿、静脉压升高等表现时,提示有心功能不全。⑤要注意观察皮肤的温度、颜色、患肢张力、肿胀的程度和足背动脉搏动的情况,每日用皮尺测量双下肢的周径(大腿:距髌骨上缘 15 cm 处测量。小腿:距髌骨下缘 10 cm 处测量)准确记录并报告医生。

(2)给氧:立即根据缺氧程度选择适当的给氧方式和氧浓度进行给氧治疗,轻中度呼吸困难者可采用鼻导管或面罩给氧,严重呼吸困难者必要时协助医师进行气管插管行机械通气。观察患者缺氧情况是否纠正,注意血氧饱和度监测。

(3)体位与活动:早期患者应卧床休息,抬高床头或取半卧位,指导患者进行深慢呼吸,并给予其心理护理,减轻恐惧心理,减轻耗氧量。在肺栓塞急性期治疗意见中并没有提出绝对卧床制动等内容,对于急性期深静脉血栓(deep venous thrombosis,DVT)患者(发病 14 d 以内)在患肢血栓清除后可使用间歇加压充气治疗或弹力袜以预防血栓复发;对于慢性期 DVT 患者(发病 30 d 以后),则推荐应用间歇气压治疗以促进静脉回流,减轻淤血和水肿,预防 DVT 形成和复发。

(4)用药护理:①遵医嘱使用镇静药物,避免心率加快、情绪紧张和恐惧等因素增加氧气消耗,加重缺氧;遵医嘱使用镇痛药物,避免剧烈胸痛影响患者呼吸运动。观察用药效果及不良反应,如有异常及时汇报医师并协助处理。②遵医嘱及时、正确给予溶栓及抗凝制剂。溶栓治疗后,动态监测临床表现及相关实验室检查结果,评估溶栓效果,警惕出血等并发症的发生。

(5)皮肤护理:急性期患者以卧床休息为主,卧床期间应注意观察患者受压部位皮肤的改变并及时对症处理。定时翻身,避免局部皮肤长期受压、破损。保持床单元的清洁、干燥。

(6)心理护理:患者易出现惊恐、焦虑不安的心理。护理人员要多与患者交流,使其了解该病的病因、症状、治疗及护理措施等基本知识,消除其不安心理,积极配合治疗。鼓励患者说出心中想法,并给予安慰,解除其思想顾虑。做好患者家属解释工作,使家属积极配合,必要时用镇静剂。

(7)饮食护理:合理安排饮食,保持大便通畅。术后多吃含植物纤维的食物如芹菜、香蕉等,告知患者在床上切忌用力解大便,若出现便秘等情形可以使用缓泻剂,必要时灌肠。

2.并发症护理　出血:为溶栓治疗的主要并发症,常见于血管穿刺处,严重的出血包括腹膜后出血和颅内出血。护理措施包括:①密切观察出血征象,如皮肤青紫、血管穿刺处出血过多、血尿、腹部或背部疼痛、严重头痛及意识改变等。②严密监测血压,血压过高时及时汇报医师并协助处理。

知识拓展

溶栓治疗的目标是迅速溶解部分或全部血栓,改善右心室功能,降低死亡率。对于无明显禁忌证的高危PE患者首选溶栓治疗,对于血流不稳定的PE患者,推荐给予溶栓治疗。溶栓治疗容易引起大出血,对于中高危患者虽有很高的疗效,但仍应避免。如果抗凝治疗后病情没有缓解反而加剧,且无溶栓禁忌,建议溶栓治疗。重组组织型纤溶酶原激活剂(rt-PA,即阿替普酶)是目前应用最广泛的溶栓药物。有研究表明,低剂量溶栓(50 mg rt-PA)与标准剂量(100 mg rt-PA)相比疗效相似,但出血风险大大降低。故对于出血风险高的中高危患者,可考虑选择低剂量溶栓,如病情无好转或出现恶化,可适当追加溶栓药物剂量。有研究表明导管定向溶栓术(catheter-directed thrombolysis,CDT)是治疗PE的有效途径之一,在某些特定患者中可尝试应用。

第六节　多发性创伤患者的护理

(一)概述

多发性创伤(multiple injuries)简称多发伤,是指在同一致伤因素作用下,机体有2处或2处以上脏器或解剖部位同时或相继遭受损伤,且其中至少有一处脏器损伤可能危及生命。临床特点为病情变化快,死亡率高;伤情严重且复杂,容易漏诊,容易并发多器官功能不全。

(二)观察要点

(1)生命体征。

(2)呼吸状态、意识状态、循环状态。

(3)监测血常规、凝血功能等实验室检查结果。

(4)潜在并发症,如感染、挤压综合征、休克、凝血功能障碍、应激性溃疡、器官功能障碍等。

(三)护理要点

1.常规护理

(1)畅通气道及给氧:保持呼吸道通畅、通气和有效供氧。若气道已出现局部或全面阻塞,在注意保护患者颈椎的同时开放气道,必要时做好气管插管的准备。

(2)维持有效循环血量:①有效止血;②迅速建立多个静脉输液通道,给予输液、输血或应用血管活性药物等;③髂静脉或下肢静脉损伤及腹膜后血肿者,禁止经下肢静脉输液、输血,以免加重出血。

(3)病情观察:①密切观察患者生命体征、意识、呼吸及循环状态,及时、准确地记录。如发现心搏呼吸骤停者,立即行心肺复苏。②闭合性损伤的患者,重点观察生命体征是否平稳;开放性损伤的患者,重点观察伤口有无出血、渗出、感染征象,伤口引流是否通畅。③胸部损伤者有呼吸急促时,应警惕是否发生气胸、血胸等;腹部损伤者出现腹部胀痛时,应警惕是否发生腹腔内脏器破裂或出血;肢体损伤严重者,定时测量肢体周径,注意末梢循环、肤色和温度;头部损伤者出现意识改变、头痛、呕吐、瞳孔变化、肌力改变时,应警惕是否发生脑疝等。④警惕凝血功能障碍、低体温和酸中毒的发生:动态监测患者的凝血指标和动脉血气分析的变化;积极采取被动复温或主动复温的方法,帮助患者恢复到正常体温。

(4)创面护理:①污染伤口。注意观察伤口有无出血、感染征象、引流是否通畅,肢端循环情况;保持伤口敷料清洁、干燥。②闭合性损伤。软组织损伤,抬高或放平肢体;12 h内予以局部冷敷,以减少局部组织的出血和肿胀。伤后12 h起改用热敷、理疗或包扎制动,以促进血肿和炎症的吸收。注意观察皮下出血及血肿的变化情况。伤情稳定后,鼓励患者早期活动,指导患者进行功能锻炼。

(5)气道护理:气管插管的患者,将气管导管进行妥善固定,确保气囊压力维持在25~30 cmH$_2$O,即确保低于患者毛细血管正常灌注压水平,同时应定期进行充放气,每

4 h 监测气囊压力,患者体位变动后需要加测气囊压力,避免气囊过度充气对气管形成压迫而导致气管软化,确保患者人工气道位置的科学性和正确性,做到每班密切观察和测量,避免导管过深或发生导管脱出。定期协助患者翻身并给予叩背,加强体位引流,必要情况下可通过运用排痰振荡仪来加速痰液引流,避免发生肺不张和肺部感染等并发症情况。对于痰液较为黏稠的患者,可严格遵医嘱合理选择湿化液进行气道的持续湿化,并在湿化期间注意观察患者气道的湿化效果。如若患者的分泌物较为稀薄,可经由吸痰管顺利吸出,同时观察分泌物当中并无黏液等情况,则代表湿化效果理想。

(6)疼痛护理:及时、准确地评估患者疼痛的部位、程度、性质,遵医嘱进行对症处理。

(7)心理护理:意外伤害往往会给患者带来身体及心理的双重影响,尤其是一些严重创伤会影响患者的外观和机体功能,患者会出现焦虑、恐惧、抑郁或愤恨心理。为患者提供细致的护理,与其进行有效的沟通等,有助于减轻其负面情绪,增强其对治疗的信心。

2. 并发症护理

(1)感染:护理操作中严格遵循无菌操作原则。若伤口出现红、肿、热、痛或已减轻的疼痛加重、体温升高、白细胞计数增高等,提示伤口已发生感染,遵医嘱使用抗生素,加强伤口护理。

(2)挤压综合征:凡四肢或躯干肌肉丰富的部位受到重物长时间挤压致肌肉组织缺血性坏死,继而引起肌红蛋白血症、肌红蛋白尿、高血钾和急性肾衰竭为特点的全身性改变,称为挤压综合征。当局部压力解除后,出现肢体肿胀、压痛、肢体主动活动及被动牵拉活动引起疼痛、皮肤温度下降、感觉异常、弹性减弱,在 24 h 内出现茶褐色尿或血尿等改变时,提示可能发生挤压综合征,应及时报告医师并配合处理:①早期患肢禁止抬高、按摩和热敷;②协助医师切开减压,清除坏死组织;③遵医嘱应用碳酸氢钠及利尿剂,防止肌红蛋白阻塞肾小管;④对行腹膜透析或血液透析治疗的肾衰竭患者做好相应护理。

(3)凝血功能障碍:由于凝血物质消耗、缺乏,抗凝系统活跃,患者常有出血倾向。应动态监测患者的凝血指标,遵医嘱合理用药。

第七节　弥散性血管内凝血患者的护理

(一)概述

弥散性血管内凝血(disseminated intravascular coagulation,DIC)是一种在某些严重疾病基础上,致病因素引起机体凝血系统激活,血小板活化,纤维蛋白沉积,导致微血管内弥散性微血栓形成,多种凝血因子及血小板消耗性降低,并伴以继发性纤溶亢进的获得性全身性血栓-出血综合征。DIC 各期临床表现复杂且差异很大,早期高凝状态期可能无临床症状或轻微症状,也可表现血栓栓塞、休克;消耗性低凝期以广泛多部位出血为主要临床表现;继发性纤溶亢进期表现为出血更加广泛且严重,难以控制的内脏出血;脏器衰竭期可表现肝肾功能衰竭;呼吸循环衰竭是导致患者死亡的常见原因。

(二)观察要点

(1)生命体征。

(2)观察全身出血情况,如出血部位、出血量。

(3)观察各器官栓塞症状。

(4)观察实验室检查结果,如血常规、凝血功能。

(5)观察动脉血气分析的变化。

(三)护理要点

1. 常规护理

(1)病情观察:①持续心电监护,观察体温、呼吸、血压、周围循环的情况,并及时、准确地记录。②观察出血症状:观察出血部位,可有广泛自发性出血,皮肤黏膜瘀斑,伤口注射部位渗血,内脏出血,如呕血、便血、泌尿道出血、颅内出血意识障碍等;准确记录出血部位及出血量。③观察有无高凝和栓塞症状:静脉采血血液迅速凝固时应警惕高凝状态;内脏栓塞可引起相关症状,肾栓塞引起腰痛、血尿、少尿,肺栓塞引起呼吸困难、发绀,脑栓塞引起头痛、昏迷等;观察有无溶血黄疸症状。

(2)出血的预防及护理:①保持被褥、衣物清洁、干燥、柔软;②保持皮肤清洁,避免搔抓、碰撞;③留取血标本时,避免反复穿刺取血;④尽量避免肌内注射;⑤保持鼻腔湿润,吸痰时动作轻柔,避免损伤呼吸道黏膜;⑥渗血部位及时加压包扎。

(3)用药护理:①尽快建立静脉通路,保持管路通畅;②应用抗凝药物时,应密切观察出血情况是否改善。定期检测凝血时间(clotting time,CT),或活化部分凝血活酶时间(activated partial thromboplastin time,APTT),以指导用药。

(4)休息与活动:绝对卧床休息,注意环境安静、注意保暖。

(5)气道护理:给予氧气吸入,保持呼吸道通畅,昏迷患者头偏向一侧,防止窒息,必要时建立人工气道。

(6)饮食护理:消化道出血时暂停饮食,进行胃肠减压,出血停止后可给予流质饮食或鼻饲。恢复正常饮食后应进食营养易消化、富含维生素C的食物,避免粗硬食物刺激胃黏膜。

(7)心理护理:①保证护理操作专业、准确、轻柔、细心,增强患者信任感与安全感;保持环境的舒适、安静,减少干扰;②及时向患者解释病情,减少患者的疑虑及恐惧;③指导患者放松技巧,如深呼吸等。

2. 并发症护理　出现以下并发症时需立即汇报医师,并遵医嘱积极进行对症处理。

(1)皮肤血栓栓塞:最多见,指端、趾端、鼻尖、耳郭皮肤发绀,皮肤斑块状出血性坏死、干性坏死等。

(2)肾血栓形成:少尿、无尿、氮质血症等急性肾衰竭表现最常见。

(3)肺血栓形成:呼吸困难、发绀、咯血、严重者可发生急性肺衰竭。

(4)胃肠道血栓形成:胃肠道出血、恶心、呕吐与腹痛。

(5)脑血栓形成:烦躁、嗜睡、意识障碍、昏迷、惊厥、颅神经麻痹及肢体瘫痪。

（6）休克:肢端发冷、青紫、少尿和血压下降。以血管内皮损伤引起的DIC较为多见。

（7）溶血:因微血管病变,红细胞通过时遭受机械性损伤,变形破裂而发生溶血。临床上可有黄疸、贫血、血红蛋白。

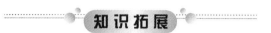

知识拓展

  弥散性血管内凝血诊断中国专家共识(2017年版)中指出,为进一步推进中国DIC诊断的科学化、规范化,统一诊断标准,中华医学会血液学分会血栓与止血学组于2014年起通过多中心、大样本的回顾性与前瞻性研究,建立了中国弥散性血管内凝血诊断积分系统(chinese DIC scoring system,CDSS)(表7-7-1)。该系统突出了基础疾病和临床表现的重要性,强化动态监测原则,简单易行,易于推广,使得有关DIC诊断标准更加符合我国国情。此外,DIC是一个动态的病理过程,检测结果只反映这一过程的某一瞬间,利用该积分系统动态评分将更有利于DIC的诊断。

表7-7-1　中国弥漫性血管内凝血诊断积分系统(CDSS)

积分项				分数
存在导致DIC的原发病				2
临床表现	不能用原发病解释的严重或多发出血倾向			1
	不能用原发病解释的微循环障碍或休克			1
	广泛性皮肤、黏膜栓塞,灶性缺血性坏死、脱落及溃疡形成,不明原因的肺、肾、脑等脏器功能障碍			1
实验室指标	血小板计数	非恶性血液病	≥100×10⁹/L	0
			80～<100×10⁹/L	1
			<80×10⁹/L	2
			24 h内下降≥50%	1
		恶性血液病	<50 * 10⁹/L	1
			24 h内下降≥50%	1
	D-二聚体		<5 mg/L	0
			5～<9 mg/L	2
			≥9 mgL	3
	PT及APTT延长		PT延长<3 s且APTT延长<10 s	0
			PT延长≥3 s且APTT延长≥10 s	1
			PT延长≥6 s	2
	纤维蛋白原		≥1.0 g/L	0
			<1.0 g/L	1

第八节　心搏骤停患者的护理

（一）概述

心搏骤停（cardiac arrest，CA）是指心脏射血功能突然终止，大动脉搏动与心音消失，重要器官（如脑）严重缺血、缺氧，导致生命终止。

（二）观察要点

（1）生命体征及意识。

（2）循环功能：观察皮肤色泽、温度、湿度和末梢血管充盈情况。

（3）呼吸功能和肺部呼吸音情况。

（4）潜在并发症：心搏骤停综合征、胸骨骨折、胃胀气等。

（三）护理要点

1. 常规护理

（1）基础生命支持（basic life support，BLS）：①迅速评估和启动紧急医疗服务系统。患者突发意识不清或晕厥，呼叫轻拍无反应、无呼吸或不能正常呼吸（如喘息性呼吸）、不能在 10 s 内触及颈动脉，应立刻判断已发生心搏骤停。②尽早实施高质量 CPR。用力快速按压，频率为 100～120 次/min，按压深度为 5～6 cm，保证胸廓完全回弹。若患者有气管插管，应持续进行按压，若没有，可使用简易呼吸器，按压与通气比为 30∶2，频率为 10 次/min。③早期进行电除颤。根据不同除颤仪选择合适的能量：成人双向波 200 J 或单向波 360 J；儿童首次 2 J/kg，第二次 4 J/kg，最多不超过 10 J/kg，最大值为 200 J。

（2）高级生命支持（advanced basic life support，ALS）：①建立高级气道，放置口咽或鼻咽通气道、气管插管等，保证氧气供应。②建立给药通道，至少保证 2 路及以上静脉通路，积极进行抗心律失常、纠正休克、纠正电解质及酸碱失衡、维持循环容量等。

（3）延续生命支持（prolonged life support，PLS）：复苏后稳定处理，重点是脑保护，脑复苏及复苏后的并发症预防。因此，应严密监测脏器功能，发现异常立即汇报医师处理。

2. 并发症护理　心脏骤停时全身组织器官发生严重缺血、缺氧，炎症因子释放，产生各种代谢产物，自主循环恢复（return of spontaneous circulation，ROSC）后发生再灌注损伤，导致机体出现多器官功能紊乱或障碍，称为心脏骤停后综合征（postcardiac arrest syndrome，PCAS）。

有效的复苏后治疗包括鉴别及治疗导致 CA 的病因、评估及减轻多器官系统的缺血-再灌注损伤等，治疗与护理必须个体化。PCAS 治疗与护理重点在于逆转 PCAS 的病理生理表现，应进行及时适当的集束化管理。CA 后集束化管理是广泛的、结构化的、多学科的管理，主要包括：血流动力学及气体交换的最优化管理，有指征需要恢复冠状动脉血流时采用经皮冠状动脉介入治疗、目标温度管理等治疗。PCAS 患者的集束化治疗与护理已成为改善 PCAS 患者预后的关键环节之一。

（1）持续监护：尽早、全面地对患者进行监护，并在监测的生命指标指导下进行治疗与护理。监护可分为三种：一般性监护、高级血流动力学监护、中枢神经系统功能监护。一般监护包括脉搏血氧饱和度、心电监护、中心静脉压、体温、尿量、动脉血气分析、电解质、血常规；高级血液动力学监护包括超声心动图、心排出量（无创心输出量监测、肺动脉导管、脉搏指示剂连续心排血量监测）；神经系统功能监护包括脑电图、CT、MRI。

（2）纠正低血压：大部分 CA 后患者需要药物支持，很多需要冠状动脉血运重建治疗，一些可能还需要进行机械循环支持。心肺复苏后治疗中需要避免并立即纠正低血压（收缩压低于 90 mmHg，平均动脉压低于 65 mmHg），目标平均动脉压以 65～80 mmHg 为宜，可根据具体病情有所调整。去甲肾上腺素可作为 CA 后患者的血管收缩剂。

（3）呼吸支持：心肺复苏后治疗在药物治疗后仍持续休克的患者，需要考虑使用体外机械循环支持。心肺复苏后治疗中，动态监测动脉血气分析，维持 $PaCO_2$ 在正常的生理范围，维持 SaO_2 不低于 94% 即可，并且需考虑温度校正。

（4）神经功能保护：心肺复苏后治疗中应积极评估中枢神经系统损伤程度，并采用减轻神经功能损伤的联合保护措施。

（5）目标温度管理（targeted temperature management，TTM）：是指为了任何目标进行的诱导低温或积极的温度控制。CA 后 ROSC 仍然昏迷的患者需进行 TTM。在 TTM 中可选择并维持 32～36 ℃ 中的某一恒定温度。在达到目标温度后温度管理需至少维持 24 h。复温时，复温速度维持 0.25 ℃/h 直至正常体温，并在复温后继续控制核心体温在 37.5 ℃ 以下，至少持续 72 h，避免体温反弹。

（6）镇静镇痛管理：遵医嘱应用镇静镇痛药物。镇静药物通过降低脑血流和脑组织氧代谢率从而降低 PCAS 患者升高的颅内压并减少继发性脑损伤。镇静也有利于控制寒战和癫痫的发作，需要注意的是镇静治疗会影响神经功能检查和临床评估的准确性。

知识拓展

　　心搏骤停的预防包括一级预防和二级预防。一级预防是指根据危险因素评估，在未发生心脏骤停之前即开始预防，包括伴左心室功能不全的非持续性室性心动过速和仅有左心室功能不全患者的预防。

　　首先是识别心搏骤停的高危对象，冠心病，尤其是心肌梗死的急性期、康复期及其后的慢性过程中心脏骤停的危险性较高，对心肌梗死后心肌缺血的积极治疗是预防猝死的主要有效措施。β 受体阻滞剂能明显减少心肌梗死、心肌梗死后及充血性心力衰竭患者心脏性猝死的发生。血管紧张素转换酶抑制剂对减少充血性心力衰竭猝死的发生可能有作用。二级预防是指对心脏猝死的幸存者和恶性室性心律失常如持续性室性心动过速和心室颤动或合并晕厥患者猝死的预防。大多数患者第一次发病即死亡，因此一级预防远远重于二级预防。

近年的研究已证明,埋藏式心脏复律除颤器(implantable cardioverter defibrillator, ICD)能改善一些有高度猝死危险患者的预后。ICD 对于心脏猝死的一级预防包括3 种心力衰竭人群:左心室功能不全,既往有心肌梗死和非持续性室性心动过速(缺血性心肌病);无心肌梗死病史但合并非持续性室性心动过速(非缺血性心肌病);以及无心律失常或晕厥的患者(缺血和非缺血性心肌病)。ICD 用于心脏猝死的二级预防临床实践证明是有效的,而其他方法疗效有限。

第九节　糖尿病酮症酸中毒患者的护理

(一)概述

糖尿病酮症酸中毒(diabetic ketoacidosis,DKA)是指糖尿病患者在各种诱因的作用下引起体内胰岛素绝对或相对缺乏及胰岛素拮抗激素升高,表现为以高血糖、高血酮、酮尿及水、电解质紊乱和失代偿性代谢性酸中毒为特征的一种临床综合征,是糖尿病常见的急性并发症。诱发 DKA 的原因主要为感染、饮食或治疗不当及各种应激因素如心肌缺血、梗死等。糖尿病酮症酸中毒是内科常见急症之一,严重者可发生昏迷或死亡,如不及时处理可对患者的生命安全造成极大的威胁。因此,急性期院内管理对于糖尿病酮症酸中毒预后和转归有至关重要的作用。

(二)观察要点

(1)生命体征及意识。

(2)血糖及动脉血气分析的情况。

(3)肾功能及尿量。

(4)潜在并发症,如休克、严重感染、心力衰竭、肾衰竭、脑水肿等。

(三)护理要点

1.常规护理

(1)病情观察:保持气道通畅,有低氧血症伴呼吸困难时,及时给氧,必要时建立人工气道。密切观察患者生命体征,如发现异常及时汇报医师进行处理。

(2)补液护理:迅速建立 2 条静脉通路,若心肺功能正常,补液速度应快,1~2 h 内输入 1 000~2 000 ml,以便尽快改善周围循环和肾功能。接下来的补液速度根据血压、心率、每小时尿量、末梢循环情况而定。补液期间,准确记录补液量。对于心、肾功能不全者,应遵医嘱合理控制输液速度,避免过度补液。

(3)用药护理:应用胰岛素治疗时,给予患者 0.1 U/(kg·h)的短效胰岛素加入氯化钠注射液中持续静脉滴注,血糖下降速度以每小时 3.9~6.1 mmol/L 为宜,当血糖降至 13.9 mmol/L 时,更换输入 5% 葡萄糖注射液或 5% 葡萄糖氯化钠注射液,每 2~4 g 葡萄糖加入 1 U 短效胰岛素。应用胰岛素期间,每 4～6 h 复查血糖,动态监测血糖下降速度,避免患者发生低血糖。

(4)纠正电解质紊乱及酸中毒:定时监测电解质、定时进行动脉血气分析,避免因血钾过低而引起心律失常、心脏骤停等。血液 pH<7.0 时,可遵医嘱进行补碱治疗,加强复查,避免过量。

(5)皮肤护理:由于 DKA 患者每日需多次测量血糖或皮下注射胰岛素,因此要做好对患者的宣教和手指及胰岛素注射部位皮肤的护理,避免在同一部位反复测量血糖或注射胰岛素,加强巡视,重点观察输注部位是否出现红肿、硬结、瘙痒等。

2.并发症护理

(1)休克:如休克严重且经快速输液仍不能纠正,应及时汇报医师并予以相应治疗。

(2)心力衰竭或心律失常:年老或合并冠心病者,避免补液过多。监护期间根据血压、心率、中心静脉压、尿量等调整输液速度,遵医嘱应用利尿剂或血管活性药物。动态进行动脉血气分析,根据动脉血气分析结果,积极纠正电解质紊乱,避免血钾过高或过低,以免引起心律失常。

(3)肾衰竭:肾衰竭是本病的主要死亡原因之一,与原来有无肾病、失水、休克程度、持续时间及有无延误治疗等密切相关。监护期间应注意预防,密切观察尿量变化,及时遵医嘱进行对症处理。

(4)脑水肿:DKA 治疗过程中可发生症状性甚至致命性脑水肿,多见于青少年,成人中有症状的脑水肿少见。其临床表现常在经治疗后,患者意识一度转清楚后,再度昏迷,并常伴喷射性呕吐,需予以警惕,一旦明确诊断应积极抢救,予以降颅压治疗。

第十节　急性心肌梗死患者的护理

(一)概述

急性心肌梗死(acute myocardial infarction,AMI)是指因持久而严重的心肌缺血所致的部分心肌急性缺血坏死。AMI 患者多发生在冠状动脉粥样硬化狭窄基础上,由于某些诱因致使冠状动脉粥样斑块破裂,血液中的血小板在破裂的斑块表面聚集,形成血块(血栓),突然阻塞冠状动脉管腔,导致心肌缺血坏死;另外,过劳、暴饮暴食、情绪激动、吸烟、大量饮酒、便秘等诱使心肌耗氧量剧烈增加或冠状动脉痉挛也可诱发 AMI。

临床表现常有持久的胸骨后剧烈疼痛、急性循环功能障碍、心律失常、心力衰竭、发热、白细胞计数和血清心肌损伤标记酶的升高以及心肌急性损伤与坏死的心电图进行性演变。急性心肌梗死具有发病突然、病情凶险、进展速度快等特点,是世界范围内主要的死亡原因,因此急性期院内管理对于 AMI 的预后和转归有至关重要的作用。

(二)观察要点

(1)生命体征。

（2）意识、呼吸和循环情况。

（3）行经皮冠状动脉介入治疗（percutaneous coronary intervention，PCI）后观察穿刺部位有无渗血、出血及血肿。

（4）用药效果及不良反应。

（5）潜在并发症，如乳头肌功能失调或断裂、心脏破裂、心肌梗死综合征、室壁瘤、栓塞等。

（三）护理要点

1. 常规护理

（1）病情观察：①密切监测患者生命体征；②观察患者心率、心律和心电图改变；③观察有无发热、胃肠道反应、心律失常及心力衰竭等表现；④观察体温和末梢循环，注意保暖。

（2）休息：急性期绝对卧床休息，保持环境安静。

（3）气道护理与给氧：保持呼吸道通畅，密切观察呼吸功能，呼吸频率、幅度和呼吸音；有低氧血症时，给予鼻导管或面罩吸氧，必要时建立人工气道。

（4）输液护理：迅速建立静脉通路并保持通畅，维持有效血容量；准确记录液体入量。

（5）用药护理：评估疼痛的部位、强度、性质等，遵医嘱使用镇痛药物，注意观察用药效果；药物溶栓时，注意观察有无出血倾向，如有异常，及时汇报医师处理。

（6）穿刺部位护理：观察穿刺部位有无渗血、出血及血肿。如有出血或血肿，注意标记出血或血肿范围，观察血肿的硬度和张力，及时汇报医师处理。穿刺部位加压包扎期间密切监测肢体末端的动脉供血、皮温及搏动情况。

（7）心理护理：急性心肌梗死患者因患病急、病情重，加之强烈的胸痛、恶心、呕吐可导致其产生恐惧、焦虑感；此外，各种导联线及导管的应用会增加其不适感，因此护理人员需加强对其心理状态的评估，指导患者建立良好的作息、饮食及生活习惯，同时积极倾听患者诉求，达到缓解其负面情绪的目的。

（8）健康宣教：待患者病情稳定后，由专人对患者开展健康宣教，告知各项护理措施的目的及重要性、注意事项等，介绍预后康复知识，同时鼓励家属参与患者护理，取得患者及家属的积极配合。

2. 并发症护理

（1）乳头肌功能失调或断裂：可出现瓣膜返流或瓣膜关闭不全，严重时可导致心功能不全和心力衰竭。应严密监测血压、呼吸、血氧饱和度、心率、血气分析等，观察患者意识，精神状态，皮肤颜色、温度及出汗情况，记出入量。如出现心力衰竭，立即给予患者高流量吸氧，病情严重者采用无创呼吸机CPAP模式辅助呼吸，病情允许的情况下协助患者半坐卧位，双腿下垂，以减轻心脏负荷。同时做好患者心理护理及基础护理。

（2）心脏破裂：常表现为剧烈胸痛、恶心、心率增快、呼吸困难、严重低血压等。一旦发现上述症状，须立即汇报医师进行处理。

（3）心肌梗死综合征：急性心肌梗死数日至数周出现以发热、心包炎、胸膜炎、肺炎等非特异性炎症为特征的一种综合征,并有反复发生的倾向。本病暂无有效预防措施,一旦发生,可遵医嘱使用非甾体抗炎药或糖皮质激素等来控制症状。若患者有心脏压塞症状,可协助医师进行心包穿刺抽液。

(4)室壁瘤:常出现心绞痛、胸闷、呼吸困难、心律失常等症状,可通过心电图、超声心动图、胸片、心脏造影等进行早期识别及诊断。一旦确诊,应积极进行对症治疗以预防室壁瘤并发症的发生。

知识拓展

目前临床上治疗急性心肌梗死的方法较多,总体的治疗原则是挽救濒死的心肌、缩小梗死面积、保护心功能、及时处理各种并发症等。临床上治疗急性心肌梗死的方法各有利弊。相比于中医治疗,西医治疗效果更好,能迅速恢复心肌的血液灌注,降低患者的死亡率,但不良反应较大,且患者的经济负担较重;中医治疗起效较慢,但不良反应少,费用低。临床上采用中西医结合的方式治疗急性心肌梗死,能进一步提升患者的治疗效果。未来,临床上需寻找一种更经济、安全、有效的治疗急性心肌梗死的方案,以最大限度地改善患者的预后。

第十一节　急性左心衰患者的护理

(一)概述

急性左心衰竭(acute left heart failure,ALHF)是由于心脏瓣膜疾病、心肌损害、心律失常、左心室前后负荷过重导致急性心肌收缩力下降、左心室舒张末期压力增高、心排血量下降,从而引起以肺循环淤血为主的缺血缺氧、呼吸困难等临床症候群。急性左心衰竭常发病急骤,病情严重,发病后病情进展极其迅速,严重威胁着患者的生命安全。因此急性期院内管理对于急性左心衰的预后和转归有至关重要的作用。

(二)观察要点

(1)生命体征。
(2)意识、呼吸和循环功能,周围血管循环情况。
(3)动脉血气分析和实验室检查结果。

(三)护理要点

1.常规护理

(1)病情监护:严密监测血压、呼吸、心率、血氧饱和度等,动态监测动脉血气分析及检查血电解质等。观察患者的意识、精神状态,皮肤颜色、温度及排汗情况,观察肺部啰音或哮鸣音的变化。

（2）体位护理：协助患者取半卧位或端坐位，双腿下垂，以减少静脉回流，减轻心脏负荷。患者烦躁不安时，应及时安抚，注意安全，谨防跌倒、坠床等不良事件的发生。

（3）气道护理与给氧：保持患者呼吸道通畅，同时给予患者持续高流量（6~8 L/min）鼻导管吸氧，湿化瓶中加入 20%~30% 乙醇湿化，使肺泡内泡沫的表面张力降低而破裂，以利于改善通气。患者若不能耐受，可减低乙醇浓度或间断给予。病情严重者应遵医嘱给予持续气道正压通气，必要时做好气管插管的准备。

（4）输液护理：严格控制静脉液体入量，加强观察，警惕急性肺水肿，准确记录 24 h 出入量。

（5）饮食护理：限制钠盐摄入，每日食盐摄入量在 5 g 以下为宜。

（6）用药护理：迅速建立静脉通路，遵医嘱用药，密切观察药物疗效及不良反应。①镇静镇痛药物：呼吸衰竭、昏迷、严重休克者禁用；观察有无呼吸抑制或血压下降等不良反应。②强心药物：遵医嘱应用毛花苷 C，推注前后注意监测患者心率，心率低于 60 次/min 应慎用。③利尿药物：严格记录并控制出入量，负平衡下注意观察有无低血压、低钾血症和低钠血症的发生。④血管扩张剂：使用输液泵泵入药物，密切监测血压，及时根据血压调整泵速。⑤支气管痉挛的患者可使用氨茶碱对症治疗，注意观察用药效果，同时注意有无恶心、呕吐、心动过速等不良反应。

（7）心理护理：急性左心衰竭患者发病急骤，患者伴有剧烈的不适感，易产生焦虑、恐惧等负面情绪，对于此，护理人员要对患者进行疾病相关知识健康教育，根据患者心理状态实施针对性心理护理与患者多沟通、多交流、了解患者的内心需求，鼓励患者积极的配合医务人员的治疗及护理工作，增强患者对康复的信心，缓解患者的心理负担。护理人员还要加强与患者家属的沟通，鼓励其积极参与患者的康复治疗，给予患者更多的关爱和陪伴，帮助患者增强对治疗的信心。

2. 并发症护理

（1）心源性休克：急性左心衰由于短期内心排血量显著、急骤降低，其中 50% 伴有对容量负荷没有反应的严重的右心室损害，使血压下降、周围循环灌注不足，出现心源性休克。持续心电监护，密切观察患者病情变化，积极配合医生进行抢救。

（2）多器官功能衰竭：急性心功能不全，尤其是心源性休克可致重要脏器急性缺血、缺氧及功能障碍。肾、脑、肝等器官来不及代偿可出现多器官功能衰竭，而多器官功能衰竭又使心功能进一步恶化。加强各器官功能监测，维持良好的呼吸循环功能指标，及时报告医生处理各脏器功能损害的潜在因素，可降低多器官功能衰竭的发生风险。

（3）电解质紊乱和酸碱平衡失调：应用利尿药物、限盐、进食少及患者常有恶心、呕吐、出汗等，可导致低钾血症、低钠血症、低氯性代谢性碱中毒和代谢性酸中毒。定期检测患者各项生化指标，发现异常及时告知医生，并严格遵医嘱补液或补充电解质。

（4）猝死：急性期严密行心电监测，及时发现心率及心律的变化。同时监测电解质及酸碱平衡状况，避免因电解质紊乱或酸碱平衡失调引起心律失常。准备好急救药物和抢救设备，以备不时之需。

知识拓展

心功能分级是一种评估心功能受损程度的临床方法,心脏病患者按心功能状况分级可以大体上反映病情严重程度,对治疗措施的选择、劳动能力的评定、预后的判断等有实用价值。常用的评定方法是纽约心脏病协会(New York Heart Association,NYHA)提出的心功能分级,此外还有Killip心功能分级、Forrest心功能分级、6 min步行心功能分级、Weber心功能分级等。

1.NYHA心功能Ⅰ~Ⅳ分级 1928年由NYHA提出,几经更新,逐步完善,临床上沿用至今。该分级适用于单纯左心衰竭、收缩性心力衰竭患者的心功能分级。

(1)Ⅰ级:患者有心脏病,但体力活动不受限制。一般体力活动不引起过度疲劳、心悸、气喘或心绞痛。

(2)Ⅱ级:患者有心脏病,以致体力活动轻度受限制。休息时无症状,一般体力活动引起过度疲劳、心悸、气喘或心绞痛。

(3)Ⅲ级:患者有心脏病,以致体力活动明显受限制。休息时无症状,但小于一般体力活动即可引起过度疲劳、心悸、气喘或心绞痛。

(4)Ⅳ级:患者有心脏病,休息时也有心功能不全或心绞痛症状,进行任何体力活动均使不适增加。

2.NYHA心功能A~D分级 为了对心功能分级进行补充,根据客观检查结果(如心电图、运动负荷试验、X射线、心脏超声、放射学显像等)对心功能不全患者心功能进行第二类分级,2002美国心脏病学会(ACC)及美国心脏学会(AHA)将此分级做了更新。

(1)A级:心力衰竭高危患者,但未发展到心脏结构改变,也无症状。

(2)B级:已发展到心脏结构改变,但尚未引起症状。

(3)C级:过去或现在有心力衰竭症状并伴有心脏结构损害。

(4)D级:终末期心力衰竭,需要特殊的治疗措施。

第十二节 重症急性胰腺炎患者的护理

(一)概述

重症急性胰腺炎(severe acute pancreatitis,SAP)是指多种病因引起的胰酶激活,引起胰腺组织自身消化、水肿、出血,甚至坏死,以胰腺局部炎症反应为主要特征,伴或不伴有其他器官功能改变的疾病。急性胰腺炎严重程度不一,轻型仅表现为水肿,病程可呈自限性,预后良好;重型出现胰腺坏死,若坏死胰腺组织继发感染,需在严密观察下考虑外科手术干预,最常采用的是胰腺及胰周坏死组织清除加引流术。

(二)观察要点

(1)观察患者腹部体征、排便和肠鸣音变化。

(2)观察有无休克表现,包括意识、瞳孔、生命体征及周围循环变化,动态监测动脉血气分析。

(3)观察全身有无出血征象及应激性溃疡,关注血常规、凝血、电解质及肾功等实验室检查结果。

(4)伤口及管路情况,伤口是否干燥,有无渗液;确保管路通畅;记录冲洗的颜色、性状和量。

(5)潜在并发症 包括出血、感染、胰瘘、胃肠道瘘、败血症等。

(三)护理要点

1.常规护理

(1)非手术治疗护理

1)控制疼痛:协助患者取舒适卧位;疼痛剧烈时,明确诊断后遵医嘱给予解痉、镇痛药物;禁食、持续胃肠减压、使用抑制胰腺分泌的药物,可减少胰液分泌,降低其对胰腺及周围组织的刺激,从而达到减轻疼痛的目的。

2)禁食、胃肠减压:向患者解释禁食及持续胃肠减压的目的是减少胰液分泌,减轻疼痛,防止呕吐,减轻腹胀并降低腹内压,以取得患者配合。

3)营养支持:禁食期间给予肠外营养支持。轻症胰腺炎患者一般1周后可开始进食无脂低蛋白流质,并逐步过渡到低脂饮食。中度或重症急性胰腺炎患者,待病情稳定、淀粉酶恢复正常、肠麻痹消失后,可通过空肠造瘘管或鼻肠管行肠内营养支持,并逐步过渡至全肠内营养及经口进食。在患者行肠内、肠外营养支持治疗期间,需注意有无导管性、代谢性或胃肠道并发症的发生。

4)输液护理:严密监测生命体征,观察意识、皮肤黏膜温度及色泽;监测电解质、酸碱平衡情况;监测每小时尿量,准确记录24 h出入量。警惕低钾血症、低钙血症、休克等情况的发生,如有异常,及时汇报医师并协助处理。

5)积极对症处理:对发热患者,给予物理降温,如冷敷、温水或酒精擦浴,必要时遵医嘱应用药物降温;对呕吐患者遵医嘱使用止吐药物;遵医嘱使用抗生素预防或控制感染等。

6)心理护理:由于急性胰腺炎发病突然、发展迅速、病情凶险,患者常常会产生恐惧心理;由于病程长、病情反复及治疗费用等问题,患者易产生悲观、消极情绪。为患者提供舒适的环境,了解其感受,安慰、鼓励并讲解治疗和康复知识,必要时使家属加入护理计划,可使患者以良好的心态接收治疗,树立起康复的信心。

(2)术后护理

1)病情观察:持续监测生命体征,维持水、电解质及酸碱平衡,准确记录24 h出入量。观察腹部体征,了解有无腹痛、腹胀及腹膜刺激征等。

2）体位护理：麻醉未清醒前取平卧位，头偏向一侧，避免呕吐物或分泌物吸入导致窒息或吸入性肺炎；生命体征平稳、麻醉清醒者可以改为半卧位，以利于呼吸和引流。

3）引流管护理：①确保引流管保持通畅、妥善固定、标识清晰、连接紧密，观察并记录引流液的颜色、性状和量，定期更换引流装置。②进行腹腔冲洗时，遵医嘱调整冲洗速度及负压吸引压力。引流液呈血性，伴心率加快及血压下降时，应考虑有继发性出血，需及时汇报医师并协助处理。③使用空肠造瘘管行肠内营养支持时，营养液滴注前后使用生理盐水或温水冲洗管道，持续输注时每4 h冲洗管道一次；出现滴注不畅或管道堵塞时，可用生理盐水或温水行负压抽吸；营养液需现配现用，使用时间不超过24 h；输注时注意营养液速度、浓度和温度；注意观察患者有无腹胀、腹泻等不良反应。

4）伤口护理：观察伤口敷料是否干燥，有无渗血、渗液，如有渗液，及时更换敷料；如有渗血时根据出血量做相应处理。

2. 并发症护理

（1）出血：表现为引流管或伤口处流出血性液体，患者可能出现呕血、黑便或血便。护理措施：①密切观察生命体征，尤其关注血压和脉搏的变化；②保持引流管通畅，准确记录引流液的颜色、性状和量；③监测凝血功能，纠正凝血功能紊乱；④遵医嘱使用止血药物和抑酸药物；⑤应激性溃疡出血可用冰盐水加去甲肾上腺素胃内灌洗；⑥必要时做好再次手术的准备。

（2）胰瘘：临床表现为腹痛、持续腹胀、发热，腹腔引流管或伤口流出无色清亮液体。护理措施：①取半卧位，保持引流通畅；②根据胰瘘程度，采取禁食、持续胃肠减压、应用生长抑素等；③观察并记录引流液的颜色、性状和量；④必要时进行腹腔灌洗引流，防止胰液积聚侵蚀内脏、腐蚀大血管或继发感染；⑤保护腹壁瘘口周围皮肤，可用凡士林纱布覆盖、皮肤保护膜或氧化锌软膏涂抹。

（3）胃肠道瘘：临床表现为引流管或创口有消化液、食糜或食物残渣引出，也可通过口服或经造瘘口注入亚甲蓝、行胃肠道造影或窦道加压造影来确诊。

知识拓展

《胰腺术后外科常见并发症诊治及预防的专家共识（2017）》中将胰瘘定义为：术后第3天或之后，出现任意量的引流液中淀粉酶含量高于正常血清淀粉酶值上限的3倍以上，同时具有相应临床表现，即可诊断。根据胰瘘对患者术后过程的影响，分为3级。

生化瘘：最常见，无临床意义。无须使用肠外营养、生长抑素和抗生素，CT检查无胰周积液，治疗上仅需延迟拔除引流管。

B级瘘：常需禁食，使用肠外或肠内营养支持治疗；可能需要使用生长抑素抑制胰腺分泌;如合并腹痛、发热、白细胞计数增高,则需使用抗生素。CT 检查可发现胰周积液,需调整引流管的位置,经皮穿刺或内镜针对性干预。若有胰瘘相关性出血需行血管造影,常造成住院日延长或再入院治疗。若需二次手术,归入 C 级。

C 级瘘:需禁食,使用肠内或肠外营养支持治疗,CT 检查发现需要引流的胰周积液,如合并败血症和器官功能障碍可能需要二次手术。

第十三节　术后谵妄患者的护理

(一)概述

术后谵妄(post-operative delirium,POD)是一种中枢神经系统退行性综合征,包括表现为认知、注意力和意识水平的波动性变化,其亚型包括活动亢进型、活动抑制型和混合型。由于人群和手术类型的不同,POD 发病率存在较大差异。例如,在高危手术(心脏手术)和高危人群(老年患者)中,其发病率为 10%~50%,而在术后重症监护病房(intensive care unit,ICU)的发病率可高达 80%。POD 会导致患者不良转归,如住院时间延长、医疗费用增加、转院以及 30 d 再住院率增高等,还会增加围术期短期和远期并发症,如术后认知功能障碍的发生,甚至导致患者死亡。

国外已有较多关于谵妄预防和管理的相关指南,对 ICU 患者谵妄的风险评估、预防和管理已成为重症医学领域的研究热点。

(二)观察要点

每日监测谵妄是日常护理重要的组成部分。谵妄持续发作和新发是非常重要的临床指标,但是部分患者未被及时发现,尤其是患有安静型谵妄的患者。这些患者可能能够遵从直接口令,例如伸舌头、握手或者回答:“是”或“否”。为了及时发现谵妄状态,每日使用谵妄评估工具评估患者至关重要。

(三)护理要点

1. 常规护理

(1)监测、处理诱发因素:①一般监测,包括体温、呼吸、血压、脉搏、血氧饱和度、心电图、尿量、出入量等。②实验室检查,包括血生化、血常规、动脉血气等。③遵医嘱应用镇静、镇痛药物,并监测药物的不良反应。④严格无菌操作,及时拔除不必要的插管,减少感染源。⑤给予营养支持,纠正水、电解质及酸碱平衡紊乱。

(2)非药物治疗:非药物治疗是唯一被证实能够纠正谵妄的方法,与病室环境、日常护理及与患者个体相关的治疗诊疗、护理措施相关。①病室环境保证自然光线能够通过窗户照入病室内;避免突然移动患者;降低噪音。②建立正常的睡眠周期,为患者反复进行时间和地点的介绍,促进患者对周围环境的感知,必要时提供眼镜、助听器、日历和收音机等;避免便秘;尽量缩短尿管留置期时间;控制夜间灯光和噪声水平,合理安排夜间的护理操作,保证夜间睡眠质量,促使睡眠觉醒周期的正常化;缓解疼痛,促进舒适;尽量避免患者看到同病室患者抢救、死亡的临终场面。③早期运动:机械通气伴镇静的患者,协助被动关节运动,病情允许时协助早期下床活动。早期运动可降低谵妄的发生,并促进患者恢复日常生活能力。④谵妄合并躁动的患者保证专人护理,并能够得到更多的协助;加放床栏,防止坠床;妥善固定引流管,防止意外拔管;保证病室的绝对安静;尽量减少不必要的约束;同时注意保护自身安全,防止受到伤害。⑤主动了解患者需求,满足需要;积极做好患者的心理安抚,给予亲情和情感支持;了解患者对疾病、入住 ICU 的看法,引导患者积极看待疾病和治疗,为患者提供更多信息,帮助患者确定解决问题的方法;采用弹性探视制度,增加探视的时间与次数;告知患者家属急性谵妄是一种暂时的情况,治疗后可以改善,并指导家属与患者进行互动,保持对时间、地点、人物的定向力。

2.用药护理 由于治疗谵妄的药物会加重谵妄患者的感知障碍并延长谵妄的持续时间,因此在进行药物治疗前首先要考虑以下两个方面的问题:①导致谵妄的危险因素是否已经纠正? 只有在纠正导致谵妄的危险因素(如睡眠障碍、约束等)之后,若患者仍处于谵妄状态,才考虑采用药物治疗。②是否有威胁患者生命的情况存在? 谵妄有时可能是由一些严重威胁患者生命的急性状态,如急性而严重的缺氧、急性二氧化碳潴留、低血糖、代谢紊乱或休克引起,因此必须及时纠正。若谵妄的原因尚未解决,需首先治疗其发生原因。

目前并没有治疗谵妄的特效药物,临床常对躁动型谵妄的患者采取对症治疗。氟哌啶醇是治疗躁动型谵妄的首选药物,属于丁酰苯类抗精神病药物,抗焦虑症、抗精神病作用强而久,对精神分裂症与其他精神病的躁狂症状都有效。其半衰期长,对急性发作谵妄的患者需给予负荷剂量,以快速起效。不良反应为锥体外系(extrapyramidad system,ES)症状,还可引起剂量相关的 QT 间期延长,增加室性心律失常的危险,应用过程中须监测心电图。既往有心脏病病史的患者更易出现此类不良反应。禁用于基底神经节病变、帕金森综合征、帕金森病、严重中枢神经抑制状态者、骨髓抑制、青光眼、重症肌无力患者。用药期间需密切监测心电图变化,尤其是对既往有心脏病病史的患者,观察有无低血压及室性心律失常的发生。观察患者是否出现锥体外系反应,如眼上翻、斜颈、颈后倾、面部扭曲等局部肌群持续性强直性收缩的表现。

3."ABCDEF"集束化管理 "ABCDEFBundle"融合了治疗 ICU 谵妄的循证医学证据,将镇静和镇痛药物、机械通气、早期活动等针对性的措施组合成为了一个整体。具体内容为:A(Assess,Prevent and Manage Pain)评估、预防、管理疼痛;B(Both Spontaneous A Wakening and Breathing Trials)每日唤醒和自主呼吸实验;C(Choice of Sedation and Analgesia)选择合适的镇静镇痛药物;D(Assess Prevent and Manage Delirium)评估、预防、管理谵妄;E(Early Mobility and Exercise)早期活动和运动;F(Family Engagement and Empowerment)家庭参与和赋权。应用"ABCDEF"集束化管理的优势包括:优化疼痛控制及减少机械通气患者镇静药物的使用和持续使用时间;降低谵妄和昏迷的发生率及持续时间;促进团队协作,推动早期活动;让家属参与护理;通过应用在线数据收集工具来改进依从性;通过应用有证据支持的护理措施来提高团队合作效率。

知识拓展

　　谵妄的诊断主要依靠四个方面的特征:①急性波动性病程;②注意力障碍;③思维紊乱;④意识水平改变。同时具备①和②,以及具备③或④其中一项即可诊断谵妄。ICU 意识模糊评估法(CAM-ICU)是 ICU 患者中常用的诊断工具,适合因气管插管和镇静不能进行语言交流的患者。该方法敏感性和特异性较高,且可靠有效,是美国危重病医学会推荐的 ICU 筛选诊断谵妄的方法。CAM-ICU 评估首先应进行镇静深度评估,推荐使用 Richmond 躁动镇静分级(Richmond agitation sedation scale,RASS)(表 7-13-1)。镇静评分≥3 分,继续进行 CAM-ICU 评估。处于深度镇静或不能唤醒状态的患者,镇静评分为-4 或-5 分,不能进行谵妄评估;如果患者能够唤醒,则继续进行下一步 CAM-ICU 评估(表 7-13-2)。

表 7-13-1　RASS 镇静程度评估表

+4	有攻击性	有暴力行为
+3	非常躁动	试着拔除呼吸管、胃管或静脉滴注
+2	躁动焦虑	身体激烈移动,无法配合呼吸机
+1	不安焦虑	焦虑、紧张,但身体只有轻微的移动
0	清醒平静	清醒自然状态
-1	昏昏欲睡	没有完全清醒,但可保持清醒超过 10 s
-2	轻度镇静	无法维持清醒超过 10 s
-3	中度镇静	对声音有反应
-4	重度镇静	对身体刺激有反应
-5	昏迷	对声音及身体刺激都无反应

表 7-13-2　ICU 意识模糊评估表

特征	表现
1.急性发病和病情被动性变化	与患者基础水平相比,是否有证据表明存在精神状态的急性变化 1 d 中患者的(异常)行为是否存在波动性(症状时有时无或时轻时重)
2.注意力障碍	患者注意力是否难以集中,如注意力容易被分散或不能跟上正在谈论的话题
3.思维混乱	患者的思维是混乱或者不连贯,如谈话主题分散或谈话与内容无关;思维不清晰或不合逻辑,或毫无征兆地从一个话题跳到另一个话题
4.意识的改变	患者当前的意识是否存在异常,如过度警觉(对环境刺激过度敏感、易惊吓)、嗜睡(瞌睡、易叫醒)或昏迷(不易叫醒)
评分标准:谵妄诊断为特征 1+特征 2+特征 3 或特征 4	

第十四节　血液净化患者的护理

（一）概述

血液净化是指通过对流、弥散的原理去除血液中的致病因子,清除体内蓄积过多的水分,并补充机体所需物质的现代治疗方法。常见的血液净化方法有血液透析、血液滤过、血浆置换、连续性肾脏替代治疗及腹膜透析等。其中,血液净化是治疗急、慢性肾衰竭及某些药物或毒物中毒的有效方法,本节主要介绍血液透析患者在麻醉重症监护室的监测与护理。

（二）观察要点

（1）生命体征。

（2）血管通路情况。

（3）穿刺部位情况。

（4）机器运行情况。

（5）潜在并发症,如失衡综合征、发热、心血管并发症、空气栓塞、猝死、透析器首次使用综合征等。

（三）护理要点

1.常规护理

（1）一般护理:持续心电监护,维持患者生命体征的平稳。限制液体入量及盐摄入量,准确记录24 h出入量。

（2）血管通路的护理:①临时性血管通路的护理。保持局部清洁干燥,如有红、肿、热、痛或其他原因的发热,应及时汇报医师。若为穿刺感染,需拔除穿刺导管并压迫15 ～ 30 min。直接穿刺血管者应在穿刺后妥善固定,防止针头脱出形成血肿。②永久性血管通路的护理。护理期间注意评估瘘管情况,检查有无感染、红斑、皮疹、狭窄及是否通畅等;治疗结束拔针后,穿刺点压迫10 ～ 20 min,压力适中。

（3）透析中护理:观察静脉和动脉穿刺点有无肿胀、渗血;检查动静脉管路有无受压、打折,管路固定是否牢固;监测机器各参数是否正常、有无报警提示等。

（4）心理护理:对于首次进行透析的患者,耐心地做好解释,使其了解透析治疗的目的、意义、方法及注意事项,树立战胜疾病的信心,教会患者动静脉内瘘及临时性血管通路的自我护理。

2.并发症护理

（1）失衡综合征:是一组在透析过程中或透析刚结束不久出现的以神经系统症状为主的全身综合征。轻者出现头痛、倦怠、嗜睡、呕吐、肌肉痉挛等症状,重者表现为扑翼样震颤、定向障碍、惊厥或昏迷,可能与脑缺氧有关。一旦出现以上症状,立即汇报医师并协助处理。

（2）发热：护理操作时严格遵循无菌操作原则，遵医嘱进行物理降温或应用抗生素进行对症治疗。

（3）低血压：是透析患者最常见的并发症之一。发生原因为有效血容量减少、血管收缩不良和心脏因素。低血压可导致透析血量不足，超滤困难，透析不充分，还可诱发心律失常，肾血流量减少及残余肾功能进一步下降。发生低血压时，应迅速补充血容量，同时减缓血流，减慢或暂停超滤，积极寻找诱因，遵医嘱对症处理。

（4）肌肉痉挛：透析中常见并发症，呈一过性，主要发生于腓肠肌或足部。可能与低血压、超滤过多过快、低钙血症等有关。在血液透析过程中，应动态监测动脉血气分析，积极纠正低血压及低钙血症。

（5）空气栓塞：透析中在血泵前输液或血路导管破裂、空气监测器未设或失灵，透析回血时操作不当，均可造成空气进入静脉内而引起栓塞。轻者表现为咳嗽、气急、胸部压迫感，重者可表现为呼吸困难、窒息甚至意识不清、心搏呼吸停止。一旦出现相关表现应先夹住静脉管路，停泵，取左侧头低脚高位，提供心肺支持，心室内气体量大时可穿刺抽出心室内空气，条件允许可行高压氧舱治疗。

第八章 麻醉重症监护病房常用护理操作标准化流程

第一节 急救技术

在麻醉重症监护病房中,急救技术是确保患者生命安全的基础。这些技术对于病情应对和即时处置具有极其重要的作用,护理人员需要充分拥有专业知识和熟练操作。本节将根据最新的急救指南和实践统一规范,详细讲述麻醉重症监护病房中其他常用急救技术的标准化流程。

一、心肺复苏技术

【定义】

心肺复苏技术(cardiopulmonary resuscitation,CPR)是针对骤停的心脏和呼吸采取的急救技术。目的是恢复患者自主呼吸和自主循环。

【目的】

保持心脏部分功能,确保重要脏器(尤其脑部)的血液供应,直到患者自主呼吸和血液循环恢复可进行下一步高级生命支持,具体操作流程如表8-1-1。

【注意事项】

1.心跳骤停一旦发生,如得不到即刻及时地抢救复苏,4～6 min后会造成患者脑和其他人体重要器官组织的不可逆的损害,因此CPR应在现场即刻进行,为抢救争取宝贵时间。

表8-1-1 心肺复苏技术操作流程

流程	步骤
操作前准备	1.判断意识:大声呼叫并轻拍患者双肩,判断意识是否丧失 2.观察呼吸:听有无呼吸音,看胸廓是否有起伏,用颊部感受有无气流,识别呼吸是否停止 3.评估颈动脉搏动:单手触摸,示指和中指放在患者颈部中央甲状软骨凸起(喉结)处,左右旁开两指,至胸锁乳突肌前缘凹陷处,略微施压,触摸颈动脉搏动,判断是否消失 4.环境准备:确保现场环境安全 5.用物:简易呼吸器、纱布、弯盘、手电筒、硬板等

续表 8-1-1

流程	步骤
操作流程	1. 将患者去枕平卧在硬板床或地上,解开衣领及裤带,同时呼叫医生和其他医务人员,准备抢救车、除颤仪,记录时间 2. 胸外心脏按压:①确定部位。胸骨中、下段 1/3 交界处,或操作者用右手中指、示指沿肋弓缘推向胸骨下切迹剑突处,向上两横指处;②方法。操作者一手掌根部紧贴按压部位,另一手重叠其上,指指交叉,双臂关节伸直并与患者胸部呈垂直方向,用上半身重量及肩臂肌力量向下用力按压,力量均匀、有节律,按压频率为 100 次/min,按压深度成人胸骨下陷 4～5 cm,按压次数为 30 次 3. 畅通气道:操作者站于患者右侧,患者头偏向一侧,用纱布清除口、鼻、咽部污物,有活动义齿者取出 4. 打开气道:使用仰头举颏法打开气道(左手掌根置于患者的前额,向后方施加压力,另一手中指、示指向上向前托起下颌,使患者张口) 5. 使用简易呼吸器时,正确放置简易呼吸器面罩,用 EC 手法固定,另一手挤捏气囊,保证每次呼吸时间超过 1 s,送气时胸廓有起伏,送气次数 2 次 6. 口对口人工呼吸时,患者口部垫纱布,用按于前额手的拇指、示指捏紧患者鼻孔,将患者的口完全包在操作的口中,操作者深吸气后,连续吹两大口气,用力将气吹入直到患者胸部上抬。一次吹气完毕后,松手、离口,面向胸部,观察患者胸部复原情况,紧接着做第二次吹气 7. 判断复苏效果:颈动脉搏动恢复、自主呼吸恢复、瞳孔对光反射恢复、肤色转红润、动脉收缩压大于 60 mmHg
注意事项	1. 触摸颈动脉搏动时可同时观察患者胸廓起伏情况,时间为 5～10 s 2. 按压时手掌不可离开按压部位,每次按压后需使胸廓完全回弹 3. 按压人员需及时更换,保证按压效果,更换人员时尽量减少按压中断的时间 4. 通气时潮气量为 500～600 ml,避免潮气量过大引起过度通气

2. 心肺复苏中要关注脑复苏情况,有条件时可使用亚低温(32～35 ℃)进行脑保护,可采用冰帽、冰毯等方法。

3. 可适当使用复苏药物,如肾上腺素、抗心律失常药物等,复苏用药的目的在于增加脑、心等重要器官的血液灌注,纠正酸中毒和提高心室颤动阈值或心肌张力,以有利于之后的电复律。

二、电除颤技术

【定义】

电除颤是以一定量的电流冲击心脏从而使心室颤动终止的方法,是治疗心室颤动的有效方法,现今以直流电除颤法使用最为广泛。

【目的】

心室颤动、心室扑动是最主要的适应证。还有就是无法识别 R 波的快速室性心动过速，由于无法同步直流电电复律，只能非同步电击（相当于除颤），具体操作流程见表 8-1-2。

【注意事项】

1.除颤前确认患者除颤部位的皮肤情况，如患者带有植入性起搏器，应注意避开至少 10 cm。

2.除颤前务必确认周围人员远离患者和床缘。

3.操作中动作应迅速，准确。

表 8-1-2　电除颤技术操作流程

流程	电除颤技术
操作前准备	1.评估患者心电图波形是否为心室颤动或无脉性室性心动过速波形 2.排除电极干扰、脱落等仪器设备引起的误操作 3.评估意识：大声呼叫并轻拍患者双肩，判断意识是否丧失 4.环境准备：明亮、安全、宽敞适宜操作 5.用物准备：除颤仪、导电糊、干纱布、湿纱布 6.检查除颤仪性能、电量、导线是否连接紧密，是否可用
操作流程	1.呼叫医生等其他医务人员，准备抢救车、记录时间 2.将患者摆放为复苏体位，充分暴露胸壁，左臂外展 3.评估患者胸部皮肤情况，是否有起搏器，皮肤有无潮湿、破溃等，必要时使用湿纱布清洁后干纱布擦干 4.除颤仪连接电源，开机，处于待机模式 5.取下电极板，涂抹均匀导电糊 6.遵医嘱调节除颤仪参数至合适的能量（双向波 200 J，单向波 360 J），确认为非同步模式 7.将电极板放置于除颤部位，两电极板之间距离>10 cm，如有心脏起搏器，应避开，胸骨电极板置于患者右锁骨中线第 2 肋间；心尖部电极板置于患者左腋中线第 5 肋间 8.再次确认心电示波为心室颤动或无脉室速波形，充电 9.操作者稍离床边缘，通知其余人离开床，同时环顾四周确认 10.轻微用力下压电极板，使其与皮肤紧贴，双手同时按压放电按钮 11.除颤后按需要行 CPR 12.评估：心电监护示波恢复窦性心律，除颤成功 13.整理用物，清理患者身上的导电糊，整理床单位，保护隐私
注意事项	1.操作中应随时观察患者的心电监护和病情变化 2.电极板使用完后应及时处理，使用酒精擦拭消毒 3.除颤时，电极板应避开起搏器、心电监护电极

第二节　病情监测技术

在麻醉重症监护病房中,病情监测技术是实现患者全程动态管理的关键环节。通过先进的监测设备和标准化的操作流程,护理人员能够实时掌握患者的生命体征变化,及时发现潜在风险,并采取相应措施。本节将重点介绍常用的病情监测技术,包括心电监测、动脉血压监测、呼吸功能监测等。同时,还将探讨如何将数据分析与临床判断相结合,提升护理决策的科学性与准确性,以更好地保障患者的安全和预后。

一、十二导联心电图应用技术

【定义】

心电图(electrocardiogram,ECG)是利用心电图机从体表记录心脏每一心动周期所产生的电活动变化图形的技术。十二导联分为肢体导联和胸壁导联:肢体导联反映心脏电位投影在矢状面情况,包括 Ⅰ、Ⅱ、Ⅲ、avR、avL 和 avF 导联;胸前导联系统反映心脏电位投影水平面情况,包括 V1、V2、V3、V4、V5、V6 导联。

【目的】

明确是否存在心律失常,是否存在窦性心律失常、期前收缩(早搏)、心动过速、心动过缓,各种类型的传导阻滞;确定是否存在心肌缺血;明确是否存在心房、心室扩大、肥大;明确是否存在心肌梗死及其特定部位;评估人工心脏起搏器的具体工作情况;明确某些药物如地高辛等以及低钾、低钙血症等电解质紊乱对心脏的各种影响。具体操作流程见表8-2-1。

表8-2-1　十二导联心电图应用技术操作流程

流程	步骤
操作前准备	1. 患者的年龄、病情、意识状态,患者合作程度,对酒精是否过敏 2. 评估患者胸前区和四肢皮肤有无破损 3. 评估心电图机器储电量,测试机器性能,按需检查打印纸 4. 检查所有导联线和电极是否连接良好 5. 向患者及家属解释心电图的目的和注意事项,取得配合 6. 操作者:仪表端正,衣帽整洁,洗手戴口罩 7. 患者准备:去除手脚饰品,清洁胸前区皮肤,确保清洁干燥 8. 环境准备:配备帘子,注意保护隐私,减少其他电器使用 9. 用物准备:心电图机、棉签、75%乙醇、弯盘、免洗手消毒液、一次性单巾、治疗车
操作流程	1. 洗手,戴口罩,必要时戴手套 2. 核对患者信息 3. 协助患者摆放适宜体位:上肢平放于身体两侧,勿用力,下肢自然伸直勿弯曲

续表 8-2-1

流程	步骤
操作流程	4. 暴露两手腕关节内侧、两下肢内踝及胸口,用酒精棉签擦拭,正确连接肢体导联,红、黄、绿、黑 4 种颜色电极别放置于右上肢手腕部、左上肢手腕部、左下肢足踝处、右下肢足踝处
	5. 按顺序正确连接胸前导联:胸导联为单极导联,包括 V1～V6 导联。V1 放置部位为右胸骨旁第 4 肋间;V2 需放置于左胸骨旁第 4 肋间;V4 位置是在左第 5 肋间与左锁骨中线交汇点;V3 安放位置在 V2 与 V4 连线中点;V5 需安置在左第 5 肋间与腋前线交汇部位;V6 位置是在左第 5 肋间与腋中线交汇处
	6. 待心电波形稳定后,嘱患者放松,开始描记各导联心电图,根据病情需要延长记录相关导联图形
	7. 结束按下停止键,关闭开关
	8. 去除导联线,观察皮肤情况
	9. 告知患者操作已结束,给予舒适体位并做好安慰
	10. 洗手记录
	11. 整理用物,终末消毒
注意事项	1. 检查时患者应在安静状态下,活动后应休息 3～5 min
	2. 患者胸前区皮肤清洁干燥,如有破损可考虑只做肢体导联采集图形
	3. 各导联正确连接,胸导联吸球接触皮肤时间不宜过长防止皮肤伤害
	4. 开始前检查心电图机功能选择静息心电图检查,走纸速度 25 mm/s、纵轴电压 10 mm/mV、时间等设置数值正确,确保采集图形准确
	5. 检查时注意患者安全,防止坠床;注意保暖,防止受凉;注意保护患者隐私

【注意事项】

1. 检查时患者应在安静状态下,活动后应休息 3～5 min。

2. 患者胸前区皮肤清洁干燥,如有破损可考虑只做肢体导联采集图形。

3. 各导联正确连接,胸导联吸球接触皮肤时间不宜过长防止皮肤损伤。

4. 开始前检查心电图机功能,选择静息心电图检查,走纸速度(25 mm/s)、纵轴电压(10 mm/mV)、时间等设置数值正确,确保采集图形准确。

5. 检查时注意患者安全,防止坠床;注意保暖,防止受凉;注意保护患者隐私。

二、有创血压监测技术

【定义】

通过穿刺血管、放置导管、连接体外感应器,在压力的作用下将感受器所接收到的信号传输至监护仪,从而实时监测患者血压情况的技术。

【目的】

对患有心力衰竭、休克、循环衰竭等危重患者进行持续有创血压检查,以获得及时直观的监测结果,并根据检测结果针对性治疗。具体操作流程见表 8-2-2。

表 8-2-2　有创血压监测技术操作流程

流程	步骤
操作前准备	1. 评估患者:病情、合作程度、理解能力 2. 评估穿刺部位情况、凝血情况 3. 评估监护仪相对应模块及线缆,是否正确相连且完好备用 4. 环境准备:清洁、整齐、温度适宜、光线充足 5. 操作者准备:着装规范,洗手,戴口罩 6. 患者准备:取舒适体位 7. 用物准备:消毒液、无菌棉签、无菌纱布、动脉留置针、贴膜、胶布、无菌手套、无菌治疗巾、腕部软枕、0.9% 氯化钠注射液 500 ml、压力换能器、加压袋
操作流程	1. 核对患者身份,核对医嘱 2. 向患者解释操作目的及过程,取得患者配合 3. 换能器接生理盐水,将生理盐水置于加压袋内,打入合适的压力,排除换能器内的气体,备用 4. 选择合适的穿刺部位,一般优先选择桡动脉 5. Allen 试验:①嘱患者握拳,同时按压患者尺动脉和桡动脉,阻断手掌供血;②数秒后嘱患者展开手掌,此时手掌因缺血而变白;③压迫尺动脉的手指抬起,观察手掌颜色恢复的时间。患者手掌颜色在 5～15 s 之内恢复,提示尺动脉供血良好,该侧桡动脉可用于动脉穿刺,若手掌颜色不能在 5～15 s 之内恢复,提示该侧手掌侧支循环不良,该侧桡动脉不适合穿刺。 6. 上肢外展,掌心向上,暴露穿刺部位,腕关节下垫软枕 7. 确认穿刺点位置:距腕横纹一横指(1～2 cm)、距手臂外侧 0.5～1.0 cm 处,以桡动脉搏动最明显处为穿刺点 8. 以穿刺点为圆心消毒穿刺区域皮肤直径>8 cm,消毒两遍,待干 9. 戴无菌手套,铺无菌治疗巾于腕部下方 10. 左手再次确认穿刺点,右手将动脉穿刺针与皮肤呈 30°～45°角进针,见回血后降低穿刺角度,将穿刺针顺动脉走行继续推进 1～2 mm,将套管全部送入动脉,缓慢退出针芯 11. 见鲜红色血液呈搏动状回流时,按压穿刺部位前端阻塞动脉血流,将排好气的换能器与穿刺针连接 12. 无菌纱布清洁血渍,再次消毒,自然待干 13. 无菌贴膜无张力粘贴,连接管处用胶布高举平台法二次固定 14. 粘贴标识,注明穿刺日期、时间等 15. 撤出治疗巾,脱手套,洗手 16. 使用注射器于三通处回抽动脉血,确保管路与留置针接头处无气泡 17. 换能器测压模块固定在床边等便于护理的位置,水平面为患者腋中线第 4 肋间(右心房水平) 18. 将换能器与监护仪 ABP 压力线缆连接,更改监护仪设置项目为 ABP 19. 压力系统零点校准:旋转换能器三通关闭患者端,将换能器测压模块与空气相通,按监护仪"ABP 归零"键,监护仪显示"归零完成" 20. 旋转换能器三通保持患者端与监护仪端相通,消毒三通接口横截面和外围,盖上无菌肝素帽,监护仪显示动脉压波形 21. 根据患者情况设置合适的报警限值 22. 整理用物,告知患者注意事项 23. 整理床单位,协助患者取舒适卧位 24. 洗手,记录

续表 8-2-2

流程	步骤
注意事项	1.加压带内压力应在 300 mmHg,过高可能压破盐水袋,过低动脉回血可能造成管道堵塞 2.妥善固定导管,防止意外脱管 3.并发症:远端肢体缺血、局部感染、血栓形成等 4.严格无菌技术操作,留置时间一般为 72～96 h,不应超过 7 d,留置期间严密监测穿刺点局部变化,三通处如有血渍应及时清理

三、动脉穿刺血标本采集技术

【定义】

使用特殊采血针抽取动脉血标本的一种技术。

【目的】

为动脉血气分析提供血标本;具体操作流程见表 8-2-3。

表 8-2-3　动脉穿刺血标本采集技术操作流程

流程	步骤
操作前准备	1.评估患者:病情、合作程度、理解能力 2.环境准备:清洁、整齐、温度适宜、光线充足 3.操作者准备:着装规范,洗手,戴口罩 4.物品准备:清洁治疗盘、无菌治疗巾、皮肤消毒液、无菌棉签、无菌纱布、无菌手套、动脉采血器 2 个、速干手消毒剂、弯盘、垫巾、利器盒
操作流程	1.携用物至患者床旁,核对床号、姓名,说明目的、方法,配合要点,询问患者有无需求,并协助解决 2.核对医嘱 3.根据患者情况选择穿刺部位并评估局部情况:①股动脉穿刺。协助患者取仰卧位,下肢伸直略外展外旋,暴露穿刺部位,铺垫巾。②桡动脉穿刺。协助患者取仰卧位(或半坐卧位),上肢平放,掌心向上,铺垫巾 4.快速洗手 5.消毒穿刺部位皮肤 6.检查动脉采血器灭菌有效期和包装是否完好,打开,戴无菌手套 7.穿刺:股动脉穿刺时用一示指在腹股沟中 1/3 与内 1/3 交界处(桡动脉穿刺:用食指与中指触摸桡动脉搏动最明显处),触得动脉搏动最明显部位后固定;另一手持动脉采血器,在两指间垂直或与动脉走向呈 40°角刺入,见有鲜红色血液涌进注射器时,固定穿刺针,待血液自然流出至所需血量 8.抽血完毕,迅速拔出针头,左手按压穿刺处,右手立即将针尖斜面刺入软塞,以隔绝空气 9.局部用无菌纱布加压止血 5～10 min,确认无出血后用胶布固定 10.脱手套,再次核对 11.协助患者取舒适卧位,整理床单位,交代注意事项 12.整理用物,洗手,需要时记录

续表 8-2-3

流程	步骤
注意事项	1. 如患者给氧方式发生改变,应在采血前等待至少 20 min 2. 严格无菌技术操作原则与查对制度 3. 标本采集后应使用双手轻柔揉搓采血器 4. 根据不同分析仪进行检验,建议推出采血器口第一滴血,防止堵塞分析仪 5. 操作前应评估患者凝血情况,如凝血功能差,完成操作后应适当延长按压穿刺点时间

四、末梢血糖监测技术

【定义】

末梢血糖通常是指手指、脚趾部位的血糖,末梢血糖一般通过毛细血管血糖检测得出数值。

【目的】

末梢血糖监测的主要目的是了解患者的血糖控制水平,具体操作流程见表 8-2-4。

表 8-2-4　末梢血糖监测技术操作流程

流程	步骤
操作前准备	1. 评估患者:病情、合作程度、理解能力 2. 环境准备:清洁、整齐、温度适宜、光线充足 3. 操作者准备:着装规范,洗手,戴口罩 4. 物品准备:血糖仪、试纸、一次性采血针、棉签、75% 乙醇或酒精棉片、弯盘、快速手消毒液
操作流程	1. 携用物至患者床旁,核对床号、姓名,说明目的、方法,配合要点,询问患者有无需求,并协助解决 2. 核对医嘱 3. 检查试纸有效期、检查血糖仪显示号码与试纸号码是否一致 4. 将试纸插入血糖仪,确认血糖仪显示待检画面 5. 向指尖方向按摩、使用酒精棉签或棉片消毒指尖采血部位并待干 6. 用采血针刺入指尖侧面、稍挤压形成一小滴血,使用无菌棉签擦拭第一滴血,将之后涌出的血接触试纸测试区中央,待试纸自动吸入血液,5～15 s 内显示结果 7. 使用无菌干棉签按压采血部位 8. 记录血糖值 9. 告知患者血糖值,异常及时处理
注意事项	1. 采血后挤压形成第一滴血时勿过度挤压 2. 操作前应询问患者最后一次饮食时间 3. 检测时需等血糖仪显示可采样时进行,避免因操作不当多次采血 4. 酒精消毒后应自然待干

五、经膀胱腹内压监测技术

【定义】

腹内压(intra-abdominal pressure,IAP)是指腹腔内潜在的压力。

【目的】

持续进行腹内压监测可避免腹内高压可引起器官组织低灌注,导致出现多器官和系统功能障碍。具体操作流程见表8-2-5。

表8-2-5　经膀胱腹内压监测技术操作流程

流程	步骤
操作前准备	1. 评估患者:病情、合作程度、理解能力、膀胱是否完全排空 2. 环境准备:清洁、整齐、温度适宜、光线充足 3. 操作者准备:着装规范,洗手,戴口罩 4. 物品准备:导尿管、注射器、压力换能器、三通、快速手消毒液
操作流程	1. 患者取完全平卧位 2. 排空膀胱内尿液,尿管接三通(三通接口接注射器和压力换能器或输液器) 3. 注入50 ml生理盐水,三通开关转至三通关闭状态,通过导管与压力换能器连接或输液器(输液器内滴壶液面大于1/2) 4. 嘱患者腹部放轻松 5. 以耻骨联合处平腋中线为零点,打开接换能器或输液器通道,取呼气末的数值,换能器单位为毫米汞柱(mmHg),如接输液器应打开三通后迅速打开输液夹,滴壶以下输液管垂直于零点,观察管路内液面待液面稳定后测量零点至管路液面长度即腹腔压力值 6. 如手动测量根据患者病情允许情况,建议测量三次取平均值 7. 整理床单位 8. 洗手、整理用物,记录测量数值并汇报医生
注意事项	1. 健康成年人腹内压范围为0~5 mmHg,重症患者由于液体潴留、腹部手术、使用呼吸机等原因,通常腹内压高于正常值,一般维持在5~7 mmHg 2. 患者出现膀胱挛缩、神经源性膀胱时,测量压力不具有参考价值 3. 测量结束后及时关闭三通与输液夹 4. 注意无菌操作,预防尿路感染 5. 操作过程中注意保护患者隐私,并向患者解释操作目的,安抚患者情绪

第三节　呼吸系统相关技术

呼吸系统相关技术是麻醉重症监护病房中不可或缺的重要组成部分,其核心目标是保障患者的气体交换功能,维持正常的氧合和通气状态。随着现代医学技术的进步,呼吸支持的形式和方法日益多样化,护理人员需要熟练掌握相关技术并根据患者病情选择适宜的干预措施。

一、成人氧气吸入技术

【定义】

成人氧气吸入技术是指通过供给患者氧气,提高其肺泡内氧分压,促进代谢,纠正缺氧状态,维持机体生命活动的一种治疗方法。

【目的】

纠正各种原因造成的缺氧状态,提高动脉血氧分压和动脉血氧饱和度,增加动脉血氧含量,改善低氧血症,促进机体的新陈代谢,维持生命活动。

【适应证】

1.纠正各种原因造成的缺氧状态,提高动脉血氧分压和动脉血氧饱和度。

2.促进组织新陈代谢,维持机体生命活动。

【禁忌证】

无绝对禁忌证。相对禁忌证如下。

1.百草枯中毒者。

2.使用博来霉素者。

【操作流程和步骤】

具体操作流程见表8-3-1。

表 8-3-1　成人氧气吸入技术操作流程

流程	步骤
操作前准备	1.物品准备:流量表、连接管、鼻导管或鼻塞、胶布、棉签、纱布、湿化瓶(内盛蒸馏水 1/3 或 2/3 满)换药碗内盛温开水,吸氧记录卡
	2.环境准备:环境清洁、光线适宜、符合操作要求
	3.衣帽整齐、洗手、戴口罩;熟悉病情,了解吸氧法的目的、方法、注意事项及患者配合要点
操作流程	1.携用物至患者床旁,核对患者基本信息(床号、姓名),评估患者身体情况,向患者说明用氧目的、方法,取得患者配合
	2.协助患者取舒适卧位,评估患者鼻腔情况,洗手
	3.以湿棉签清洁患者双侧鼻腔,必要时备胶布
	4.右手持氧气流量表,使其插头对准设备带上的氧气出口插孔用力推入
	5.连接管道,检查有无漏气
	6.连接鼻导管,检查是否通畅
	7.根据医嘱调节氧气流量
	8.测量插入长度(鼻尖至耳垂距离的 2/3)
	9.将鼻导管轻轻插至所需长度
	10.观察患者无呛咳后,用胶布固定于鼻翼、面颊部,别针固定橡胶管于被单上
	11.协助患者取舒适卧位,洗手,记录吸氧时间及氧流量
	12.观察患者缺氧症状改善情况,记录护理记录单

续表 8-3-1

流程	步骤
操作流程	13. 向患者交代注意事项,指导患者进行有效呼吸 14. 停止吸氧:①向患者说明原因,取得配合;②取下鼻导管(或鼻塞)将流量表调至"0",一手持表,另一手将氧气出口座外环顺时针方向旋转取下 15. 记录停止吸氧时间及吸氧效果 16. 协助患者取舒适卧位,整理用物,洗手
注意事项	1. 吸氧有效,安全 2. 操作熟练,插管动作轻柔,鼻黏膜无损伤 3. 用过的一次性物品处理方法正确 4. 根据患者用氧方式指导患者有效呼吸 5. 告知患者禁止自行摘除鼻导管或者私自调节氧流量 6. 若患者感觉鼻咽部干燥不适或者胸闷憋气时,及时告知医生 7. 保持鼻氧管通畅,避免打折、扭曲、分泌物堵塞 8. 告知用氧安全知识

二、口/鼻咽通气道的置入

(一)口咽通气道置入术

【定义】

口咽通气道置入术是指将口咽通气道插入口咽部,有效地解除舌后坠等咽腔组织或气道引起的声门梗阻,使其维持气道通畅的技术。

【目的】

开放气道,解除舌后坠引起的呼吸道梗阻。

【适应证】

1. 缺乏吞咽反射的昏迷患者。

2. 有自主呼吸但舌后坠致呼吸道梗阻的昏迷患者。

3. 气道分泌物过多,需要及时吸引的患者。

4. 抽搐时预防舌、齿损伤的患者。

5. 气管插管患者使用时可代替牙垫作用。

【禁忌证】

1. 绝对禁忌证:清醒患者。

2. 相对禁忌证

(1)下呼吸道梗阻者。

(2)喉头水肿、气管内异物、咽喉部肿瘤患者。

(3)呕吐频繁者。

(4)门齿有折断或脱落危险者。

【操作流程和步骤】

具体操作流程和步骤见表8-3-2。

表8-3-2 口咽通气道置入术操作流程和步骤

流程	步骤
操作前准备	1.用物准备:合适型号的口咽通气道、纱布1包、胶布、弯盘、开口器或压舌板、吸痰装置1套、生理盐水1瓶、吸痰管2根、听诊器1个 2.环境准备:环境清洁、光线适宜、符合操作要求 3.衣帽整齐,洗手、戴口罩;明确目的,操作方法
操作流程	1.操作者洗手,戴口罩 2.评估患者意识状态、呼吸情况 3.使患者仰卧,站于患者头侧,头后仰开放气道 4.根据患者选择合适型号的口咽通气道(选择方法为门齿到下颌角的距离) 5.检查口咽通气道有效期,并打开 6.左手拇指、食指撑开患者上下唇,使患者张口,牙关紧闭者可用开口器和舌钳协助,右手持口咽通气道,弧面沿上腭方向进入口腔,到达软腭后将弧面旋转180°,成正位顺着舌背下滑,尖端直至舌后根,置入咽部 7.双手托起下颌,将双拇指放于口咽通气道外口边缘上,向下推进至边缘抵口唇上,放下下颌 8.检查口唇,防止舌与口唇夹于牙齿和口咽通气道之间 9.用胶布固定(根据病情需要吸氧) 10.密切观察患者生命体征并记录 11.整理用物,洗手
注意事项	1.根据患者门齿到下颌角的距离选择合适的口咽通气道型号 2.牙齿松动者,放置口咽通气道时应密切观察有无牙齿脱落 3.口腔或咽部有病变时禁忌使用口咽通气道 4.定时检查口咽通气道是否保持通畅

(二)鼻咽通气道置入术

【定义】

鼻咽通气道置入术是指将鼻咽通气道插入鼻咽部,使其维持气道通畅的技术,适用于舌后坠所致的上呼吸道梗阻患者。由于其对咽喉部刺激性较口咽通气道小,清醒或浅麻醉患者更容易耐受。

【目的】

开放气道,解除舌后坠引起的呼吸道梗阻。

【适应证】

1.用作口咽通气道的替代品。

2.用于清醒或半清醒患者。

3. 各种原因引起的不完全性上呼吸道梗阻。

4. 插入口咽通气道存在很大技术难度或危险时,如存在咽反射、牙关紧闭、口腔周围大范围创伤等患者。

【禁忌证】

无绝对禁忌证,其相对禁忌证如下。

1. 鼻腔疾病患者,如鼻外伤、鼻息肉、鼻腔畸形等。

2. 凝血功能异常者。

3. 颅底骨折,尤其有脑脊液漏者。

【操作流程和步骤】

具体操作流程和步骤见表8-3-3。

表8-3-3 鼻咽通气道置入术操作流程和步骤

流程	步骤
操作前准备	1. 用物准备:方盘、生理盐水、有盖容器(盛放生理盐水)、一次性鼻咽通气道1个、胶布、污物罐1个、无菌手套无菌纱布、手消毒液1瓶(备用石蜡油球、棉签),将用物按使用顺序置于治疗车上。依次检查一次性鼻咽通气道的有效期,选择合适的鼻咽通气道 2. 环境准备:环境清洁、光线适宜、符合操作要求 3. 护士准备:衣帽整齐,洗手、戴口罩;明确目的,为手术患者建立人工气道,解除呼吸困难,保持呼吸道通畅,为有创机械通气提供条件
操作流程	1. 将用物推至患者床旁,核查患者身份,核对床号、姓名,与患者进行沟通。评估患者的病情、意识、生命体征、合作程度,观察鼻腔及气道分泌物情况。插入前认真检查患者的鼻腔,确定其大小和形状、是否有鼻息肉或明显的鼻中隔偏移等。选择合适型号的鼻咽通气道,长度估计方法为:从耳垂至鼻尖的距离加上2.5 cm或从鼻尖至外耳道口的距离 2. 收缩鼻腔黏膜和表面麻醉。选择通畅的一侧鼻腔,清洁并用棉签蘸取石蜡油润滑鼻孔及鼻咽通气道外壁 3. 使鼻咽通气道弯曲部朝下放入鼻腔,随颚骨向下推送至硬腭部,直至在鼻咽部后壁遇到阻力。用胶布或系带妥善固定 4. 在鼻咽部,鼻咽通气道必须弯曲60°~90°才能向下到达口咽部。将鼻咽通气道插入至足够深度后,如果患者咳嗽或抗拒,应将其后退1~2 cm 5. 根据医嘱给予气道湿化,防止鼻黏膜干燥出血结痂,防止鼻黏膜压伤,1~2 d更换鼻咽通气道并由另一侧鼻孔插入 6. 保持鼻咽通气道通畅,及时吸痰,密切观察患者生命体征并记录 7. 协助患者取舒适卧位,整理床单位 8. 整理用物,洗手,记录
注意事项	1. 严格遵守无菌技术操作原则和操作流程 2. 动作轻柔,关心患者 3. 反复插管时,避免时间过长,中间要注意给患者供氧 4. 操作熟练,沉着冷静

三、气管内插管及配合技术

【定义】

气管内插管技术是建立人工气道的最有效及最可靠的一种方法,是指特制的气管导管通过口腔或鼻腔,经声门置入气管的技术。主要用于机械通气、氧疗和清除呼吸道分泌物,也用于实施全身麻醉时的气道管理。

【目的】

1. 纠正低氧血症和二氧化碳潴留。

2. 清除呼吸道分泌物或异物,解除上呼吸道梗阻。

【适应证】

1. 患者自主呼吸突然停止,不能满足机体的通气和氧供的需要而需机械通气者。

2. 不能自主清除上呼吸道分泌物。

3. 胃内容物反流或出血随时可能出现误吸者。

4. 存在上呼吸道损伤、狭窄、梗阻等影响正常通气者。

5. 急性呼吸衰竭者。

6. 手术时需机械通气者。

【禁忌证】

无绝对禁忌证,其相对禁忌证如下。

1. 严重的喉头水肿、急性喉炎。

2. 咽喉部灼伤、肿瘤或异物存留。

3. 严重凝血功能障碍(血友病、血小板减少性紫癜等)。

4. 主动脉瘤压迫气管。

5. 颈椎损伤。

【操作流程和步骤】

具体操作流程和步骤见表8-3-4。

表8-3-4 气管插管内插管及配合技术操作流程和步骤

流程	步骤
操作前准备	1. 用物准备:喉镜、气管导管、管芯、牙垫、开口器、插管钳、10 ml 注射器 1 支、纱布、无菌手套、固定带、胶布、小线等。其他用物如负压吸引器、吸痰管、氧气、简易呼吸器及面罩、生理盐水、呼吸机、心电监护仪、除颤仪、抢救药品等 2. 环境准备:环境清洁、光线适宜、符合操作要求 3. 护士准备:衣帽整齐,洗手、戴口罩;开放静脉通路,保持静脉通畅,以备插管中随时给药 4. 患者准备:取仰卧位,头后仰,适当口、咽、喉基本重叠于一条轴线上,去除活动义齿,清理气道分泌物;呼吸困难或呼吸停止者,插管前应给予患者球囊面罩给氧辅助通气,以免因插管费时加重患者缺氧

续表 8-3-4

流程	步骤
操作流程	1. 取下患者义齿,清除口鼻腔分泌物。如选择经鼻插管,还须检查鼻腔有无阻塞、感染、出血,有无鼻骨骨折 2. 患者取仰卧位,头后仰,头下垫一小枕,使口轴线、咽轴线、喉轴线成一线,便于导管插入 3. 选择合适型号的气管插管(一般男性患者使用 7.5~8.5 mm,女性使用 7.0~8.0 mm)。检查气囊是否漏气,气管插管插入金属导管芯,调好解剖弧度备用;注意管芯不能超过导管尖端(距离尖端 2~3 cm),以防损伤气道黏膜 4. 必要时遵医嘱给予镇静、麻醉剂或肌肉松弛剂 5. 预充氧:在诱导产生意识消失和麻痹状态、插管之前,允许患者持续呼吸 100% 的氧气几分钟能获得有价值的时间,这是最重要的麻醉诱导和插管的预备步骤,称为"预充氧",其可提高患者对缺氧的耐受能力 6. 协助医生插入导管:在插管过程中可根据医生指示采用环状软骨加压法(用示指和拇指按压环状软骨并前推),以使声门充分暴露,并可压迫食管,防止胃内容物反流误吸 7. 导管插入后判断导管位置 8. 位置无误,协助医生拔出导管内芯,用注射器给气囊充气 9. 妥善固定导管,连接呼吸机辅助通气
注意事项	1. 插管动作轻柔,选择导管的大小以能容易通过声门裂为度,注意保护患者的牙齿 2. 插管深度适中,避免过深或过浅 3. 插管前后应给予纯氧面罩和球囊辅助呼吸 4. 插管中应持续监测血氧饱和度 5. 动作迅速,以免时间过长致心搏骤停

四、高流量氧疗技术

【定义】

经鼻高流量湿化氧疗是通过无须密封的鼻导管直接将一定氧浓度的空氧混合高流量气体输送给患者的一种氧疗方式,为患者提供可以调控并相对恒定吸氧浓度、温度和湿度的高流量吸入气体的治疗方式。

【目的】

有效缓解呼吸困难,对轻~中度呼吸衰竭患者有良好的临床疗效。

【适应证】

1. 轻~中度 Ⅰ 型呼吸衰竭($100 \text{ mmHg} \leqslant \text{PaO}_2 < 300 \text{ mmHg}$)。

2. 轻度呼吸窘迫(呼吸频率>24 次/min)。

3. 轻度通气功能障碍(pH>7.30)。

4. 对传统氧疗或无创正压通气不耐受或有禁忌证者。

【禁忌证】

1. 心搏呼吸骤停,需要紧急气管插管行有创机械通气。

2. 自主呼吸微弱或昏迷者。

3. 急重度Ⅰ型呼吸衰竭。

4. 通气功能障碍(pH<7.25)。

【操作流程和步骤】

具体操作流程和步骤见表8-3-5。

表8-3-5　高流量氧疗技术操作流程和步骤

流程	步骤
操作前准备	1. 用物准备:经鼻高流量氧疗仪、加热呼吸管路套装、灭菌注射用水 500 ml、鼻塞导管、生理盐水、一次性换药碗、棉签、手消毒液、手电筒 2. 环境准备:环境清洁、光线适宜、符合操作要求 3. 护士准备:着装整齐,洗手、戴口罩;评估患者生命体征、意识及病情;向清醒患者解释操作目的,取得患者配合
操作流程	1. 携用物至患者床旁,核对患者基本信息,向患者解释操作目的、方法 2. 协助患者取舒适卧位,评估患者鼻腔情况,洗手 3. 用湿棉签清洁患者双侧鼻腔 4. 安装呼吸管路、湿化罐 5. 连接电源、氧源 6. 开机 7. 预热完成后根据医嘱调节所需参数 8. 正确佩戴,妥善固定 9. 询问患者感受及评估效果 10. 指导患者有效咳嗽,告知注意事项 11. 整理床单元,洗手、记录
注意事项	1. 经鼻高流量氧疗时,如短时间(1~2 h)治疗后低氧血症无改善,应及时进行呼吸支持升级 2. 对重症高危患者进行生命体征监测,根据患者病情、血氧饱和度及血气结果调整参数 3. 观察患者呼吸,张口呼吸患者应嘱患者配合闭口呼吸 4. 保持湿化罐水位线处于正常水平,同时观察患者湿化情况 5. 呼吸管路、水罐套装及鼻塞,应 14 d 更换一次

五、无创机械通气技术

【定义】

无创机械通气是指经口、鼻面罩等非人工气道与呼吸机连接,进行机械通气的方式。一般指无创正压通气。

【目的】

1. 改善通气和氧合,防止机体缺氧和二氧化碳蓄积。

2.改善换气功能,减少呼吸功耗。

3.减少回心血量,改善心功能。

4.减少急性呼吸衰竭气管插管或气管切开及相应的并发症。

【适应证】

1.各种原因导致的睡眠呼吸暂停。

2.呼吸衰竭早期,面罩吸氧不能改善的低氧血症或高碳酸血症。

3.肺部疾病,如慢性阻塞性肺疾病、肺水肿。

4.重症肌无力。

【禁忌证】

1.昏迷、意识障碍、心搏骤停者。

2.自主呼吸微弱或停止者。

3.无法自主清除呼吸道分泌物,有误吸风险者。

4.上气道、颌面部损伤,术后、颌面部畸形患者。

5.无法耐受无创面罩通气或严重不合作者。

【操作流程和步骤】

具体操作流程和步骤见表8-3-6。

表8-3-6 无创机械通气技术操作流程和步骤

流程	步骤
操作前准备	1.用物准备:呼吸机、呼吸机管路、面罩或鼻罩、四头带、湿化罐、无菌注射用水1瓶、湿化液连接管1根(输液器)、碘伏棉签、快速手消、治疗车、弯盘1个、记录单、笔 2.环境准备:环境清洁、光线适宜,符合操作要求 3.护士准备:着装整齐、洗手、戴口罩;明确患者基本信息、意识状态、生命体征、呼吸道及面部情况、用氧及氧合情况;根据患者病情取合适或舒适体位,如无禁忌可抬高床头30°~45°
操作流程	1.携用物至患者床旁,核对患者基本信息,根据患者面部情况及耐受度,选择合适型号的面(鼻)罩 2.取舒适卧位,向清醒患者说明操作目的、方法及配合要点 3.根据患者的脸型、口腔支撑能力及配合程度选择合适的面(鼻)罩 4.对于患者面部有可能压迫的皮肤进行保护,以起到减压作用,如果面罩有漏气、移位,要及时调整 5.调节好面罩位置及固定带的松紧度,要求头带下可插入1~2根手指,使佩者佩戴舒适 6.协助医生调节呼吸机参数,使呼吸机管路与患者面(鼻)罩相连接 7.观察呼吸机监测参数和患者舒适度,及时调整头带松紧以保证漏气量最小 8.操作完毕后协助患者取舒适卧位 9.整理床单元,收拾用物 10.洗手、记录 11.密切监测患者生命体征、呼吸机参数,评估患者耐受程度及配合程度,随时调整头带松紧度

续表8-3-6

流程	步骤
注意事项	1. 保持呼吸道通畅,定时给手患者拍背,鼓励患者有效咳嗽,对咳痰能力差的患者应给予吸痰 2. 预防误吸,上机前避免过饱饮食,病情允许时进食后 0.5 ~ 1.0 h 再给予上机,避免出现恶心、呕吐等不适;及时巡视患者,若患者出现恶心、呕吐、咳痰时及时给予摘除面罩处理,防止出现误吸 3. 嘱患者尽量避免张口呼吸,以避免出现胃胀气;出现腹胀症状的患者,可使用促胃动力药,必要时留置胃管行胃肠减压 4. 保特面罩与患者面部紧贴密闭,定期检查面罩及管道有无漏气 5. 密切关注呼吸机报警声音,发现报警及时查看原因,一级报警立即处理 6. 预防出现器械相关压力性损伤,可在面罩边缘应用减压垫,减轻面罩部位皮肤压力 7. 做好气管插管的准备,若使用无创机械通气后病情无明显改善或加重者,可考虑给予气管插管进行有创机械通气

六、俯卧位通气技术

【定义】

俯卧位通气技术是指利用翻身床、翻身器或者人工徒手进行翻身,使患者在俯卧位状态下进行呼吸或机械通气。

【目的】

1. 有效改善患者氧合,改善高碳酸血症。

2. 有效改善肺通气或血流比例,使背侧萎陷的肺泡复张,肺及气管的分泌物在重力作用下也能得到良好的引流。

3. 减少心脏和纵隔对下垂肺区的压迫。

【适应证】

对于通气障碍的患者,尤其是出现氧合障碍的患者,包括无论任何原因的肺水肿、合理使用 PEEP 仍不能将 FiO_2 降至 60% 以下、在肺损伤性急性呼吸衰竭早期,即使没有严重的氧合障碍,也可以使用俯卧位通气。

【禁忌证】

大出血风险、颅内高压、不稳定的创伤性骨折、心功能不全、血流动力学不稳定、髓质损伤、肺破裂、食管或胃出血、重度脱水或电解质紊乱等患者。

【操作流程和步骤】

具体操作流程和步骤见表8-3-7。

表 8-3-7 俯卧位通气技术操作流程和步骤

流程	步骤
操作前准备	1. 用物准备:C 型圈或凹型枕、电极片 5 个、护理垫若干、枕头若干、减压贴若干、翻身单 2. 环境准备:环境清洁、光线适宜、符合操作要求 3. 护士准备:操作者着装整齐、洗手、戴口罩;熟练掌握俯卧位通气操作方法;向清醒患者解释操作的目的、方法及配合要点 4. 患者准备:生命体征相对平稳,可耐受俯卧位通气;合理镇静镇痛;确认气管插管或气管切开管位置,清理气道及口鼻腔分泌物,保持呼吸道通畅;俯卧位通气前 2 h 暂停肠内营养的供给,操作前回抽胃内容物,避免过多胃残余量致反流误吸
操作流程	1. 确定俯卧位通气翻转方向:根据仪器设备连接及患者体位反转的方便性,决定俯卧位的操作是由患者左向右或右向左进行翻转 2. 整理监护仪各连接导线,并留出足够长度便于翻转 3. 夹闭非紧急管路(如尿管、胃管等),妥善固定各导管,防止滑脱,整理各管路方向与身体纵轴方向一致,并留出足够长度便于翻转 4. 在患者面部颧骨处、双肩部、胸前区、髂骨、膝部、小腿部及其他骨隆突俯卧位易受压处垫上泡沫型减压敷料或硅胶软枕 5. 位置与分工:第一人位于床头,负责呼吸机管路的妥善固定、头部的安置及发出口令;第二人位于左侧床头,负责监护仪导联线、左侧上身导管的安置;第三人位于左侧床尾,负责导尿管及左侧下半身各类导管的安置;第四人位于右侧床头,负责该侧静脉置管及右侧上半身各类导管的安置;第五人位于右侧床尾,负责右侧下半身各类导管的安置 6. 翻转操作:将护理垫分别置于患者前胸和会阴部,吸水面朝向患者皮肤。将 2 个圆柱形枕分别置于患者胸部及髂嵴处护理垫上,男性患者注意避开生殖器部位;将翻身单覆盖在圆柱形枕头上,患者双手置于两侧紧贴身体;由位于头侧的第一人固定住患者的人工气道及呼吸机管路,其余 4 人将患者身上、身下两层翻身单边缘对齐,将其同时向上卷翻身单至最紧,固定住患者其他导管;由第一人发出口令,并与其他四人同时将患者托起,先移向病床一侧;确认患者及管道安全后,听第一人口令同时将患者翻转为 90°侧卧位,然后 5 人同时将患者(由左向右或右向左)行 180°翻转至俯卧位;将患者头偏一侧,头下垫护理垫与减压枕,留出足够高度,确保人工气道通畅,便于吸痰操作 7. 粘贴心电导联于患者背部
注意事项	1. 确认圆柱形枕位置恰当;整理确认各导管是否在位通畅、导线固定 2. 双臂可置于头两侧或躯体两侧,每 2 h 替换一次;面部偏向左侧或右侧,每 2 h 更换一次 3. 防止压力性损伤 4. 气管切开的患者需保障颈部悬空,留有操作空间 5. 严密监测生命体征(心率、心律、血压、呼吸、指脉氧) 6. 动态监测动脉血气分析;生命体征不平稳及动脉血气恶化立即恢复仰卧位

七、胸部叩击排痰技术

【定义】

胸部叩击排痰技术是一种借助叩击产生的震动和重力作用,使潴留在气道内的痰液松动,移到中心气道,并通过咳嗽排出体外的物理治疗方法。

【目的】

1. 改善肺通气,提高呼吸效果。

2. 排出痰液,维持呼吸道通畅。

3. 减轻患者痛苦,保持舒适。

4. 控制炎症,预防肺不张及肺部感染等。

【适应证】

长期卧床、排痰无力、部分胸部手术后、痰液黏稠或建立人工气道等患者。

【禁忌证】

肋骨骨折、咳血、血栓高危人群、心肌梗死、肺水肿及肺栓塞等患者。

【操作流程和步骤】

具体操作流程和步骤见表8-3-8。

表8-3-8 胸部叩击排痰技术操作流程

流程	步骤
操作前准备	1. 环境准备:环境清洁、光线适宜、符合操作要求 2. 护士准备:衣帽整齐,洗手、戴口罩;向患者解释叩击排痰的目的、方法及注意事项,取得患者配合;评估患者的年龄、体重、病情、肢体活动能力、心功能情况及叩击体位(坐位或侧卧位);有无引流管、骨折和牵引等;评估患者合作能力
操作流程	1. 核对医嘱及患者信息 2. 洗手,戴口罩 3. 听诊肺部痰液积聚状况 4. 依据痰液积聚部位,协助患者采取适当引流姿势并予以枕头适当支托 5. 屏风遮挡患者,妥善处理各种管路,固定床脚刹车 6. 在患者下颌处放置弯盘或卫生纸 7. 给患者拍背以促进排痰。①叩击时间:选择进餐前30 min或餐后2 h,以免引起呕吐不适。②叩击方式:叩击时五指并拢,手背隆起,手掌呈中空杯状,手指弯曲,拇指紧靠示指,以手腕的力量,从肺底自下而上、由外向内,快速而有节律地叩击胸背。重点叩击需要引流的部位,沿着支气管走向由外周向中央叩击,每个部位3~5 min,双手交替拍打或单手叩击,持续5~20 min。鼓励患者做深呼吸咳嗽,需要时并予吸痰 8. 协助患者清除痰液,必要时做口腔护理 9. 观察痰液的性质、颜色、量,排痰后听诊肺部呼吸音 10. 协助患者取舒适体位,告知患者操作已完毕,整理床单位,收拾用物 11. 洗手,记录患者活动前后呼吸音的改变及分泌物清除状况和呼吸形态变化,以及患者的反应

续表 8-3-8

流程	步骤
注意事项	1.叩击时避开有创伤、脊椎、肩胛骨;胸部叩击时避开乳房、心脏、衣服纽扣和拉链等位置 2.保证足够的水分摄入以便稀释痰液,利于痰液咳出 3.叩击过程中注意观察患者面部表情、生命体征及咳嗽咳痰情况,发现呼吸困难等情况应立即停止操作 4.病情允许的情况下,更换排痰体位可达到一定的引流作用 5.叩击排痰后,嘱患者漱口或予以患者口腔护理,保持口腔清洁,并注意观察痰液的颜色和性质

八、经口鼻吸痰技术

【定义】

经口鼻吸痰技术是指用吸痰装置经口腔、鼻腔将气道分泌物及误吸的呕吐物吸出,以保持气道通畅,预防吸入性肺炎、肺不张等并发症发生的一种技术。

【目的】

清除患者呼吸道分泌物,保持呼吸道通畅,改善肺通气。

【适应证】

1.因咳嗽无力、咳嗽反射迟钝或会厌功能不全所致的排痰困难患者。

2.窒息患者的急救,如溺水、误吸的患者。

【禁忌证】

1.喉痉挛、支气管痉挛者。

2.排除痰液堵塞气道而致的低氧血症。

【操作流程和步骤】

具体操作流程和步骤见表 8-3-9。

表 8-3-9　经口鼻吸痰技术操作流程和步骤

流程	步骤
操作前准备	1.用物准备:①电动吸引器或中心负压吸引装置各一套(备 2 个已消毒的玻璃瓶,1 个安全瓶和集痰瓶);②100～250 ml 瓶子 1 个(内盛消毒液置于床头拦处消毒吸引器上玻璃接管),治疗盘换药碗 1 个(盛无菌生理盐水,)、弯盘、消毒纱布、无菌血管钳及镊子(或一次性手套)、一次性吸痰管;③必要时备压舌板、开口器、舌钳、电插板等;④快速手消毒液;用物清洁适用,摆放有序,便于操作 2.环境准备:环境清洁、光线适宜、符合操作要求 3.护士准备:衣帽整齐、洗手、戴口罩

续表 8-3-9

流程	步骤
操作流程	1.携用物至患者床旁,核对床号、姓名,了解患者意识状态、生命体征、吸氧流量或用氧浓度,向清醒患者说明目的,做好解释工作,取得患者配合,协助患者取舒适卧位 2.接通电源,打开开关,检查吸引器的性能是否良好及连接正确,调节负压[一般压力成人 40.0～53.3 kPa(300～400 mmHg);儿童<40.0 kPa(300 mmHg)];用等渗盐水试吸,检查导管是否通畅 3.检查患者口、鼻腔,取下活动义齿;评估患者病情、痰液的黏稠度等,使患者头部转向一侧,面向操作者,昏迷患者用压舌板或开口器帮助张口 4.检查吸痰管的灭菌有效期后,撕开外包装,用戴手套的手取出(或只用无菌血管钳),持吸痰管前端,另一手折叠导管末端,用生理盐水试吸通畅后,插入口咽部,然后放松导管,将口腔咽部的分泌物吸尽,再吸气管内分泌物 5.每次插入吸痰的时间不超过 15 s,以免缺氧,吸痰动作轻柔,从深部向上提拉,左右旋转,吸净痰液 6.吸痰管退出后,用生理盐水抽吸冲洗,防止分泌物堵塞吸痰导管 7.观察气道是否通畅,患者的反应如面色、呼吸、心率、血压等;吸出痰液的性状、量、颜色,并记录 8.痰液黏稠,可配合叩击,雾化吸入,提高吸痰效率 9.吸痰完毕,关上吸引器的开关 10.整理床单位,协助患者取舒适卧位 11.整理用物,吸痰用物每天更换,吸痰管重新消毒或统一处理后丢弃,吸痰的玻璃接管插入盛有消毒液的试管中浸泡
注意事项	1.严格无菌操作,动作轻柔敏捷,吸痰时间不宜过久,负压不宜过大 2.吸痰时注观察患者的病情变化,如有明显改变,应立即暂停吸痰 3.若发现痰液里带新鲜血液,则提示黏膜破损,应暂停吸痰 4.治疗盘内的吸痰用物应每天更换 1～2 次,吸痰导管应每次更换,做好口腔护理 5.应及时倾倒贮液瓶内吸出液(<2/3)

九、有创机械通气气道内吸痰技术

【定义】

有创机械通气气道内吸痰技术是指用吸痰装置经气管插管将气道分泌物及误吸的呕吐物吸出,以保持气道通畅,预防吸入性肺炎、肺不张等并发症发生的一种技术。

【目的】

清除患者呼吸道分泌物,保持呼吸道通畅,改善肺通气。

【适应证】

1.患者呛咳、人工气道内可见分泌物。

2.听诊呼吸音为痰鸣音。

3. 排除管路打折、扭曲、呼吸机管路积水等原因外,气道压力增高、峰压报警。

4. 怀疑误吸。

5. 导管气囊放气后。

6. 获取痰标本。

【禁忌证】

1. 喉痉挛、支气管痉挛者。

2. 排除痰液堵塞气道而致的低氧血症。

【操作流程和步骤】

具体操作流程和步骤见表8-3-10。

表8-3-10　有创机械通气气道内吸痰技术操作流程和步骤

流程	步骤
操作前准备	1. 用物准备:负压吸引器或中心负压吸引装置、清洁治疗盘、一次性吸痰管、无菌手套、治疗巾、无菌纱布、生理盐水、无菌容器、手消毒液,按医嘱备稀释痰液的药物,盛放消毒液瓶、配电盘;用物摆放合理,符合无菌原则
	2. 环境准备:环境清洁、光线适宜,符合操作要求
	3. 护士准备:衣帽整齐,洗手、戴口罩
操作流程	1. 将用物推至患者床旁,核对床号、姓名,评估患者的病情及意识状态,向清醒患者说明目的、方法,取得配合
	2. 将呼吸机的氧浓度调至100%,给予患者吸入 2 min,以防吸痰造成低氧血症
	3. 接吸引器电源或中心负压吸引装置,检查吸引器性能是否良好,连接是否正确,调节压力>-150 ~ -80 mmHg
	4. 洗手
	5. 生理盐水倒入无菌容器内,撕开吸痰管外包装的前端,一手戴无菌手套,将吸痰管抽出并盘绕在手中,开口端与负压管连接
	6. 打开吸引器开关,生理盐水试吸检查导管是否通畅
	7. 用未戴手套的手断开呼吸机与气管导管,将呼吸机接头放于无菌纱布上
	8. 一手折叠吸痰管末端,用戴无菌手套的手持吸痰管前段,轻轻地准确地沿气管导管送入气道,放开折叠部分左右旋转,向上提拉,边吸边退,吸尽痰液,切勿上下提插或固定在一点不动,每次吸引时间不超过 15 s
	9. 每次导管退出后应以生理盐水冲洗,如需再吸痰应更换吸痰管
	10. 每次吸痰用过的吸痰管及手套放入医用垃圾袋内,将连接吸引器玻璃接管插入盛有消毒液的玻璃瓶内
	11. 吸痰结束后立即接呼吸机通气,给予患者浓度为100% 氧气吸入 2 min,待血氧饱和度升至正常水平后,再将氧浓度调至原来水平
	12. 吸痰过程中应观察痰液的颜色、性质和量,患者血氧饱和度、生命体征变化,以及呼吸机各参数设定值的变化状况,如有明显改变,应立即暂停吸痰
	13. 整理床单位,协助患者取舒适卧位,安慰患者,清洁患者插管周围的皮肤
	14. 整理用物,手套、吸痰管按医疗废物处理,洗手,记录

续表8-3-10

流程	步骤
注意事项	1. 无菌观念强，无污染，符合无菌操作原则 2. 态度严谨，动作敏捷，操作熟练，符合操作程序，每次吸引时间不超过 15 s，连续吸痰不超过 3 次 3. 操作中能做到关心患者，以患者为中心，确保安全 4. 吸痰时负压不可过大，以免损伤患者气道 5. 无菌容器应分别注明气管插管、口腔、鼻腔之用，不得混用

第四节　给药技术

在麻醉重症监护病房中，给药技术的规范化操作对于保障患者的安全与治疗效果至关重要。由于患者病情复杂多变，药物治疗需要精准、高效且安全的实施方式，确保药物管理的规范性与严谨性，以最大限度提高治疗效果和患者满意度。

一、皮内注射法（药物过敏试验）

【定义】

皮内注射法（intradermic injection，ID）是将少量药液或生物制品注射于皮内的方法，见图8-4-1。

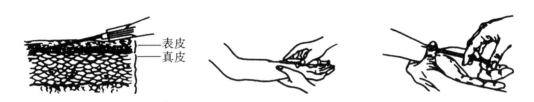

——表皮
——真皮

图8-4-1　皮内注射法（药物过敏试验）操作

【目的】

1. 进行药物过敏试验，以观察有无过敏反应。

2. 预防接种。

3. 局部麻醉的起始步骤。

【操作流程和步骤】

具体操作流程和步骤见表8-4-1。

表 8-4-1　皮内注射法（药物过敏试验）操作流程

流程	步骤
操作前准备	1. 用物准备。治疗盘内：75% 乙醇、砂轮、棉签、无菌治疗巾、0.9% 氯化钠注射液（生理盐水）、药液（按医嘱备药），如为药物过敏试验，应备 0.1% 盐酸肾上腺素。治疗盘外：医嘱单、无菌注射器（1 ml、2～5 ml）和针头；医疗垃圾桶、生活垃圾桶、利器盒、氧气装置、吸痰装置 2. 环境准备：环境宽敞、明亮、温度适宜 3. 护士准备：衣帽整洁、洗手、戴口罩；向患者说明皮内注射的目的、方法、注意事项及配合要点；协助患者取适宜体位并暴露注射部位
操作流程	1. 按医嘱抽吸药液 2. 携用物至患者床旁，核对患者床号、姓名、注射单（一查） 3. 选择注射部位，用 75% 乙醇消毒皮肤（对乙醇过敏者，使用生理盐水） 4. 再次核对，排气（二查） 5. 穿刺、注射：一手绷紧皮肤，一手持注射器，针头斜面向上，与皮肤呈 0～5° 刺入皮内；待针头完全进入皮内后，再进入少许；用绷紧皮肤的手的拇指固定针栓，注入抽吸液 0.1 ml，使局部形成一皮丘 6. 注射完毕拔出针头，勿按压针眼，再次核对（三查） 7. 操作后处理：①协助患者取舒适卧位；②清理用物；③洗手；④记录
注意事项	1. 严格执行查对制度和无菌操作制度 2. 做药物过敏试验前，护士应详细询问患者的用药史、过敏史及家族史，如患者对需要注射的药物有过敏史，则不可做皮试并与医生联系，更换其他药物 3. 药物试验消毒皮肤时忌用碘酊、碘伏，以免影响对局部反应的观察 4. 进针角度以针尖斜面能全部进入皮内为宜，进针角度过大，易将药物注入皮下，影响观察效果 5. 做药物过敏试验之前要备好急救药物，以防发生意外 6. 若药物过敏试验为阳性反应，应告知患者和家属，不能使用该种药物，并记录在病历上

二、皮下注射法

【定义】

皮下注射法（hypodermic injection，HD）是将少量药液或生物制品注射于皮下的方法，见图 8-4-2。

【目的】

1. 注入小剂量药物，用于不宜口服给药而需要在一定时间发生药效时。

2. 预防接种。

3. 局部麻醉的起始步骤。

【操作流程和步骤】

具体操作流程和步骤见表 8-4-2。

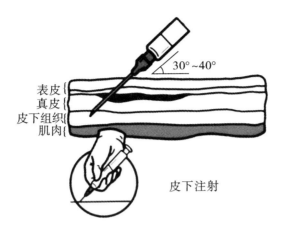

图 8-4-2　皮下注射操作示意

表 8-4-2　皮下注射法操作流程和步骤

流程	步骤
操作前准备	1.用物准备,基础治疗盘、医嘱单、1~2 ml 注射器、药液(按医嘱备药)、笔、医疗垃圾桶、生活垃圾桶、利器盒 2.环境准备:环境宽敞、明亮、温度适宜 3.护士准备:衣帽整洁、洗手、戴口罩;向患者说明皮下注射的目的、方法、注意事项及配合要点;协助患者取适宜体位并暴露注射部位(上臂三角肌下缘:坐位或站位。两侧腹壁:坐位或仰卧位)
操作流程	1.按医嘱抽吸药液 2.携用物至患者床旁,核对患者床号、姓名、注射单(一查) 3.选择注射部位,常规消毒皮肤待干 4.再次核对,排气(二查) 5.穿刺、注射:一手绷紧皮肤,一手持注射器,以示指固定针栓,针头斜面向上,与皮肤呈 30°~40°刺入皮下,深度为针梗的 1/2~2/3(若为腹壁注射,应捏起皮肤,距离脐窝至少两横指宽以避开脐静脉,90°进针;刺入皮下后,松开绷紧皮肤的手,试抽回血,如无回血则缓慢推注药液 6.注射完毕后用无菌干棉签轻压针刺处,快速拔针后按压片刻,再次核对(三查) 7.操作后处理,①协助患者取舒适卧位;②清理用物;③洗手;④记录(注射时间、药物名称、浓度、剂量、途径、患者的反应)
注意事项	1.严格执行查对制度和无菌操作制度 2.对于消瘦患者,护士可捏起局部组织,以减少穿刺角度,针头刺入角度不宜超过 45°,以免刺入肌层 3.尽量避免用对皮肤有刺激作用的药物做皮下注射 4.经常注射者,应更换部位,制订轮流交替注射部位的计划,这样可在有限的注射部位,吸收最大药量

三、肌内注射

【定义】

肌内注射（intramuscular injection，IM）是将一定药液注入肌肉组织的方法。注射部位一般选择肌肉丰富且距大血管及神经较远处。其中最常用的部位为臀大肌，其次为臀中肌、臀小肌、股外侧肌及上臂三角肌（图8-4-3）。

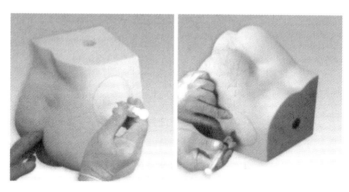

图8-4-3　臀大肌注射部位示意

1. 臀大肌注射的两种方法

（1）十字法：从臀裂最高点做一水平线，然后从髂嵴最高点上做一垂线，两线相交后，将臀部分为四个象限，取外上象限同时要避开内侧角，作为注射部位。

（2）联线法：注射时一般取侧卧位，患侧肢体稍屈髋，对侧肢体伸直，从髂前上棘和尾骨尖做一连线，将其三等分，其外1/3部分为注射的位置。

2. 臀中肌、臀小肌定位。以示指指尖和中指指尖分别放在髂前上棘和髂嵴下缘处，示指与中指分开，在示指、中指与髂嵴之间便构成了一个三角形的区域，该区域就是注射的部位。

【目的】

注入药物，用于不宜或不能口服或静脉注射，且要求比皮下注射更快发生效果时。

【操作流程和步骤】

具体操作流程和步骤见表8-4-3。

表8-4-3　肌肉注射操作流程

流程	步骤
操作前准备	1. 用物准备：基础治疗盘、医嘱单、3～5 ml注射器、药液（按医嘱备药）；笔、医疗垃圾桶、生活垃圾桶、利器盒 2. 环境准备：环境宽敞、明亮，温度适宜 3. 护士准备，衣帽整洁、洗手、戴口罩；向患者说明肌内注射的目的、方法、注意事项、配合要点，以及及药物作用和不良反应；协助患者取适宜体位并暴露注射部位（坐位或卧位）

续表8-4-3

流程	步骤
操作流程	1.按医嘱抽吸药液 2.携用物至患者床旁,核对患者床号、姓名、注射单(一查) 3.选择注射部位,常规消毒皮肤待干 4.再次核对,排气(二查) 5.穿刺、注射:一手拇、示指绷紧局部皮肤,一手持注射器,中指固定针栓,将针头迅速垂直刺入;推药前回抽回血,无回血缓慢推注药液 6.注射完毕后用无菌干棉签轻压针刺处,快速拔针后按压片刻,再次核对(三查) 7.操作后处理:①协助患者取舒适卧位;②清理用物;③洗手;④记录(注射时间、药物名称、浓度、剂量、途径、患者的反应)
注意事项	1.严格执行查对制度和无菌操作制度 2.两种药物同时注射时,应注意配伍禁忌 3.两岁以下婴幼儿不宜选择臀大肌注射,应选择臀中肌、臀小肌注射 4.若针头折断,应注意安抚好患者情绪,嘱患者保持原位不动,固定局部组织以防断针移位 5.长期注射者应交替更换注射部位,并选用细长针头,以避免或减少结节的发生;如出现因长期注射的硬结,可采用热敷、理疗等方法进行处理

四、静脉输液

【定义】

静脉输液(intravenous infusion,IV)是自静脉注入药液的方法。

常用的静脉包括:①上肢静脉。包括手部及手臂的静脉(如手背静脉、前臂头静脉、贵要静脉、肘正中静脉、前臂内侧静脉等)。这类静脉比较表浅而且安全。紧急输液时采用肘部静脉。②头皮静脉。多用于婴幼儿,因为儿童头皮有较多的浅层静脉,易固定且活动不受限。③下肢静脉。主要是足背静脉弓、大隐静脉等。由于下肢活动限制且危险性高(易形成血栓,且迅速扩散至深部静脉,有造成栓塞的危险),因此较少使用。

【目的】

1.注入药物,用于药物不宜口服、皮下注射、肌内注射或需要迅速发挥药效时。

2.注入药物做某些诊断性检查。

3.静脉营养治疗。

【操作流程和步骤】

具体操作流程和步骤见表8-4-4。

表 8-4-4　静脉输液技术操作流程和步骤

流程	步骤
操作前准备	1. 用物准备:注射盘、注射器、医嘱单、胶布、止血带、小枕、治疗巾、笔、弯盘、药液(按医嘱药);医疗垃圾桶、生活垃圾桶、利器盒 2. 环境准备:环境宽敞、明亮,温度适宜 3. 护士准备:衣帽整洁、洗手、戴口罩;向患者说明静脉输液的目的、方法、注意事项、配合要点及药物作用及不良反应;协助患者取适宜体位并暴露注射部位
操作流程	1. 按医嘱抽吸药液 2. 携用物至患者床旁,核对患者床号、姓名、注射单(一查) 3. 选择合适静脉(选择粗直、弹性好、易于固定的静脉,避开关节和静脉瓣;以手指探明静脉走向及深浅) 4. 在穿刺部位的下方垫小枕和铺治疗巾 5. 系止血带(在穿刺点上方近心端6 cm扎止血带) 6. 常规消毒皮肤待干(螺旋式由内而外使用安尔碘消毒2次穿刺部位皮肤,直径在5 cm以上) 7. 再次核对,排气(二查) 8. 嘱患者握拳 9. 穿刺、注射:针头斜面向上,与皮肤呈15°～30°自静脉上方或侧方进针,见回血可再顺静脉进针少许 10. 两松一固定(松开止血带,嘱患者松拳,固定针头) 11. 缓慢注入药液 12. 注射完毕后用无菌干棉签轻压针刺处,快速拔针后按压片刻,或嘱患者屈肘 13. 再次核对(三查)。 14. 操作后处理:①协助患者取舒适卧位;②清理用物;③洗手;④记录(注射时间、药物名称、浓度、剂量、途径、患者的反应)
注意事项	1. 严格执行查对制度和无菌操作制度 2. 静脉注射对组织有强烈刺激性的药物,一定要在确认针头在静脉内方可推注药液,以免药液外溢导致组织坏死 3. 根据病情需要及药物性质,掌握注入药物的速度,并随时听取患者的主诉,观察局部及病情变化 4. 对需要长期注射者,为保护静脉,应有计划地先下后上,由远心端到近心端选择静脉

五、雾化吸入法

【定义】

雾化吸入法(inhalation)是应用雾化装置将药液分散成细小的雾滴以气雾状喷出,使其悬浮在气体中经鼻或口由呼吸道吸入的治疗方法。吸入药物除了对呼吸道局部产生作用外,还可以通过肺组织吸收而产生全身性疗效。雾化吸入药物具有奏效快、药物用量较小、不良反应较轻的优点。常用的雾化吸入法有超声雾化吸入法、氧气雾化吸入法、压缩雾化吸入法和手压式雾化器雾化吸入法四种。

【目的】

1. 湿化气道。

2. 控制呼吸道感染。

3. 改善通气功能。

4. 预防呼吸道感染。

【操作流程和步骤】

1. 超声雾化吸入法。超声雾化吸入法是应用超声波将药液变成细微的气雾,再由呼吸道吸入的方法。其雾量可以调节,雾滴小而均匀,药液可随深而慢的吸气到达终末支气管和肺泡,见表8-4-5。

表8-4-5　超声雾化吸入法操作流程

流程	步骤
操作前准备	1. 用物准备:超声雾化吸入器一套、水温计、弯盘、冷蒸馏水、生理盐水、药液。①控制呼吸道感染,消除炎症:常用庆大霉素、卡那霉素等抗生素。②解除支气管痉挛:常用氨茶碱、沙丁胺醇。③稀释痰液、帮助祛痰:常用 α-糜蛋白酶。④减轻呼吸道黏膜水肿:常用地塞米松 2. 环境准备:环境宽敞、明亮,温度适宜 3. 护士准备:衣帽整洁、洗手、戴口罩;向患者说明超声波雾化吸入目的、方法、配合要点及注意事项;将一次性治疗巾铺于患者颈前;患者取卧位或坐位接受雾化治疗
操作流程	1. 检查雾化器 2. 连接雾化器主件与附件 3. 加冷蒸馏水于水槽内 4. 加药(将药液用生理盐水稀释至 30～50 ml 倒入雾化罐内,检查无漏水后,将雾化器放入水槽,盖紧水槽) 5. 核对(一查) 6. 开始雾化 7. 协助患者取舒适卧位 8. 接通电源,打开电源开关,预热 3～5 min 9. 调节定时开关至所需时间,一般为 15～20 min 10. 打开雾化开关,调节雾量,核对(二查) 11. 将口含嘴放入患者口中(也可用面罩),指导患者做深呼吸 12. 结束雾化,核对(三查) 13. 操作后处理,①协助患者清洁口腔,取舒适卧位;②清理用物,放掉水槽内的水,擦干水槽。将口含嘴、雾化器、螺纹管浸泡于消毒液内 1h,再清洗晾干备用;③洗手、记录
注意事项	1. 熟悉雾化器性能,水槽内应保持足够的水量,水温不宜超过 50 ℃ 2. 注意保护药杯及水槽底部晶体换能器,因药杯及晶体换能器质脆易破碎,在操作及清洗过程中,动作要轻,防止损坏 3. 观察患者痰液排出是否困难,若因黏稠的分泌物经湿化后膨胀导致痰液不易咳出,应予以拍背协助痰液排出,必要时吸痰

2.氧气雾化吸入法。氧气雾化吸入法是借助高速氧气气流,使药液形成雾状,随吸气进入呼吸道的方法。

【操作流程和步骤】

具体操作流程和步骤见表8-4-6。

表8-4-6　氧气雾化吸入法操作流程

流程	步骤
操作前准备	1.用物准备:氧气雾化吸入器、氧气装置一套、弯盘、药液 2.护士准备:衣帽整洁、洗手、戴口罩、修剪指甲 3.患者准备:同超声雾化吸入
操作流程	1.检查氧气雾化吸入器,遵医嘱将药液稀释至5 ml,注入雾化器的药杯内 2.核对 3.连接连接雾化器接口与氧气装置(氧气湿化瓶内勿放水,以免液体进入雾化器内使药液稀释) 4.调节氧流量一般为6～8 L/min 5.开始雾化 6.结束雾化 7.操作后处理:①协助患者清洁口腔,取舒适卧位;②清理用物;③洗手;④记录
注意事项	1.正确使用供氧装置,注意用氧安全,室内应避免火源;氧气湿化瓶内勿放水,以避免液体进入雾化器而使药液稀释而影响疗效 2.观察患者痰液排出是否困难,若因黏稠的分泌物经湿化后膨胀导致痰液不易咳出,应给予拍背以协助痰液排出,必要时吸痰

第五节　饮食与排泄技术

饮食与排泄技术是麻醉重症监护病房护理中不可忽视的重要环节,对患者的营养支持、代谢平衡及生活质量的改善具有直接影响。本节将详细介绍肠内营养支持、肠外营养输注、膀胱导尿技术、便秘管理及腹泻护理等常用操作,通过规范化的操作流程与细致的护理服务,为患者的全面康复提供可靠保障。

一、成人肠外营养支持技术

【定义】

肠外营养(parenteral nutrition,PN)是按照患者的需要,通过周围静脉或中心静脉输入患者所需的全部能量及营养素,包括氨基酸、脂肪、各种维生素、电解质和微量元素的一种营养支持方法。

【目的】

用于各种原因引起的不能从胃肠道摄入营养、胃肠道需要充分休息、消化吸收障碍以及存在超高代谢等的患者,保证热量及营养素的摄入,从而维持机体新陈代谢,促进患者康复。

【适应证】

1.凡是长时间不能进食(大于 7 d)或不能经肠内途径摄入每日所需热量、蛋白质或其他营养素者。

2.由于严重胃肠功能障碍或不能耐受肠内喂养而需营养支持者。

【禁忌证】

1.不可治愈,无存活希望,临终或不可逆昏迷患者。

2.心血管功能紊乱或严重代谢紊乱期间需要控制或纠正者。

3.胃肠道功能正常或能肠内营养者。

4.短期肠外营养预计时间小于 5 d 者。

5.需急诊手术,不因应用 TPN 耽误时间。

6.肠外营养并发症的危险性大于益处者。

【操作流程和步骤】

具体操作流程和步骤见表 8-5-1。

表 8-5-1　成人肠外营养支持技术操作流程和步骤

流程	步骤
操作前评估	1.营养评估:①成人患者可使用营养风险筛查工具进行营养风险筛查;②患者入院 24 h 内行营养风险筛查,每周评估 1 次,如病情发生变化,随时评估;③医生、护士、营养师均可进行营养风险筛查;④成人使用营养不良通用筛查工具(MUST)或营养不良筛查工具(MST)评估;其中老年人使用微型营养评估量表(MNA-SF)评估,危重患者使用重症营养风险评分量表(NUTRIC)评估 2.血管通路评估:①血管评估。穿刺前评估患者偏好、生理状况(年龄、诊断、合并症)和血管条件(静脉选择、血管穿刺史、穿刺部位、相关静脉血流量、近端血管和皮肤情况);穿刺后评估血管通路的功能;②输注液体评估。穿刺前评估输注方式、输液量、输液持续时间、液体渗透压、液体酸碱度、给药频率、输液通路数量;③输注装置评估。定期评估血管通路系统(输液器、过滤器、给药装置及附加装置)的完整性和通畅性
操作规范	1.核对,评估患者营养需要、意识状态及合作程度 2.评估患者中心静脉通道情况,导管是否裂损、是否通畅、固定是否牢固,局部皮肤有无红肿等;观察导管的外露刻度并做好记录 3.告知患者及家属进行肠外营养的目的,指导其配合方法 4.核对营养液处方,按要求备好,检查营养液的质量 5.消毒中心静脉导管,用生理盐水 50~100 ml 冲管 6.备好输液泵,连接营养液,按要求调节泵速,营养液应该在 24 h 内输注完毕 7.输注完毕,用生理盐水 50~100 ml 冲管,再用肝素钠稀释液 10 ml 进行脉冲式正压封管 8.输注过程中密切监测患者的病情变化:意识状态、生命体征、尿量、血糖、电解质等。及时发现有无相关不适症状:恶心、出汗、胸闷、寒战、高热等。同时警惕高渗性非酮性昏迷 9.准确记录 24 h 出入液量,记录输注的开始时间、速度、结束时间及输注过程中患者的反应 10.给予相关知识宣教

续表 8-5-1

流程	步骤
并发症预防及护理	1. 静脉炎：①密切观察血管通路部位有无疼痛或压痛、红斑、肿胀、脓肿或可触及的静脉条索等静脉炎症状；②发生静脉炎后，应拔除外周静脉导管，可暂时保留 PICC，并通知医生给予对症处理，抬高患肢，避免受压，根据需要提供镇痛、消炎等药物干预，必要时停止在患肢静脉输液，同时观察局部及全身情况的变化并记录；③应向患者或照护者提供有关静脉炎体征和症状的书面宣教以及发生静脉炎时应联系的相关人员 2. 导管堵塞：①应注意药物配伍禁忌；②输注前回抽并用无防腐剂生理盐水冲管以评估静脉导管装置的通畅性；③导管堵塞时，分析导管堵塞原因，不应强行推注生理盐水，外周静脉导管应立即拔除，PICC、CVC、PORT 应遵医嘱及时处理并记录 3. 感染：①应密切观察穿刺部位有无红斑、水肿、疼痛、压痛、渗液、硬结、皮肤破损和(或)体温升高等静脉导管相关感染的迹象和症状；②除核心体温升高外，无其他与导管相关感染症状时，不建议拔除功能状态的中心静脉通路装置；③疑似导管相关性血流感染时，应立即停止输液，拔除外周静脉导管，暂时保留 PICC、CVC、PORT，在抗菌治疗前，遵医嘱给予抽取血培养样本等处理 3. 血糖异常：①评估血糖异常危险因素，包括高血糖危险因素(高龄、C 反应蛋白水平、糖化血红蛋白、糖尿病、感染性并发症、碳水化合物输注量及其他升糖药物的使用)和低血糖危险因素(较低的 BMI、高血糖变异性、全肠外营养持续时间和静脉注射胰岛素的使用)；②行肠外营养患者每 4～6 h 床旁测量并记录血糖水平；③血糖正常患者至少 24～48 h 行床旁血糖检测，检测时机依据临床状况而定；④无糖尿病病史患者，若血糖值低于 7.8 mmol/L，在达到预期热量摄入后 24～48 h 内未接受胰岛素治疗，可停止床旁血糖检测；⑤当血糖>7.8 mmol/L，且持续需要(12～24 h)胰岛素校正的患者应开始胰岛素治疗 4. 脂肪乳过敏：①输液过程中应评估患者有无瘙痒、体温轻微升高、寒战、食欲减退和恶心或呕吐、皮肤潮热、疼痛等不良反应；②过敏反应轻微则暂停肠外营养输注，去除脂肪乳后重新开始输注，以确认无其他反应发生；过敏反应严重则停止肠外营养输注，并进行过敏反应检测，以确定过敏成分；③若患者需行含脂肪乳的长期肠外营养治疗，可考虑替换另一种脂肪乳产品；④定期监测患者的血清甘油三酯水平，当甘油三酯>2 g/L 时慎用脂肪乳

二、成人鼻胃管留置技术

【定义】

鼻胃管是将导管经鼻腔插入胃内，从管内灌注流质食物、水分和药物的方法。

【目的】

1. 胃肠内营养。

2. 持续胃肠减压减轻腹痛、腹胀。

3. 预防患者误吸。

4. 消化道出血的局部止血治疗。

5. 口服药物中毒者洗胃及注入解毒剂等。

【适应证】

1. 经口不能进食者,如口腔疾病、口腔术后、食管狭窄、某些手术后或肿瘤患者。

2. 张口困难者,如昏迷、破伤风及病情危重的患者。

3. 拒绝进食的患者。

【禁忌证】

1. 上消化道出血。

2. 食管胃底静脉曲张或梗阻的患者。

3. 鼻腔、食管术后患者。

【操作流程和步骤】

具体操作流程和步骤见表8-5-2。

表8-5-2 成人鼻胃管留置技术操作流程和步骤

流程	步骤
操作前准备	1. 用物准备:治疗盘内置无菌鼻饲包、50 ml注射器或灌食器、无菌棉签、安全别针、胶布、调节夹、听诊器、手电筒、弯盘,根据医嘱备鼻饲饮食(38~80 ℃),温开水适量
	2. 护士准备:衣帽整洁、洗手、戴口罩、修剪指甲
	3. 患者准备:了解鼻胃管留置的目的、方法、注意事项、配合要点
操作流程	1. 将用物推至患者床旁,核对床号、姓名,评估患者,向清醒者说明目的、方法,取得患者配合
	2. 根据患者病情取坐位或卧位,头稍后仰有活动义齿或眼镜者取下妥善保管
	3. 铺治疗巾于患者颌下,观察鼻腔,选择通畅的一侧,清洁鼻腔
	4. 检查鼻胃管灭菌有效期,测量插入长度,润滑胃管前段
	5. 一手持纱布托住胃管,另一手持镊子夹住胃管前端,沿一侧鼻孔缓缓插入
	6. 胃管通过咽喉部时(14~16 cm处),嘱患者做吞咽动作,在吞咽时顺势将胃管插至预定长度,若为昏迷患者,应托起头部,使下颌靠近胸骨柄
	7. 插入不畅或患者出现恶心、呕吐时,应稍停片刻再插,并检查胃管是否盘曲在口腔内;如患者出现呛咳,应立即拔出休息后重新插入
	8. 插入预定长度(45~55 cm)时,将胃管连接注射器进行抽吸检查胃管是否在胃内(或置听诊器于患者胃区,快速向胃内注入10 ml空气,听到气过水声;或将胃管末端置于盛水的治疗碗内,观察有无气泡溢出)
	9. 确定胃管在胃内后,用胶布固定胃管于患者鼻翼的两侧及面颊部
	10. 用注射器抽取少量胃液,首先注入少量的温开水,再注入流质饮食,注完后再注入少量温开水冲净胃管
	11. 将胃管末端反折(活塞上塞子),用纱布包好夹紧固定于枕旁
	12. 向患者交待注意事项
	13. 整理用物、洗手、记录

流程	步骤
注意事项	1. 插管过程中患者出现呛咳、呼吸困难、发绀等,表示误入气管,应立即拔出,休息片刻重插 2. 昏迷患者插管时,应将患者头向后仰,当胃管插入会厌部时约15 mm,左手托起头部,使下颌靠近胸骨柄,加大咽部通道的弧度,使管端沿后壁滑行,插至所需长度 3. 每天检查胃管插入的深度,鼻饲前检查胃管是否在胃内,并检查患者有无胃潴留,胃内容物超过150 mL时,应当通知医师减量或者暂停鼻饲 4. 鼻饲液要现配现用,温度38~40 ℃,一次鼻饲量一般不超过200 ml,间隔不少于2 h 5. 新鲜果汁和奶液应分别注入,防止产生凝块;鼻饲混合流食,应当间接加温,以免蛋白凝固;给药时应先研碎,溶解后注入,鼻饲前后均应用温水冲导管,防止管道堵塞 6. 鼻饲后指导患者维持原卧位20~30 min,防止食物反流 7. 对长期鼻饲的患者,应进行口腔护理,并定期更换胃管;更换时,应于当晚灌食后拔出,次日早晨再从另一侧鼻腔插入

三、成人鼻肠管留置技术

【定义】

鼻肠管是一种由鼻腔插入,经咽部、食管、胃,置入十二指肠或空肠,用于肠内营养输注的管道。常使用的鼻肠管有螺旋型鼻肠管、三腔喂养管和液囊空肠导管,其中螺旋型鼻肠管是一种具有螺旋型结构的鼻肠管。

【目的】

有助于促进肠道运动,维护肠道的完整性,减少菌群移位,降低能量的消耗与高代谢水平,减少胃潴留。可提高患者对肠内营养的耐受性,加速营养目标量的实现,降低肺部感染的发生率,降低误吸风险。

【适应证】

1. 机械通气患者。

2. 不能耐受胃内喂养、胃潴留患者。

3. 存在吞咽困难、胃食管反流或胃瘫等高误吸风险患者。

4. 重症胰腺炎、胃食管瘘的患者。

5. 肠道功能基本正常而胃功能受损。

6. 胃肠道手术,如胃癌、食管癌、胰腺癌等。

【禁忌证】

1. 小肠运动障碍。

2. 小肠吸收不良,如肠梗阻、肠道出血、坏死、穿孔等。

3. 未明确诊断的颅底骨折及头面部骨折。

4. 禁止管饲营养的患者。

【操作流程和步骤】

具体操作流程和步骤见表8-5-3。

表8-5-3 成人鼻肠管留置技术操作流程和步骤

流程	步骤
操作前准备	1. 操作前应评估患者的意识状态、病情、吞咽功能、口鼻腔情况、胃肠功能及配合程度 2. 置管前,应与患者或家属沟通,确认已知情同意 3. 留置期间,应按规范频率观察患者的病情、管道固定与通畅情况、有无导管移位、脱出及其他并发症,做好记录 4. 一般情况下,应依据鼻肠管使用说明书建议的导管使用期限更换
操作流程	1. 测量鼻尖-耳垂-剑突下缘的长度,在距离导管头端该长度处标注第一记号,在距离第一记号25 cm处和50 cm处标注第二、第三记号 2. 按留置胃管法将导管插入至第一记号处,并确定导管进入胃腔内 3. 向导管内注入20 ml生理盐水,将导丝撤出25 cm,继续插入导管至第二记号处 4. 在导管外露距鼻部40 cm处,将其固定于同侧耳垂部,使管道保持自然弯曲、松弛状态 5. 观察导管外露刻度变化,等待导管随胃肠蠕动向空肠移动 6. 当导管第三记号处到达鼻部时,抽取消化液,检测pH值>7,初步判断导管已通过幽门 7. 选择皮肤完好部位,顺应导管自然弧度固定导管 8. 协助拍摄X射线片,确认导管头端已通过幽门到达预期位置,撤出导丝 9. 标注导管置入长度和日期
注意事项	1. 喂养前后、注药前后及导管夹闭时间超过24 h时,均应进行冲管 2. 持续喂养时,宜每4 h脉冲式冲管一次 3. 宜使用20~30 ml生理盐水、灭菌注射用水或温开水进行脉冲式冲管 4. 应在喂养结束冲管后盖保护帽
拔管	1. 拔管前,用20~30 ml温开水冲管,再注入空气10 ml,关闭导管末端 2. 戴清洁手套,嘱患者屏住呼吸,拔除导管 3. 检查导管是否完整
并发症预防及处置	1. 皮肤、黏膜损伤:①应每日观察鼻黏膜及鼻部皮肤情况;②更换胶布时,宜用温水湿润胶布,待松动后再去除;③出现皮肤、黏膜损伤时,宜用生理盐水清洁,遵医嘱给予外用药物 2. 堵管:①宜使用肠内营养配方制剂进行喂养;②注入固态药物时,应充分研磨、溶解后再注入;③发生导管堵塞时,可使用三通连接导管,两个端口分别连接10 ml空注射器和抽有10 ml生理盐水的注射器,通过旋转三通阀门反复向外抽吸,遵医嘱使用药物疏通,禁止直接插入导丝疏通导管;④疏通管路失败时,应拔除导管 3. 移位或脱出:①宜每24~48 h更换胶布及其固定位置,如有潮湿、松动,应随时更换;②怀疑导管移位时,应暂停喂养,通过X射线片确认导管头端位置;③确认导管移位后,应及时调整或更换导管;④发现导管脱出,应及时通知医师,做好重新置管准备

四、大量不保留灌肠

【定义】

灌肠法（enema）是将一定量的液体由肛门经直肠灌入结肠，以帮助患者清洁肠道、排便、排气或由肠道供给药物或营养，达到确认诊断和治疗目的的方法。

【目的】

1. 解除便秘、肠胀气。

2. 清洁肠道，为肠道手术、检查或分娩做准备。

3. 稀释并清除肠道内的有害物质，减轻中毒。

4. 灌入低温液体，为高热患者降温。

【适应证】

1. 顽固性便秘。

2. 癌性发热不能控制。

3. 中暑或中毒。

4. 某些特殊检查需要。

5. 手术前准备。

【禁忌证】

1. 妊娠。

2. 急腹症。

3. 消化道出血。

4. 严重心血管疾病。

【操作流程和步骤】

具体操作流程和步骤见表8-5-4。

表8-5-4 大量不保留灌肠技术操作流程和步骤

流程	步骤
操作前准备	1. 用物准备。治疗车上层：一次性灌肠器包、医嘱单、弯盘、水温计、手消毒液；根据医嘱备灌肠液。治疗车下层：便盆、便盆巾、生活垃圾桶、医疗垃圾桶。其他：输液架；灌肠溶液，常用0.1%~0.2%的肥皂水、生理盐水，成人每次用量为500~1 000 ml，儿童为200~500 ml，溶液温度一般为39~41 ℃，降温时用28~32 ℃，中暑用4 ℃
	2. 护士准备：衣帽整洁、洗手、戴口罩、修剪指甲
	3. 患者准备：①了解灌肠的目的、方法、注意事项、配合要点；②排尿
操作流程	1. 核对、解释：核对患者床号、姓名、住院号及灌肠溶液，再次解释操作目的
	2. 准备体位：协助患者取左侧卧位，双腿屈曲，褪裤至膝部，臀部移至床沿
	3. 盖好被子，暴露臀部，消毒双手
	4. 垫巾

续表 8-5-4

流程	步骤
	5. 取出灌肠筒,关闭引流管上的开关,将灌肠液倒入灌肠筒内,灌肠筒挂于输液架上,筒内液面高于肛门 40 ~ 60 cm
	6. 戴手套
	7. 润滑肛管、排气
	8. 插肛管:一手垫卫生纸分开臀部,暴露肛门,嘱患者深呼吸,一手将肛管轻轻插入直肠 7 ~ 10 cm(儿童插入深度为 4 ~ 7 cm),固定肛管
	9. 灌液
	10. 观察
	11. 拔管:待灌肠液即将流尽时夹管,用卫生纸包裹肛管后拔出,弃入医疗垃圾桶。擦净肛门,脱下手套,消毒双手
	12. 保留灌肠液,嘱患者保留 5 ~ 10 min 后再排便
	13. 排便
	14. 操作后处理:①整理用物,排便后及时取出便盆,擦净肛门,协助患者穿好衣裤,整理床单位,开窗通风;②采集标本,清理用物;③洗手;④记录(在体温单记录灌肠结果,如灌肠后解便一次为 1/E,灌肠后无大便记为 0/E)
注意事项	1. 急腹症、妊娠、严重心血管疾病等患者禁忌灌肠 2. 准确掌握灌肠溶液的温度、浓度、流速、压力和液量,伤寒患者灌肠时溶液不得超过 500 ml,压力要低(液面不得超过肛门 30 cm) 3. 肝性脑病患者灌肠,禁用肥皂水,以减少氨的产生和吸收;充血性心力衰竭和水钠潴留患者禁用 0.9% 氯化钠注射液灌肠 4. 灌肠时患者如有腹胀或便意时,应嘱患者做深呼吸,以减轻不适 5. 灌肠过程中应随时观察患者的病情变化,如发现脉速、面色苍白、出冷汗、剧烈腹痛、心慌气急时,应立即停止灌肠并及时与医生联系,采取急救措施 6. 降温灌肠时液体要保留 30 min,排便后 30 min,测量体温并记录

五、导尿管留置术

【定义】

导尿术(catheterization)是指在严格无菌操作下,将导尿管经尿道插入膀胱引流出尿液的技术,若导尿后将尿管保留在膀胱内,则为导尿管留置术。

【目的】

1. 抢救危重、休克患者时正确记录每小时尿量、测量尿比重,以密切观察患者的病情变化。

2. 为盆腔手术排空膀胱,使膀胱持续保持空虚,避免术中误伤。

3. 某些泌尿系统疾病手术后留置导尿管,便于引流和冲洗,以减轻手术切口的张力,促进切口愈合。

4. 为尿失禁或会阴有伤口的患者引流尿液,保持会阴的清洁干燥。

5. 为尿失禁的患者进行膀胱功能训练。

【适应证】

1. 抢救危重、休克患者及心力衰竭患者治疗期间,需准确记录尿量时。

2. 各种围术期准备期间。

3. 昏迷、意识障碍无法自行排尿者。

4. 尿道狭窄、重度前列腺增生等导致尿潴留的患者。

【禁忌证】

1. 泌尿系统急性感染。

2. 存在尿道损伤,如尿道断裂等。

【操作流程和步骤】

具体操作流程和步骤见表8-5-5。

表8-5-5　导尿管留置术操作流程和步骤

流程	步骤
操作前准备	1. 用物准备。治疗车上层:一次性导尿包,手消毒液,弯盘,一次性垫巾或小橡胶单和治疗巾1套,别针,系绳、标识贴。导尿管的种类:一般分为单腔导尿管(用于一次性导尿)、双腔导尿管(用于留置导尿)、三腔导尿管(用于膀胱冲洗或向膀胱内滴药)三种,其中双腔导尿管和三腔导尿管均有一个气囊,以达到将尿管头端固定在膀胱内防止脱落的目的。应根据患者情况选择合适大小的导尿管。治疗车下层:便盆及便盆巾,生活垃圾桶,医疗垃圾桶。其他:根据环境情况酌情准备屏风 2. 护士准备,衣帽整洁,洗手、戴口罩、修剪指甲 3. 患者准备:了解留置导尿的目的、意义、过程、注意事项、配合要点;清洁外阴,做好导尿的准备;若无自理能力,则协助患者进行外阴清洁
操作流程	1. 核对患者信息,向患者解释操作目的、方法及注意事项,并取得配合 2. 准备:①根据情况关闭门窗,拉上床帘或用屏风遮挡,松开床尾盖被;②脱去患者对侧裤腿盖在近侧腿上(天冷时可用浴巾或者毛毯加盖),取屈膝仰卧位,两腿分开,对侧用被盖好;③臀下铺治疗巾 3. 消毒:第一次消毒①弯盘、消毒用物放于患者双腿中间;②左手戴上手套,用纱布裹住阴茎提起,为患者擦洗外阴,从上而下、由外而内(阴阜-阴茎-阴囊-尿道口-冠状沟)进行消毒;③消毒时每个棉球只用一次,消毒完毕,将弯盘放在床尾,消毒用物放在车下层。第二次消毒①打开导尿包前先检查导尿包的名称、灭菌日期及化学指示胶带,将无菌导尿包放在双腿中间打开,铺好无菌巾;②在无菌区内正确放入无菌导尿管、无菌引流袋、无菌注射器;③戴无菌手套,铺洞巾,整理物品,润滑导尿管;④左手用纱布裹住阴茎并提起,由内向外(尿道口-冠状沟-尿道口)进行消毒 4. 导尿:将弯盘放于孔巾处,取血管钳夹导尿管。①指导患者放松,将阴茎提起并使之与腹壁呈60°,导尿管对准尿道口轻轻插入,见导尿流出后再插入5~7 cm;②左手固定住尿管,引流出尿液,若需要尿培养,用无菌试管接尿液5 ml,盖好瓶盖;③用血管钳夹闭导尿管末端,向导尿管气囊内注入空气或生理盐水并固定导尿管,将导尿管与引流袋连接;④导尿管与引流袋穿过孔巾口,松开止血钳,先将引流袋从大腿下侧穿过后固定在床旁,导尿管固定在大腿内侧。再用曲别针将引流袋的固定在床单上;⑤贴标识贴,注明置管日期、注水毫升数值

续表8-5-5

流程	步骤
操作流程	5.整理:①撤下孔巾,擦洗外阴,脱去手套放于弯盘内,撤去导尿用物,协助患者穿好衣物并取舒适卧位;②对患者进行健康教育,及时送检尿标本;③洗手;④记录(留置导尿时间、患者的反应)
注意事项	1.尊重患者,保护隐私 2.严格遵循无菌操作技术原则,消毒方法正确 3.导管误入阴道,应更换无菌导尿管,重新插入 4.选择光滑和粗细适宜的导尿管,插管时动作要轻柔,避免损伤尿道黏膜 5.对膀胱高度膨胀且又极虚弱的患者,第一次导尿不应超过1 000 ml,防止虚脱与血尿 6.留置尿管期间,防止泌尿系统逆行感染,并采用间歇性夹闭管路方式训练膀胱反射功能

第六节　标本采集技术

标本采集技术是麻醉重症监护病房中获取患者诊断信息的重要手段,其规范化操作对于确保检测结果的准确性及患者的安全与心理需求至关重要。本节将详细介绍常见标本的采集方法,包括血液标本、尿液标本、痰液标本及伤口分泌物标本的采集流程,并对特殊情况下的标本处理做出说明。通过标准化的操作指导,提高标本采集质量,为患者的诊断与治疗提供可靠依据。

一、静脉血标本采集技术

【目的】

1.为患者采集、留取静脉血标本。

2.协助临床诊断疾病。

3.为临床治疗提供依据。

【注意事项】

1.若患者正在进行静脉输液、输血,不宜在同侧手臂采血。

2.在采血过程中,应当避免导致溶血的因素。

3.需要抗凝的血标本,应将血液与抗凝剂混匀。采血后,指导患者采取正确按压方法。

【操作流程和步骤】

具体操作流程和步骤见表8-6-1。

表 8-6-1　静脉血标本采集技术操作流程和步骤

流程	步骤
操作前准备	1. 用物准备:清洁治疗盘、无菌治疗巾、皮肤消毒液、无菌棉签、(根据抽血量备)注射器、手消毒液、止血带、弯盘、手套、(根据医嘱备)标本容器、利器盒、试管架 2. 环境准备:环境宽敞、明亮,温度适宜 3. 护士准备:衣帽整齐、洗手、戴口罩;核对检验单、标本容器,贴标签,检查标本容器是否完好;明确操作目的、方法及注意事项;向清醒患者说明目的、方法,询问患者是否按要求进行采血前准备,如是否空腹等,取得患者配合
操作流程	1. 将用物推至患者床旁,再次核对患者信息、标本容器及执行单;协助患者取合适体位 2. 放好止血带,评估穿刺部位皮肤与血管情况,选择合适静脉穿刺部位,洗手 3. 消毒皮肤,系止血带,第二次消毒,嘱患者握拳 4. 戴手套,按静脉穿刺法穿刺血管,见回血后抽出适量血液。抽血毕,松开止血带,嘱患者松拳,迅速拔出针头,用干棉签(棉球)按压穿刺点 5. 取下针头,根据检查目的将血液标本置于容器中(采全血标本时,取下针头,慢慢注入抗凝管中,轻轻转动试管防止血液凝固;取血清标本时,取下针头,缓慢注入干燥试管中,勿将泡沫注入,避免震荡,防止红细胞破裂;采血培养标本时,先将密封瓶塑盖中心部用消毒液消毒两遍,将血液注入血培养瓶中轻轻摇匀,注后中心部盖上无菌棉球固定),脱手套 6. 再次核对,协助患者取舒适卧位,整理用物,洗手 7. 将标本连同检验单及时送检 8. 必要时记录抽血时间、抽血量

二、经动脉导管置管动脉血气标本采集技术

【目的】

经动脉导管置管采血,并进行血气分析,判断患者氧合、通气及酸碱平衡状态,为治疗提供依据。

【注意事项】

1. 严格遵循无菌操作原则,严格执行查对制度。

2. 一次性动脉采血针从无菌包装中取出后,按要求将针栓调整到预设位置。

3. 抽取血标本时,应将动脉导管中混合液体全部抽出后,再留取血标本,以免血液稀释影响监测结果;取血过程中应避免空气进入血管引起空气栓塞。取血后标本应隔绝空气,防止混入气泡。

4. 在不能保证严格无菌时,应弃去抽出的混合液体。

5. 动脉导管内有血块时应及时抽出,不得回冲至血管内。

【操作流程和步骤】

具体操作流程和步骤见表 8-6-2。

表 8-6-2 经动脉导管置管动脉血气标本采集技术操作流程和步骤

流程	步骤
操作前准备	1. 用物准备:治疗盘(放置皮肤消毒液、无菌棉签、无菌手套、一次性动脉采血针2个,无菌纱布、注射器)、利器盒、医疗废物筐、洗手液,必要时备冷却剂。用物齐全,放置合理,检查用物质量及有效期 2. 环境准备:环境清洁、温度适宜、光线充足 3. 护士准备:衣帽整齐,洗手,戴口罩;双人核对医嘱,核对患者身份;评估患者的病情、凝血功能、意识及配合程度;评估患者吸氧状况或呼吸机参数设置情况;评估动脉置管情况及置管侧肢体活动度;需向清醒患者解释操作目的、方法、注意事项及配合要点,取得患者的配合
操作流程	1. 正确识别患者身份,评估患者状态,向清醒患者解释操作目的、方法及注意事项,并取得其配合 2. 协助患者取平卧位 3. 护士洗手,戴手套 4. 在三通下垫无菌纱布,打开三通盖帽,消毒三通采血窗 5. 使用 5~10 ml 无菌注射器抽取导管死腔内体积3倍的混合血液 6. 将三通转至三不通(患者端、空气端、冲洗液端) 7. 移除注射器并和混合血液一起废弃至医疗垃圾袋中 8. 打开一次性动脉采血针,将抽血量预设至 1.6 ml 处连接至采血窗,旋转三通使桡动脉与采血针相通,动脉血自动填充至采血器 1.6 ml 处 9. 采血结束,关闭三通空气端,冲洗导管至导管内无血液,旋紧盖帽 10. 排尽血标本内空气,立即颠倒混匀,并在掌心搓动数秒使样本充分抗凝 11. 再次核对患者身份,确认无误后即可进行动脉血气分析

三、人工气道患者痰培养标本留取技术

【定义】

痰是气管、支气管和肺泡分泌物的混合物。健康人痰量很少,当下呼吸道黏膜和肺泡受刺激时痰量增加。在病理状态下,不仅痰量增多,其性质也发生变化。

【目的】

1. 协助诊断某些呼吸系统疾病,如支气管哮喘、支气管扩张等。

2. 确诊某些呼吸系统疾病,如肺结核、肺癌、肺吸虫病等。

3. 观察疗效和预后判断等。

4. 可用于普通细菌、分枝杆菌、真菌和军团菌的涂片或培养检查,经气管穿刺吸引物可用于厌氧菌检测。

【采集指征】

痰液标本是临床微生物学检验最常见的标本。有下列体征之一,应进行痰培养。

1. 咳嗽:咳嗽咳痰是下呼吸道感染最常见的症状。

2. 咳血:包括泡沫血痰、鲜血和痰中带血等。

3. 呼吸困难:呼吸急促或哮喘,常伴有胸痛。

4. 发热伴白细胞增高尤其是中性粒细胞或者 C 反应蛋白(CRP)明显增高。

5. 胸部影像学检查提示有感染可能。

【注意事项】

1. 集痰器为无菌包装,痰液采集过程中注意绝对无菌操作。

2. 操作过程中,严密观察患者的病情和生命体征,确保患者安全。

3. 若痰液黏稠不易吸出,可向气道内注射无菌生理盐水 2~3 ml,注射时避免用力过猛,禁用含抗生素的盐水。

4. 采集标本的最佳时机应在使用抗菌药物之前。

5. 宜采用清晨第二口痰液。

6. 对于普通细菌性肺炎,标本送检每天 1 次,连续 2~3 d。不建议 24 h 内多次采样送检,除非痰液外观性状出现改变。怀疑分枝杆菌感染者,应连续收集 3 d 清晨痰液送检。

【操作流程和步骤】

具体操作流程和步骤见表 8-6-3。

表 8-6-3　人工气道患者痰培养标本留取技术操作流程和步骤

流程	步骤
操作前准备	1. 用物准备:治疗车、治疗盘、集痰器、负压装置、吸痰管、生理盐水、免洗手消毒液、执行单、条形码 2. 环境准备:宽敞明亮、温度适宜 3. 护士准备:衣帽整齐,洗手,戴口罩;双人核对医嘱及执行单,明确检验项目、检验目的及注意事项;评估患者意识状态、生命体征及治疗情况;向清醒患者解释操作目的、方法、注意事项及配合要点,以取得患者配合
操作流程	1. 携用物至床旁,再次核对患者信息,向清醒患者解释操作目的及配合要点 2. 同人工气道吸痰技术(评估,给予纯氧,检查负压) 3. 打开无菌集痰器 4. 以惯用手托住无菌集痰器,吸痰管保持无菌 5. 以另一手取负压吸引管,接上无菌集痰器抽痰管端,不带负压 6. 将吸痰管插入人工气道,打开负压,抽取适量痰液入集痰瓶中 7. 关闭负压,取出吸痰管 8. 观察患者的生命体征 9. 将无菌集痰器上的吸痰管连同盖子取下 10. 将集痰器底部的盖子取下,盖严瓶盖 11. 若仍有痰液,则另取吸痰管按照吸痰技术吸痰 12. 核对无误后,粘贴条形码,标明标本留取时间,2 h 内送检。痰标本不能及时送检者,可暂存 4 ℃冰箱,但放置时间不可超过 24 h 13. 收拾用物,洗手,记录

四、静脉导管穿刺点及尖端培养标本留取技术

【定义】

中心静脉置管主要用于输注药物、液体和进行血流动力学监测。它的使用可导致感染，包括导管部位的局部感染、全身血流感染及转移性感染。中心静脉导管尖端细菌定植是引起导管相关性血流感染的重要因素，为明确细菌类型，临床上宜采取静脉导管穿刺点及管头培养标本的留取。

【目的】

正确采集导管穿刺部位及导管尖端标本，为协助诊断导管相关血流感染提供依据。

【注意事项】

1. 采集时间尽可能选在使用抗生素之前。

2. 严格执行无菌操作原则，防止标本被污染。

3. 标本采集完毕，应在 2 h 内送检。如果转运时间超过 2 h，宜使用转运培养基或在冷藏条件下转运。一般而言，用于细菌培养的标本室温下保存不能超过 24 h，导管尖端不可以冷藏转运。

4. 观察穿刺及拔管部位有无肿胀、渗血，如有异常及时汇报医师处理。

【操作流程和步骤】

具体操作流程和步骤见表 8-6-4。

表 8-6-4　静脉导管穿刺点及尖端培养标本留取技术操作流程和步骤

流程	步骤
操作前准备	1. 用物准备:治疗车、治疗盘、无菌棉签、无菌剪刀、消毒液、注射器、生理盐水、免洗手消毒液、执行单、记录本、条形码 2. 环境准备:宽敞明亮、温度适宜 3. 护士准备:衣帽整齐,洗手,戴口罩;双人核对医嘱及化验单,明确检验项目、检验目的和注意事项;评估患者意识状态、生命体征及治疗情况;向清醒患者解释操作目的、方法、注意事项及配合要点,以取得患者配合
操作流程	1. 核对患者信息,向清醒患者做好解释工作,以取得其合作 2. 协助患者取合适体位,使导管穿刺点位置低于心脏水平 3. 用无菌生理盐水擦洗病灶表面后,用棉拭子采集穿刺点深部的脓液和分泌物,置运送培养基内送检 4. 对未溃破的脓肿用碘伏消毒皮肤后,以无菌注射器抽取脓液送检,也可切开排脓时用无菌棉拭子采样 5. 戴无菌手套,用碘伏消毒局部皮肤,一手持镊子夹住固定置管的缝线,一手用刀片将缝线切断,再次消毒局部皮肤,左手用无菌纱布覆盖穿刺部位,右手稍用力向外缓慢拔出锁骨下静脉置管,拔管后局部压迫 5～10 min,检查导管尖端是否完整

续表 8-6-4

流程	步骤
	6.再次核对检验单和培养瓶
	7.用灭菌剪刀剪取尖端和皮下部分,分别置于培养瓶内,注明留取时间
	8.标本留取完毕,需及时送检。若不能及时送检,常规培养不超过 15 min,4 ℃环境下保存不超过 2 h
	9.观察拔管处渗血情况,穿刺点用无菌纱布覆盖并贴上胶布观察 24 h
	10.再次核对患者信息
	11.协助患者取舒适卧位,整理床单位
	12.询问患者有无不适,告知其注意事项
	13.医疗垃圾分类处理,整理用物,洗手,记录

五、尿标本留取技术

【定义】

尿液检验是临床上最常用的监测项目之一,主要用于泌尿生殖系统、肝胆疾病、代谢性疾病及其他系统疾病的诊断和鉴别诊断、治疗监测和健康普查。

【目的】

1.尿常规:检查有无细胞和管型,特别是各种有形成分的检查和尿蛋白、尿糖等项目的测定。

2.尿培养:用于微生物培养、鉴定和药敏试验,协助临床诊断和治疗。

3.12 h 尿标本:常用于细胞、管型等有形成分计数,如 Addis 计数等。

4.24 h 尿标本:常用于体内代谢产物尿液成分定量检查分析,如蛋白质、糖、肌酐等。

【采集指征】

1.当患者出现尿频、尿急、尿痛、血尿、肾区疼痛等症状,同时可能伴有寒战、高热、白细胞计数升高,怀疑存在尿路感染时。

2.尿常规结果提示尿路感染时。

3.无症状的患者不建议常规进行尿培养检测。

4.留置导尿管患者出现发热时。

【注意事项】

1.严格执行无菌操作原则,避免污染尿液。

2.尿标本需要按要求留取。

3.应采集晨尿,嘱患者睡前少喝水或者不喝水,尿液在膀胱内潴留至少 4 h。

4.标本留取后应及时送检。若标本在 2 h 内不能完成检测,需在 2~8 ℃条件下储存。

【操作流程和步骤】

具体操作流程和步骤见表 8-6-5。

表 8-6-5　尿标本留取技术操作流程和步骤

流程		步骤
操作前准备		1. 用物准备:根据标本类型准备无菌容器、清洗液、手套、记录本、执行单、免洗手消毒液 2. 环境准备:关门窗,屏风遮挡,保持合适的室温光线 3. 护士准备:衣帽整洁、洗手、戴口罩;双人核对医嘱,确认患者信息;明确操作目的及方法;向清醒患者解释操作目的、方法、注意事项及配合要点,以取得患者配合
操作流程	女性(清洁中段尿采集)	1. 在采集标本前充分清洗尿道口部位 2. 分开阴唇,用肥皂水或清水清洗尿道口部位。手持采样杯外侧,避免接触杯口边缘。先将少量尿液排入厕所,然后用采样杯采集半杯尿液;将盖子盖好、旋紧。检查杯盖是否密封,避免溢洒。
	男性(清洁中段尿采集)	1. 在采集标本前充分清洗尿道口 2. 缩回包皮(如果没有割包皮),充分暴露龟头。用肥皂清洗尿道口。手持采样杯外侧,避免接触杯口边缘。先将少量尿液排入厕所,然后用采样杯采集半杯尿液;将盖子盖好、旋紧。检查杯盖是否密封,避免溢洒
	耻骨上膀胱穿刺采集	如需进行厌氧菌培养或儿童及其他无法配合获得清洁尿液标本时,应采用耻骨上膀胱穿刺 1. 消毒脐部至耻骨之间区域的皮肤,对穿刺部位进行局部麻醉 2. 在耻骨联合和脐部中线部位将针头插入充盈的膀胱 3. 用无菌注射器从膀胱抽取约 20 ml 尿液 4. 无菌操作将尿液转入无菌螺口杯,尽快送至实验室培养
	留置导尿管尿采集	留置导尿管尿采集因存在着极大的污染可能,禁止从集尿袋中采集标本。双腔导尿管应直接穿刺导尿管近端侧壁采集尿液标本。具体操作如下 1. 夹闭导尿管 10~20 min 2. 用酒精棉球消毒清洁导管近端采样部位周围外壁 3. 将注射器针头穿刺进入导管腔,抽出 5~10 ml 尿液 4. 收集的尿液置于无菌尿杯或试管中 5. 检查杯盖是否密封,避免酒溢
	膀胱导尿采集	1. 用肥皂水或清水清洗尿道口后,严格按照无菌技术插入导尿管 2. 见有尿液流出后应弃去最初导出的 15 ml 尿液后再收集培养的尿液于无菌容器中

第七节　其他技术

　　麻醉重症监护病房中一些常见的护理操作和技术,涵盖了更换引流袋、口腔护理等重要护理任务。这些操作在重症患者的日常护理中至关重要,不仅有助于维持患者的舒适与卫生,而且能有效预防并发症的发生,促进患者的早期康复。通过标准化的操作流程,护理人员能够提高工作效率,确保患者得到最佳护理,同时保证护理质量的一致性和安全性。本节将深入探讨这些技术的实施方法与注意事项,为临床护理提供实用的操作指南。

一、普通引流管护理技术

【定义】

普通引流管护理即更换引流袋,是针对所有带有普通引流管患者的一种以防止发生逆行感染,保证有效引流,观察引流液的量、颜色、性质为目的的技术。

【目的】

1. 引流液(消化液、腹腔液、脓液、切口渗出液)或气体至体外,降低局部压力,减少感染因素,促进愈合。

2. 做检测,治疗途径。

【注意事项】

1. 严格遵循无菌操作原则。

2. 操作时动作轻柔,避免损伤。

3. 防止引流管扭曲、受压、滑脱,保持有效引流。

4. 引流袋应低于创面,注意保持引流系统的密闭和无菌。

5. 注意引流液的颜色、性状和量,如有异常及时汇报医师。

【操作流程和步骤】

具体操作流程和步骤见表8-7-1。

表8-7-1 普通引流管护理技术操作流程和步骤

流程	步骤
操作前准备	1. 用物准备:治疗盘、弯盘2只(内置镊子1把、纱布数块)、消毒液、棉签、一次性引流袋、手套、血管钳、量杯、记录本、笔、执行单、免洗手消毒液 2. 环境准备:关门窗,屏风遮挡,保持合适的室温光线 3. 护士准备:衣帽整洁、洗手、戴口罩、修剪指甲;双人核对医嘱,确认患者信息;评估患者病情、心理状态、自理能力、伤口敷料、引流管周围皮肤情况
操作流程	1. 携用物至患者床旁,再次核对患者信息,向患者解释操作目的、方法及配合要点,协助患者取舒适体位 2. 拉上围帘,操作者戴手套。操作者立于引流袋侧,打开盖被,暴露引流管,检查置管处情况 3. 检查并打开引流袋外包装,并将其无菌面垫在引流管接口下面;检查引流袋质量,拧紧底部活塞;将新的引流袋正确挂于床沿 4. 从置管顶端往下挤压引流管后不松开,用血管钳夹住引流管尾端3~6 cm处 5. 取第一根棉签,以接口处为中心,环形向后向上纵行从左至右消毒至2.5 cm处;取第二根棉签,以接口处为中心,环形向后向下纵行从左至右消毒至2.5 cm处;取无菌纱布,包裹住接口处,将引流袋与腹腔引流管分离;取第三根棉签从上至下消毒引流管横截面 6. 纱布包裹下连接无菌引流袋与腹腔管

续表8-7-1

流程	步骤
操作流程	7. 松开止血钳,从置管顶端往下挤压引流管观察是否通畅 8. 妥善放置引流管,保持引流袋的位置低于引流部位,标注更换日期 9. 夹闭旧引流袋,观察引流液的颜色和性状,置于治疗车下层量杯内,血管钳放于治疗车下层,脱手套 10. 协助患者取舒适体位,整理床单位;卫生手消毒,向患者交代注意事项 11. 医疗垃圾分类处理 12. 规范洗手,记录护理记录单

二、经口气管插管机械通气患者口腔护理技术

【定义】

经口气管插管术是将气管导管通过口腔经声门置入气管,为气道通畅、通气供氧等提供最佳条件的一种技术。但气管插管的存在提供了口咽部定植菌直接进入下呼吸道的机会,口腔护理是维持口腔卫生、预防口腔疾病的重要措施。重症监护室经口气管插管患者口腔护理的质量会直接影响呼吸机相关性肺炎的发生,因此,做好气管插管患者的口腔护理是极其重要的。

【目的】

1. 预防气管插管对面颊、口咽、气道的损伤。

2. 改善口腔卫生,保持口腔清洁,预防呼吸机相关性肺炎的发生。

【注意事项】

1. 应每6～8 h进行1次口腔护理。

2. 应双人操作,保持气管插管末端至门齿的距离不变。

3. 应监测并维持气管插管气囊压力在25～30 cmH$_2$O。

4. 对于无禁忌证患者,应抬高床头≥30°,头偏向一侧。

【操作流程和步骤】

具体操作流程和步骤见表8-7-2。

表8-7-2　经口气管插管机械通气患者口腔护理技术操作流程和步骤

流程	步骤
操作前准备	1. 用物准备:口腔护理包、无菌纱布、注射器、生理盐水或含漱液、胶带、手电筒、免洗手消毒液、负压吸引装置、适宜型号吸痰管、听诊器及执行单,必要时备牙垫或开口器 2. 环境准备:环境宽敞明亮、温度适宜 3. 护士准备:衣帽整齐,洗手、戴口罩;评估患者的意识、生命体征、血氧饱和度、配合程度等;评估机械通气潮气量、气道压力、报警线等参数;评估气管插管有无移位及气道通畅情况;评估口腔卫生状况(如牙齿、牙龈、舌、黏膜、唾液、口唇、气味等)及口腔周围皮肤。向清醒患者解释操作的目的、方法及配合要点

续表 8-7-2

流程	步骤
操作流程	1. 备齐用物,携带用物至患者床旁 2. 再次核对医嘱及患者信息,向清醒患者解释操作目的,取得患者配合 3. 协助患者取舒适卧位,头偏向一侧 4. 打开口护包,铺治疗巾于患者颈下,置弯盘于口角旁 5. 可选择生理盐水、0.12%氯己定含漱液等进行口腔护理,使用含漱液时,确认无误吸风险 6. 向弯盘中倒入生理盐水或含漱液,以下颌为支点,以拇指和示指固定气管插管 7. 操作者持棉球进行擦洗,先对侧后近侧,依次擦洗牙齿、颊部、舌面、舌下、硬腭、及气管插管表面,随后用注射器进行冲洗,并用负压装置及时吸引,清洁一侧口腔时,将气管插管移向对侧臼齿处 8. 操作过程中动作轻柔,避免触及咽喉部 9. 将负压吸引值控制在>-200 mmHg,按需进行口鼻、气道、声门下吸引 10. 观察吸引液的颜色、性质、量,冲洗时注液速度不宜过快,擦拭时棉球以不滴水为宜 11. 避免气管插管及固定装置压迫舌或口唇 12. 监测呼吸机运行状况及患者对机械通气的反应,观察有无呼吸困难、人机对抗等 13. 更换器官插管固定胶带,口腔护理过程中若出现气管插管脱出、受损等异常情况,及时处理 14. 协助患者取舒适卧位,整理床单位 15. 医疗垃圾分类处理,整理用物,洗手,记录

知 识 拓 展

WHO 口腔黏膜炎分级标准见表8-7-3。

表 8-7-3　WHO 口腔黏膜炎分级标准

0 级	口腔黏膜无异常
Ⅰ 级	口腔黏膜有 1~2 个小于 1.0 cm 的溃疡
Ⅱ 级	口腔黏膜有 1 个大于 1.0 cm 的溃疡和数个小溃疡
Ⅲ 级	口腔黏膜有 2 个大于 1.0 cm 的溃疡和数个小溃疡
Ⅳ 级	口腔黏膜有 2 个以上大于 1.0 cm 的溃疡和(或)融合溃疡

三、有创动脉压监测技术

【定义】

有创动脉压监测是指将动脉导管置入动脉内直接测量动脉内血压的方法。

【目的】

1. 及时、准确反映患者血压的动态变化,协助病情分析。

2. 间接用于判断血容量、心肌收缩力、外周血管阻力等。

【适应证】

1. 重大手术者:循环功能不全、体外循环下心内直视手术、大血管外科、脏器移植等术中可能大失血患者。

2. 危重患者:如严重高血压、休克、创伤、心功能不全等血流动力学不稳定、无创动脉压难以监测的患者。

3. 需要反复监测动脉血气分析的患者。

【禁忌证】

1. 穿刺部位或其附近存在感染。

2. 凝血功能严重障碍患者。

3. 患有血管疾病的患者,如脉管炎等。

4. 手术操作涉及同一部位。

5. Allen 试验阳性者。

【注意事项】

1. 保持测压管路通畅,防止管道扭曲及打折。

2. 测压接头连接紧密,防止脱管和漏液;抽血时严防气泡进入动脉,防止发生空气栓塞。

3. 测压管零点必须与右心房在同一水平面,体位变动后须重新校正零点。

4. 注意无菌操作,保持动脉穿刺点清洁、干燥,防止感染。

5. 穿刺时以患者为中心,避免反复穿刺造成血管壁损伤,密切观察术侧远端手指颜色与温度,确保患者安全。

【操作流程和步骤】

具体操作流程和步骤见表8-7-4。

表8-7-4　有创动脉压监测技术操作流程和步骤

流程	步骤
操作前准备	1. 用物准备:治疗盘、动脉穿刺针2个、透明敷贴1张、消毒液、棉签、无菌纱布、免洗手消毒液、加压袋、一次性压力传感器套件1套、压力导线1根、压力模块、500 ml生理盐水、肝素钠1支、一次性治疗巾、胶布若干、利器盒、污物桶、执行单、记录本 2. 环境准备:环境宽敞、明亮,温度适宜 3. 护士准备:衣帽整齐,洗手、戴口罩,必要时穿戴防护用品;向清醒患者解释操作目的、方法及配合要点

续表 8-7-4

流程	步骤
操作流程	1. 携带用物至患者床旁,核对患者床号、姓名(反问式)、腕带,卫生手消毒 2. 嘱患者上肢外展,手掌朝上,手指自然放松;评估动脉穿刺途径,首选桡动脉,其次是足背动脉、股动脉、肱动脉及腋动脉,评估掌弓侧支循环(Allen 试验)及局部皮肤情况 3. 充分暴露穿刺部位,消毒穿刺部位(以穿刺点为中心,至少消毒 2 遍,消毒直径>10 cm),自然待干 4. 皮肤消毒剂消毒操作者左手示、中指指端(擦拭范围为第 1、2 指节掌面及双侧面),中指触及桡动脉波动,示指在其远端轻轻牵拉,穿刺点在搏动最明显处远端约 0.5 cm、与皮肤呈 30°穿刺,见回血后将套管针放低,与皮肤呈 10°,再将其推进 2 mm,用手固定针芯,将外套管送入动脉内,拔出针芯,连接肝素封管液封管并暂夹闭动脉导管 5. 将肝素盐水转入压力袋中,应用无菌技术将压力传感器套件与肝素盐水连接,压力传感器套件排气,将压力袋充气至 300 mmHg 后与动脉导管连接,并打开动脉导管 6. 将压力模块与压力传导套件相连,按压快速冲洗阀,肝素盐水冲洗动脉导管,保持动脉导管通畅 7. 以穿刺点为中心无张力粘贴、塑形,用弹力绷带固定动脉导管,并用胶布高举平台法固定压力传感器套件,将压力换能器平患者心脏水平处(腋中线第 4 肋间)固定,并写上置管时间 8. 调节压力模块,调节测压装置三通,关闭患者端,改与大气相通,选择模块传感器校零,监护仪上 ABP 显示一条直线,数值为"0",调节测压装置三通(关闭与大气相通端,接通患者端三通),监护仪合适的报警线 9. 协助患者取舒适卧位,整理床单位,向清醒患者交代注意事项 10. 整理用物,洗手,记录

知识拓展

检查者压迫患者的桡动脉与尺动脉,要求患者反复握拳直至手掌发白,检查者松开患者的尺动脉,观察患者手部循环及颜色恢复情况,对另一动脉重复相同检查。手掌颜色在 10 s 之内恢复,结果为阴性;相反,10 s 手掌颜色仍为苍白,表示手掌侧支循环不良,结果为阳性。

四、中心静脉压监测技术

【定义】

中心静脉压(CVP)是指血流经右心房及胸腔内上、下腔静脉的压力。中心静脉压检测技术是通过上、下腔静脉或右心房内置管监测中心静脉压的方法,是临床观察血流动力学的主要指标之一,它受右心泵血功能、循环容量及体循环静脉系统血管紧张度 3 个因素影响。

【目的】

1. 判断体内循环容量、静脉回心血量、右心功能。

2. 指导补液、补血的用量和速度。

3. 指导利尿药物的应用。

【适应证】

1. 严重创伤、休克及急性循环功能衰竭等危重患者。

2. 手术或手术本身会引起血流动力学变化者。

3. 脱水、失血和容量不足者。

4. 各类手术或心功能不全者。

5. 监测血容量动态变化。

【禁忌证】

无绝对禁忌证,相对禁忌证如下。

1. 血小板减少或其他凝血机制严重障碍者。

2. 局部皮肤感染者应重新选择穿刺部位。

3. 血气胸者避免行颈内及锁骨下静脉穿刺。

【注意事项】

1. 确定导管通畅。

2. 保持管道系统连接紧密,防止进入空气。

3. 严格遵循无菌操作原则,规范维护深静脉置管,预防导管相关性血流感染。

4. 测压管零点必须与右心房在同一水平面,体位变动后须重新校正零点。

5. 机械通气患者,吸气压力>25 cmH_2O 时,会影响中心静脉压的值,测压时可根据病情暂时断开呼吸机。

6. 测压前应让患者安静休息 10 ~ 15 min,避免因情绪波动、咳嗽、呕吐等影响检测结果。

7. 测压前应暂停使用血管活性药,以免导致假性静脉压升高。

8. 测压结束拔管时,先用注射器抽吸后再拔出,以防尖端附着的血栓脱落而形成栓塞。

【操作流程和步骤】

具体操作流程和步骤见表8-7-5。

表 8-7-5　中心静脉压监测技术操作流程和步骤

流程	步骤
操作前准备	1.用物准备:治疗盘、免洗手消毒液、加压袋、一次性压力传感器套件 1 套、压力导线 1 根、压力模块、500 ml 生理盐水、肝素钠 1 支、消毒液、一次性治疗巾、执行单、记录本 2.环境准备:环境宽敞、明亮、温度适宜 3.护士准备:衣帽整齐,洗手、戴口罩,必要时穿戴防护用品;向清醒患者解释操作目的、方法及配合要点
操作流程	1.携带用物至患者床旁,核对患者床号、姓名(反问式)、腕带、执行单等,卫生手消毒 2.患者取平卧位,做好解释工作,检查中心静脉导管是否通畅 3.消毒生理盐水袋口,连接无菌生理盐水与压力传感器上的输液器,加压袋充气加压至 150～300 mmHg,注意排尽管道内气体 4.连接测压系统,用压力导线连接压力套件与监护仪,设定 CVP 监测的数据与波形的参数 5.连接压力套件与中心静脉导管连接压力套件与中心静脉导管,与置入最远端的一腔相连接 6.将传感器置于腋中线第 4 肋间(右心房水平),调节测压装置三通,关闭患者端,改与大气相通,选择模块传感器校零,监护仪上 CVP 显示一条直线,数值为"0",调节测压装置三通(关闭与大气相通端,接通患者端三通),监护仪显示波形及数值,记录患者 CVP 数值,设定合适的报警线 7.打开传感器冲管阀,冲管。消毒各连接处,用无菌治疗巾包裹 8.协助患者取舒适体位,告知患者或家属注意事项 9.整理床单位,洗手、记录

五、纤维支气管镜检查配合技术

【定义】

纤维支气管镜(简称纤支镜)检查目的是确定侵犯气管、支气管病变的部位和范围,明确肺部疾病的病理和细胞学诊断,清除阻塞气道的分泌物或气管内异物,也可进行气管支气管内的介入治疗等。它在呼吸系统疾病的诊断、治疗及危重患者的抢救中的应用越来越广泛。因此,加强护理配合是不容忽视的环节。

【目的】

1. 确定侵犯气管、支气管病变的部位和范围。

2. 明确肺部疾病的病理和细胞学诊断。

3. 清除阻塞气道的分泌物或气管内异物。

4. 进行气管、支气管内的介入治疗等。

【适应证】

1. 原因不明的咯血、痰中带血,需明确病因及出血部位,或需局部止血治疗者。

2. 难以解释的干咳、刺激性咳嗽或咳嗽性质改变。

3. 支气管狭窄。

4.可疑的肺部病变。

5.肺部局限或者弥漫性疾病的灌洗和肺活检。

【禁忌证】

1.肺功能严重损害,中度低氧血症,不能耐受检查者。

2.严重心功能不全、高血压或心律失常者。

3.肝、肾功能不全,全身状态极度衰竭者。

4.凝血功能严重障碍者。

5.严重哮喘发作或大咯血者,近期上呼吸道感染或高热者。

6.有主动脉瘤破裂危险者、对麻醉药物过敏不能用其他药物代替者。

【注意事项】

1.配合操作过程中及操作完成后,严密观察患者生命体征及不良反应,如有异常及时告知医师。

2.操作中关注患者反应,对于清醒患者,如患者有不适,及时安抚。

3.操作前应仔细检查器械各部件,软性接管是否光滑,吸引器及吸引管有无堵塞,调节弯曲角度钮是否灵活,安上冷光源后视野是否清晰,经检查确认功能良好后方可使用。

4.纤支镜检查后 2 h 内禁食水。

【操作流程和步骤】

具体操作流程和步骤见表8-7-6。

表8-7-6　纤维支气管镜检查配合技术操作流程

流程	步骤
操作前准备	1.用物准备:检查纤支镜及其附件、局部表面麻醉药品、收集标本用品、无菌生理盐水、无菌手套、纱布、无菌巾、注射器、氧气、吸引装置、监护仪以及必需的急救用品及药品 2.护士准备:衣帽整齐,洗手、戴口罩,必要时穿防护服,戴护目镜;向清醒患者解释操作的目的、方法及注意事项,取得患者配合 3.患者准备:操作前一般 4~6 h 禁食,避免检查中呕吐物的误吸。有活动义齿者,及时取下并妥善放置
操作流程	1.再次核对患者,评估病情,询问病史,了解病变部位 2.协助患者取仰卧位,头摆正稍向后仰,肩部略垫高。有义齿者应取下。给予常规吸氧 3.操作前麻醉用2%的利多卡因注射液经口腔或气管插管做局部麻醉。昏迷患者咳嗽反射显著减弱者纤支镜可直接进入 4.戴无菌手套,面部铺洞巾,纤支镜表面涂润滑剂,将负压装置与纤维支气管镜相连接,待医师操作窥镜进入声门后,嘱患者深呼吸,勿紧张。必要时协助医生做气管内麻醉 5.配合医师各项操作,如提供冲洗液、灌洗注射器、痰培养皿等 6.整理用物,洗手,记录。及时送检标本,严格按要求对纤支镜及其附件进行初步清洁、消毒,随后送消毒供应中心进行消毒、灭菌 7.协助患者取舒适体位,整理床单位

六、住院患者身体约束技术

【定义】

美国医疗机构评审联合委员会将约束定义为任何妨碍患者移动、活动或肢体活动的物理的或药物的方式。重症监护室患者病情危重,常伴有意识不清、烦躁、躁动等症状,依从性较差。保护性约束的有效使用,可以很好地避免非计划拔管、坠床等意外事件的发生,保证了患者监护期间的安全。

【目的】

1. 对自伤、可能伤及他人的患者实施约束,限制其身体或肢体活动,确保患者安全,保证护理、治疗顺利进行。

2. 防止患儿过度活动,以利于诊疗操作顺利进行或者防止损伤肢体。

【适应证】

1. 躁动患者,需要四肢约束或全身约束,维持患者肢体功能位。

2. 意识处于嗜睡或谵妄、模糊状态以及意识清楚但焦虑不安、不配合的患者,约束患者肢体,给予肢体较大活动度,但无法使其触及导管及跨越床栏。

3. 意识清醒能配合患者,在患者睡眠和护士不在床旁或患者主动要求约束时使用。

【注意事项】

1. 实施约束时,应将患者肢体置于功能位,约束带松紧适宜,以能伸入 1 ~ 2 指为宜。

2. 密切关注约束部位皮肤情况、血运情况、肢体功能。

3. 当患者已无约束必要时,及时停止约束,避免约束过度。

4. 准确记录并交接班:包括约束原因、时间、约束部位及皮肤情况、解除约束时间等。

【操作流程和步骤】

具体操作流程和步骤见表8-7-7。

表8-7-7　住院患者身体约束技术操作流程和步骤

流程	步骤
操作前准备	1. 用物准备:根据患者情况准备合适的约束用具、棉垫、执行单、记录单、免洗手消毒液 2. 护士准备:衣帽整洁、洗手、戴口罩;双人核对医嘱,确认患者信息,确认保护性约束医嘱已开具;评估患者意识状态、病情、生命体征及肢体活动度等
操作流程	1. 再次核对医嘱,确认患者信息 2. 向患者及家属解释约束带使用的目的、意义、使用方法和注意事项,取得患者和家属的配合 3. 根据评估情况,选择约束方式(约束部位、约束带种类、约束带数量)

流程	步骤
操作流程	4.①上肢约束:将肢体约束带轻柔环绕于患者手腕部,松紧以可容纳 1～2 指为宜。将约束带上的固定绳带在环绕手腕部分的外围交叉系一活扣,然后将绳带系于两侧床档靠下部位,使患者不能自行触摸到绳结并解开。绳带活扣与床档系结之间的长度,以可预留出上肢安全活动范围为宜。必要时,双侧上肢可放托垫物品,以保持上肢处于功能位。适用于躁动、防止管路脱出的患者。②下肢约束:将肢体约束带轻柔环绕于患者足踝部,松紧以可容纳 1～2 指为宜。将约束带上的固定绳带在环绕足踝部分的外围交叉系一活扣,然后将绳带系于两侧床档或床尾。绳带活扣与床档系结之间的长度,以可预留出下肢安全活动范围为宜。足底部与床尾之间加垫支撑物品,保持足部处于直立稍外展的功能位,防止足下垂。适用于躁动、下肢术后、下肢有引流管路的患者。③全身约束:可使用肢体型约束带分别固定上肢、下肢,也可使用专门的衣裤型约束带、平面躯体约束带固定患者身体,保证患者全身处于约束状态,以保证治疗护理需求。适用于躁动、妨碍治疗、有自杀倾向的患者。④手套式约束:用手套戴于患者手部,再将腕部带系成松紧可容纳 1 指的活扣,分别固定于两侧床档。适用于防止患者抓伤皮肤。⑤给予约束后,评估约束效果,并记录

七、安全转运技术

【定义】

患者麻醉恢复至完全清醒后,需要从麻醉恢复室转送回病房,在转运期间仍然有发生各种意外情况和并发症的风险,因此麻醉科护士要高度重视安全转运护理。转运前应做好充分的病情评估和物品准备,转运过程中应认真遵守安全转运流程和交接班流程,及时发现和消除潜在的安全隐患,避免转运途中发生意外,确保患者转运安全。

【目的】

规范麻醉重症监护室患者转运流程,注重全程护理安全质量,降低运送过程中潜在的风险因素,避免发生转运途中护理不良事件,确保术后患者安全转运。

【注意事项】

1. 转运途中应密切观察患者意识、呼吸运动、皮肤颜色及便携式监护仪上的生命体征,当发现患者有嗜睡、舌后坠或嘴唇颜色改变等情况时,应立即唤醒患者,必要时使用简易呼吸器。

2. 转运途中如患者发生恶心感,应鼓励其均匀平静呼吸并放松。发生呕吐的患者应先嘱其头部偏向一侧,避免呕吐物反流引起患者误吸。同时减慢推床速度,转弯时不可过猛、过急,以免加重患者呕吐。

3. 转运前彻底检查转运车是否安全可靠、床档能否立起,并及时进行维修。转运途中应陪伴在患者身旁,适当安抚患者,必要时可使用约束带,防止患者坠床。

【操作流程和步骤】

具体操作流程和步骤见表8-7-8。

表8-7-8 安全转运技术操作流程和步骤

流程	步骤
操作前准备	简易呼吸囊1个、麻醉面罩1个、便携式监护仪,必要时携带急救药箱
操作步骤	1.由麻醉医生评估患者恢复良好,与其病房主管医生联系,其共同确认该患者达到出室标准后,由主班护士联系原病房护士,通知其做好接收患者的准备,最终确认回病房的确切时间后,麻醉医生联系家属签署转科同意书
	2.持病历再次核对患者信息、所输液体和随身物品。向患者解释手术结束可以返回病房,撤除监护仪连接线、电极片,检查各引流管道及输液通路,妥善放置,保持通畅。为患者整理衣物,盖好被子,收拢患者四肢,避免运送途中碰伤
	3.责任护士与送班护士详细交接患者病情信息
	4.携带简易呼吸囊和麻醉面罩与工人师傅共同运送患者回病房;特殊患者及病情危重患者需由麻醉医生和转运护士共同转运
	5.运送途中患者足部在前,头部在后,护士站头侧。密切观察患者呼吸、意识状态、面色、口唇颜色及引流液量等;推车不可过快,转弯时不可过急,以免引起恶心、呕吐、循环不稳等,出入室时切忌用转运车撞门
	6.进入病区后通知病区护士交接患者
	7.与病房护士及患者家属共同再次核对患者腕带、姓名后进入病室
	8.将病床与转运床的床档放下,两床并拢靠齐,固定车轮
	9.再次查看各种引流管道和输液通路,妥善放置,指导家属共同将患者搬至病床上。搬运时注意动作轻柔,尽量减少由搬动患者所带来的疼痛,并注意保护手术部位,严防各引流管脱落
	10.撤走转运床,协助病区护士连接监护仪,并为患者吸氧
	11.持病历与病区护士在床旁交接班,与病房护士认真交接班,包括出入量、皮肤、各管路通道、镇痛泵使用方法等,若有血液制品、未用药物等,需与病区护士交接核对,交接过程中注意保护患者隐私,注意人文关怀
	12.责任护士完善相关护理文书,正确记录患者出室时间

第九章　麻醉重症监护病房仪器设备的使用及管理

第一节　麻醉重症监护病房常见仪器设备的使用

精密的医疗设备在支持患者生命体征、监测健康状况和实施各种治疗过程中发挥着至关重要的作用。通过对这些设备的正确使用,护理人员可以及时掌握患者的病情变化,确保治疗的精准性和安全性。本章第一节将详细介绍麻醉重症监护病房中常用仪器设备的功能、操作流程及注意事项,帮助护理人员提升设备操作技能,并确保在高压环境下能够高效、准确地使用这些设备,从而为患者提供最佳护理与治疗。

一、多参数监护仪的使用

【定义】

心电监护仪是医院使用的精密医学仪器,能同时监护患者的动态心电图形(一般为五导联心电图)、呼吸、体温、血压(分无创和有创)、血氧饱和度、脉率等生理参数,并可设置报警上、下限。一般可存储 400 组无创血压数据及测量血压时的心率值、体温、呼吸、血氧饱和度,并在数据可列表查看。

【操作流程和步骤】

操作流程和步骤见图 9-1-1。

【注意事项】

1. 评估患者皮肤及指甲时,需检查手指有无肿胀,指甲长短合适、无染色、无破损;若长时间监护,需间断更换手指。血氧饱和度探头放置位置尽量与测血压手臂分开。

2. 测量血压时,血压袖带箭头标识在肱动脉上,测量血压的肢体与患者心脏需在同一水平位置。

3. 电极片粘贴的正确位置为:LA-锁骨下窝靠近左肩,RA-锁骨下窝靠近右肩,LL-左下腹肋弓下缘,RL-右下腹肋弓下缘,V-胸骨右缘 4 肋间。

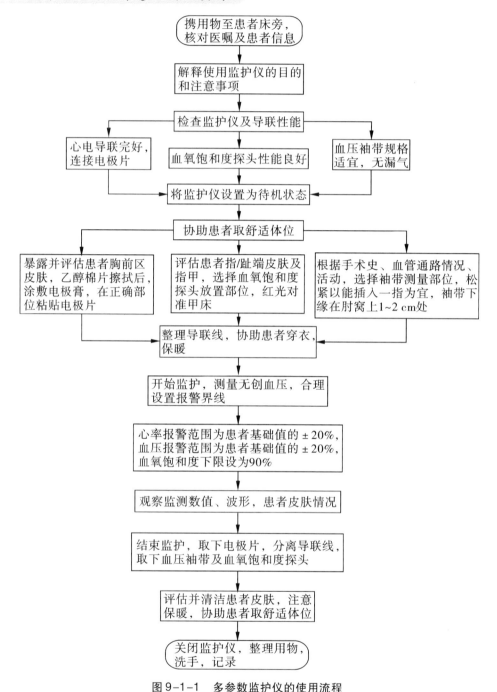

图 9-1-1 多参数监护仪的使用流程

二、呼吸机的使用

【定义】

通过气管插管、气管切开等方式使呼吸机与患者连接,为患者提供呼吸支持,改善患者通气和换气功能。

【操作流程和步骤】

操作流程和步骤见图9-1-2。

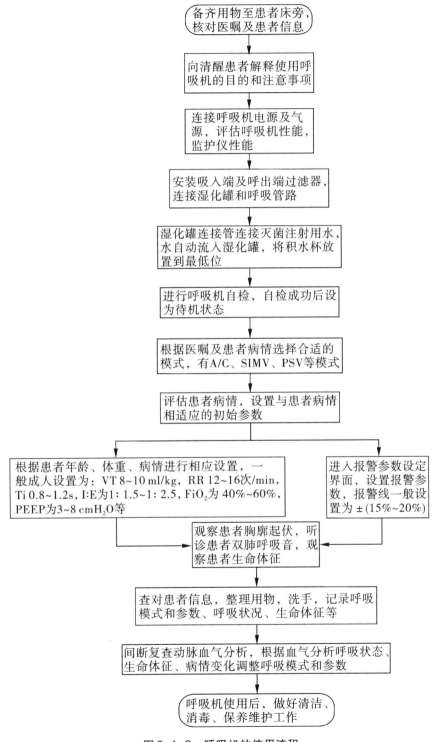

图9-1-2 呼吸机的使用流程

【注意事项】

1. 操作过程中严格执行手卫生和无菌操作制度,呼吸机表面保持清洁。

2. 治疗过程中,定时更换、清洁、消毒呼吸治疗设备,使用密闭式注水系统向湿化罐注水,每周更换 1 次呼吸管路、呼吸过滤器、湿化罐,若有污染应及时更换。集水杯应垂直向下,位于管路最低处,集水杯中的冷凝水应及时清除,防止冷凝水倒流至气管插管或呼吸机内。

3. 妥善固定人工气道,维持合适位置,气道湿化治疗,及时清除气道分泌物,保持呼吸道通畅。

三、微量注射泵的使用

【定义】

微量注射泵是一种新型泵力仪器,可将少量药液精确、微量、匀速、持续泵入人体内,具有定时、定量、操作便捷等特点,可随时根据患者病情需要调整泵入速度,使药物在体内能保持有效的血药浓度。

【操作流程和步骤】

操作流程和步骤见图 9-1-3。

```
┌─────────────────────────┐
│ 评估患者病情、年龄、体     │
│ 重、静脉通路情况。解释     │
│ 使用微量泵的目的          │
└─────────────────────────┘
            │
┌─────────────────────────┐
│ 备齐用物至患者床旁,       │
│ 核对医嘱及患者信息        │
└─────────────────────────┘
            │
┌─────────────────────────┐
│ 连接微量注射泵电源,按     │
│ 电源开关键开机,仪器自     │
│ 检后进入待设定界面        │
└─────────────────────────┘
            │
┌─────────────────────────────────┐
│ 连接注射器和延长管,进行排气。安装注射器于 │
│ 输液泵上,输液泵自动感应并显示注射器规格   │
└─────────────────────────────────┘
            │
┌─────────────────────────────────┐
│ 再次核对患者信息、医嘱和药物,PDA扫描注射 │
│ 标签和患者腕带确定执行,再次检查注射器及延 │
│ 长管无气泡后,连接延长管于静脉通路上      │
└─────────────────────────────────┘
            │
┌─────────────────────────────────┐
│ 设定输注速度,输注总量等参数,按启动      │
│ (START)键开始泵入药液                  │
└─────────────────────────────────┘
            │
┌─────────────────────────────────┐
│ 观察患者生命体征及反应,必要时遵医嘱重新调整 │
│ 输注速率,如需调整速率,按OK键,设置新的速 │
│ 率,按OK键确认                         │
└─────────────────────────────────┘
            │
```

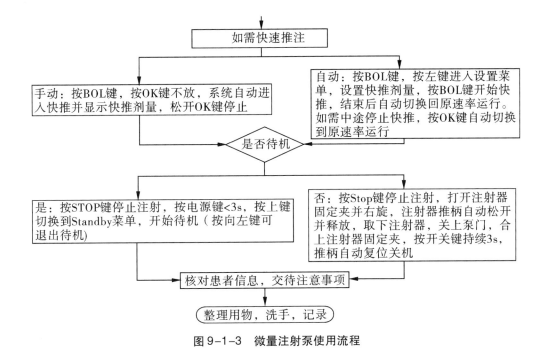

图 9-1-3　微量注射泵使用流程

【注意事项】

1.注射泵泵入药物最好用相对独立的静脉通路,可避免药物进入体内速度异常波动。

2.氯化钾等高浓度、高刺激性药物严禁从外周静脉泵入。

3.放置位置合适,防止管线牵拉、注射泵坠落等意外发生。

4.使用后或有污染时,及时用75%酒精擦拭设备表面;防止液体渗入机器,损坏电路板。

5.仪器结束使用时,先按电源键关机,不可在未关机情况下直接拔除电源。长期不使用时,定时充电。

四、肠内营养泵的使用

【定义】

肠内营养支持是经胃肠道提供代谢需要的营养物质及其他各种营养素的营养支持方式,肠内营养泵是专为肠内营养支持设计的可以精确控制输注速度的营养型输液泵。

【操作流程和步骤】

操作流程和步骤见图9-1-4。

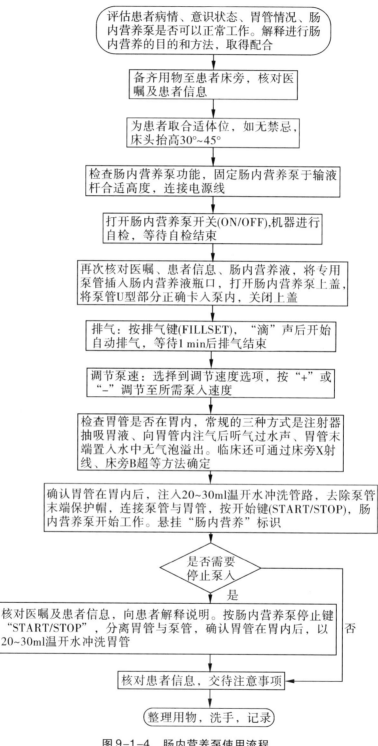

评估患者病情、意识状态、胃管情况、肠内营养泵是否可以正常工作。解释进行肠内营养的目的和方法，取得配合

↓

备齐用物至患者床旁，核对医嘱及患者信息

↓

为患者取合适体位，如无禁忌，床头抬高30°~45°

↓

检查肠内营养泵功能，固定肠内营养泵于输液杆合适高度，连接电源线

↓

打开肠内营养泵开关(ON/OFF),机器进行自检，等待自检结束

↓

再次核对医嘱、患者信息、肠内营养液，将专用泵管插入肠内营养液瓶口，打开肠内营养泵上盖，将泵管U型部分正确卡入泵内，关闭上盖

↓

排气：按排气键(FILLSET)，"滴"声后开始自动排气，等待1 min后排气结束

↓

调节泵速：选择到调节速度选项，按"+"或"−"调节至所需泵入速度

↓

检查胃管是否在胃内，常规的三种方式是注射器抽吸胃液、向胃管内注气后听气过水声、胃管末端置入水中无气泡溢出。临床还可通过床旁X射线、床旁B超等方法确定

↓

确认胃管在胃内后，注入20~30ml温开水冲洗管路，去除泵管末端保护帽，连接泵管与胃管，按开始键(START/STOP)，肠内营养泵开始工作。悬挂"肠内营养"标识

↓

是否需要停止泵入

是 ↓   否

核对医嘱及患者信息，向患者解释说明。按肠内营养泵停止键"START/STOP"，分离胃管与泵管，确认胃管在胃内后，以20~30ml温开水冲洗胃管

↓

核对患者信息，交待注意事项

↓

整理用物，洗手，记录

图9-1-4　肠内营养泵使用流程

【注意事项】

1. 床旁 X 射线检查是确定肠内营养管路位置的"金标准"。临床还可以通过床旁 B 超、内镜或胃肠营养监视系统确定。

2. 鼻饲时首先选择管径较细、质软、刺激性小、患者耐受性好的小口径导管。置管于幽门远端,若能插至小肠起始部最好,可避免胃潴留的发生,也不易发生因液体反流引起的呕吐和误吸。

3. 确保导管位置安全有效,规范固定各种肠内营养管道,不压迫鼻腔,每日观察并记录导管置管刻度。输注营养液前,应确定导管的位置。

4. 保持管道通畅防止堵塞,输注营养液前后,用温水 20～30 ml 脉冲式冲洗管道,避免堵管及导管内残存营养液变质。持续管饲时,每 4 h 检查胃残余量,并用温水 20～30 ml 冲洗管路。如一旦发生堵管可用温开水或碳酸氢钠疏通管道。

5. 肠内营养输注时应遵循速度由慢到快、浓度由低到高、输注量由少到多的原则,采用肠内营养专用泵持续匀速泵入,从 20～25 ml/h 速度开始,一般输注速度不超过 150 ml/h,每日最大剂量为 2 000 ml。加热装置的温度控制在 37～41 ℃。

6. 危重患者应加强肠内营养期间的血糖管理,及时向医生报告血糖情况。

五、气压治疗泵的使用

【定义】

气压治疗泵是抗血栓物理治疗仪器,工作原理为气压泵间歇充气对大腿、小腿、足部加压,对肢体组织形成一定的循环压力,提高下肢静脉的血流速度,通过物理刺激促进血液循环,加速新陈代谢,改善下肢静脉淤血状态;同时能改善血管中凝血因子聚集,提高纤溶系统活性,加快内源性纤维蛋白溶解,从而起到预防血栓的作用。

【操作流程和步骤】

操作流程和步骤见图 9-1-5。

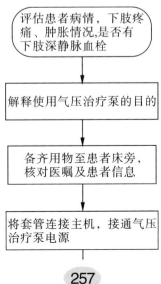

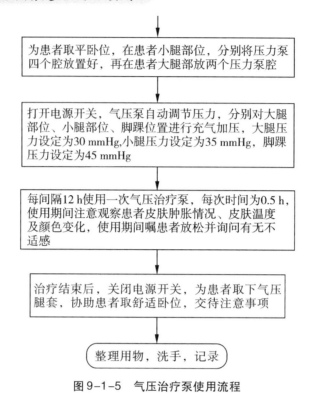

为患者取平卧位，在患者小腿部位，分别将压力泵四个腔放置好，再在患者大腿部放两个压力泵腔

打开电源开关，气压泵自动调节压力，分别对大腿部位、小腿部位、脚踝位置进行充气加压，大腿压力设定为30 mmHg，小腿压力设定为35 mmHg，脚踝压力设定为45 mmHg

每间隔12 h使用一次气压治疗泵，每次时间为0.5 h，使用期间注意观察患者皮肤肿胀情况、皮肤温度及颜色变化，使用期间嘱患者放松并询问有无不适感

治疗结束后，关闭电源开关，为患者取下气压腿套，协助患者取舒适卧位，交待注意事项

整理用物，洗手，记录

图9-1-5 气压治疗泵使用流程

【注意事项】

1.患者彩超检查提示下肢无血栓情况下,才能遵医嘱给予患者行气压泵治疗。

2.行气压泵治疗前,测量患者腿围。

3.气压泵腿套包裹下肢的过程中,注意将患者的裤子整理平整,松紧度以可插入一食指为宜。

4.治疗过程中,注意观察气压泵的电源、粘扣、腿套管路等情况,并注意监测患者的呼吸、皮肤温度、皮肤颜色等情况。

六、体表加温仪的使用

【定义】

体表加温仪,指的是对低体温症的患者,以及手术患者在手术的前中后三个时期进行保暖护理。使用升温毯或者升温仪之后,可以有效维持患者的体温,降低患者在手术过程中低体温的发生。

【操作流程和步骤】

操作流程和步骤见图9-1-6。

【注意事项】

1.体表加温仪使用后,仪器表面可用75%酒精纱布擦拭,然后干净纱布把多余酒精擦掉,待干后归位备用。加温毯一人一用一丢弃,不可重复使用,有特殊感染患者使用后按院感规定执行处理。

2.清洁体表加温仪之前必须关掉仪器断开电源。每周固定时间检查仪器性能及相关配件,保证处于良好的备用状态。如有故障,通知设备科进行。

3.注意检查电源线接口,有线路老化或电源插头有损坏等情况下及时保修维修,确保用电安全。

4.合理选择温度,温度分为:36 ℃,40 ℃,45 ℃,使用时严密监测患者体温变化,避免体温过低加温效果欠佳,或者体温过高导致患者发热,及时调节体表加温仪温度,确保起到最佳的加温效果。

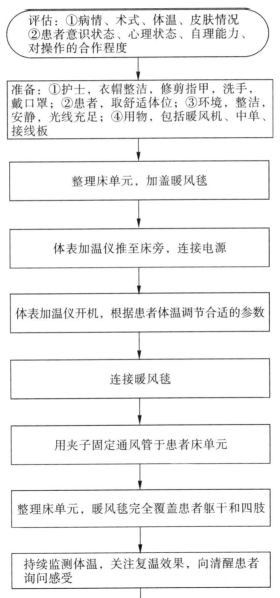

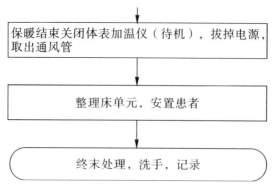

保暖结束关闭体表加温仪（待机），拔掉电源，取出通风管

整理床单元，安置患者

终末处理，洗手，记录

图 9-1-6　体表加温仪使用流程

七、输液输血加温仪的使用

【定义】

输血输液加温仪是一种对血液制品及液体进行加温的仪器,达到一定温度以后给患者进行输血输液治疗。加温可以有效避免大量的低温液体进入患者体内,产生刺激,造成不良反应,一般常应用于需要大量快速输血的患者、婴儿换血疗法以及体内存在某些冷凝激素的患者。

【操作流程和步骤】

操作流程和步骤见图 9-1-7。

【注意事项】

1. 每天用干净软布巾清洁仪器,使用后或有污染时用 75% 酒精擦拭设备表面,有特殊污染时按医院下发规范执行处理;防止液体流入机器,导致电路板受损。

2. 在仪器使用结束时,应先按电源键关机,避免直接拔除电源对电池产生不必要的损伤。将设备存放在通风明亮的环境;每天检测仪器性能,保持完好备用状态。

3. 操作过程中严格执行查对制度。

4. 操作过程中关心患者,注意观察患者生命体征变化。

5. 操作前后,接触患者前后均需床旁消毒洗手。

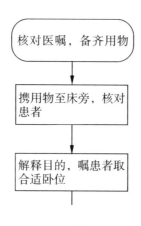

核对医嘱，备齐用物

携用物至床旁，核对患者

解释目的，嘱患者取合适卧位

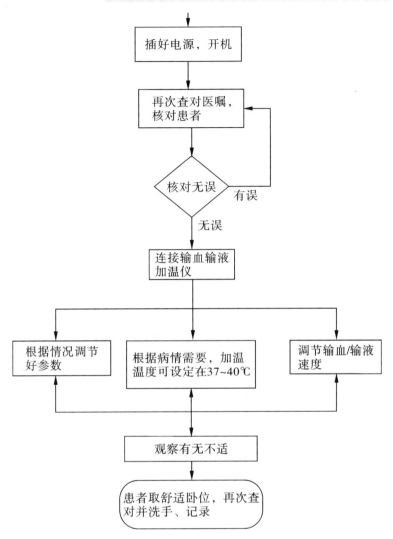

图 9-1-7　输液输血加温仪使用流程

八、振动排痰机的使用

【定义】

振动排痰是根据临床胸部物理低频振荡治疗的原理,从垂直和水平 2 个方向产生特定方向周期变化的治疗力,体表的垂直力使支气管黏膜表面黏液及代谢物变小、变松,体表的水平力可协助黏液选择性的流向大支气管,从而促进呼吸道的顺畅,促进痰液的排出。

【操作流程和步骤】

操作流程和步骤见图 9-1-8。

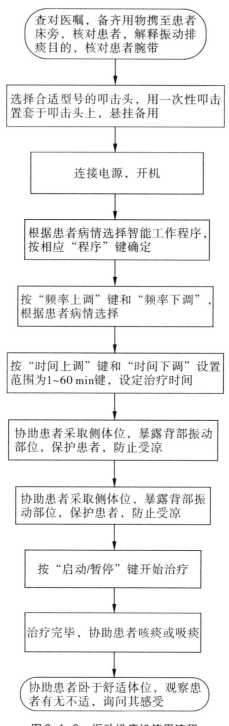

图9-1-8　振动排痰机使用流程

【注意事项】

1.需使用一次性叩击罩,使用后放入医用垃圾袋,避免交叉感染。叩击头可用消毒塑料或橡胶的方式进行消毒。振动排痰机的机箱、导线、手把、支架和托盘需用中性消毒剂进行清洁,确保没有液体滴入或渗入马达。

2. 清洁振动排痰机之前必须关掉仪器断开电源。每周固定间检查仪器性能及相关配件,保证处于良好的备用状态。如有故障,通知设备科进行。

3. 合理选择叩击头。将 4 种型号叩击头:1 号增强型,用于体质强或肥胖成人;2 号标准型,用于体弱或对叩击较敏感的成人;3 号柔和型,用于儿童或对叩击特别敏感部位的治疗;4 号特定型,用于肋部、肩部的治疗。

4. 合理选择频率。程序 1:变频范围 15 ~ 25 Hz,适合体质较弱或需重点护理患者,初次治疗可选择。程序 2:变频范围 25 ~ 35 Hz,适合体质较好患者。程序 3:变频范围 30 ~ 45 Hz,适合体质强壮患者。

5. 操作时将叩击头依次置于患者后背两边、左右胸前、与皮肤紧密贴合,自下而上由外向内振动,每个部位振动 30 s 左右,不能在伤口上、心前区、骨突部位,以及女性乳房上进行振动。

6. 指导清醒患者在进行治疗前行 20 min 雾化治疗后 5 ~ 10 min 指导患者深呼吸及有效咳嗽、咳痰。对于无自主咳痰能力或昏迷患者应及时予以吸痰。

7. 在振动排痰过程中倾听患者主诉,严密观察患者生命体征,如出现心率增快、血压改变、血氧饱和度下降等不良反应,应暂停使用。

8. 指导患者若有胸闷、气紧不适,应立即通知护理人员。指导患者根据病情选择适当体位,行体位引流,指导患者进行有效咳痰。

九、无创心排出量监测仪的使用

【定义】

无创心排量监测仪是一种无创的通过测量血液流动代替测量血压来获取血液动力学数据的测量仪器。其原理是通过 TEB 技术(胸部生物电阻抗技术),依据心脏射血时所产生的胸阻抗变化计算出心排血量和其他血液动力学数值。

【操作流程和步骤】

操作流程和步骤见图 9-1-9。

【注意事项】

1. 无创心排出量监护仪使用后,监护仪表面及各导联线可用75% 酒精纱布擦拭,然后干净纱布把多余酒精擦掉,待干后归位。有特殊污染时按院感规定执行处理。

2. 清洁无创心排出量监护仪或传感器之前必须关掉监护仪并断开电源。每天用干净软布巾清洁仪器,电源线及导联线与袖带擦拭干净后,缠绕整齐,勿打死结,避免损坏电缆。每周固定时间检查仪器性能及相关配件,保证处于良好的备用状态。如有故障,通知设备科进行维修。

3. 腕-踝连接时,可基于上半身和下半身的外周血流共同测量,因此阻抗心输出量测量系统阻抗心输出量测量系统(NICa CS)针对腕-踝连接进行了优化。在脉搏可触摸到的情形下,设备即可得到强度足够的信号计算每搏输出量。当某一肢体有以下异常情况时,请选择另一肢体:外周动脉疾病(Peripheral Artery Disease,PAD),严重水肿,皮肤受损。

4.请勿使用电极粘胶以免降低导电性。确保放置传感器的患者皮肤清洁,无香水,古龙水和乳液等,并且皮肤未受损;患者肢体不应当冷且脉搏可触摸到;放置患者肢体时应避免传感器互相接触;患者肢体周围无金属,在每次测量前使用新传感器;直到使用前才取下传感器,以免传感器被风干。

5.请勿使用超过保存期的传感器。

```
┌─────────────────────────────────────┐
│ 打开设备电源,自动进入无创心血管血测     │
│ (Non-invasive cardiopulmonary monitoring, │
│ NICAS)监测界面                        │
└─────────────────────────────────────┘
                    │
                    ▼
┌─────────────────────────────────────┐
│ 连接传感器,将专用传感器正确放置于患者   │
│ 肢端,将专用导联线分别与放置好的传感器   │
│ 连接                                 │
└─────────────────────────────────────┘
                    │
                    ▼
┌─────────────────────────────────────┐
│ 新建/查找患者,新患者分别在Last、FirstD中输入 │
│ 患者姓名、病历号(只能输入英文字母及数字),点 │
│ 击Enter/Update Patient Data。曾使用过本台设备监 │
│ 测过的患者可直接在列表中通过Last Name、First │
│ Name ID查找选择需要再次监测的患者信息,点击 │
│ Enter/Update Patient Data               │
└─────────────────────────────────────┘
                    │
                    ▼
┌─────────────────────────────────────┐
│ 完善患者信息,在患者详细信息中逐行完善患者信息,包含 │
│ 患者性别、出生年月、身高、体重、收缩压、舒张压,选择 │
│ 患者监测体位及传感器连接方式。曾使用过本台设备监测过 │
│ 的患者,可根据实际情况对患者的体重、收缩压、舒张压、 │
│ 患者监测体位及传感器连接方式进行更改。注:其中红细胞 │
│ 压积、钠离子浓度、血氧饱和度如未实际监测可不进行更改 │
└─────────────────────────────────────┘
                    │
                    ▼
┌─────────────────────────────────────┐
│ 开始测量:点击Measurement开始测量,      │
│ 进入监测界面                          │
└─────────────────────────────────────┘
                    │
                    ▼
┌─────────────────────────────────────┐
│ 停止测量:点击Stop,停止本次测量         │
└─────────────────────────────────────┘
                    │
                    ▼
┌─────────────────────────────────────┐
│ 更换监测界面:NICaS提供3种监测界面,可在停止 │
│ 测量状态下,点击Display Mode进行更换     │
└─────────────────────────────────────┘
                    │
```

报告打印：NICaS有超大存储容量，可在监测完成后统一在护士站/医生办公室打印患者报告。NICaS提供三种类型的报告：A.单击某次测量选择特定的单次测量报告–单次测量报告；B.单击某个系列选择该系列数次测量的平均值–系列报告；C.单击患者姓名选择该患者的历史报告–历史报告

完成监测，关闭设备电源

图9-1-9　无创心排出量监测仪使用流程

十、脑电及脑氧监测仪的使用

【定义】

脑电双频指数(bispectral index,BIS)是指脑电图的线性成分,可用来判断镇静水平、监测麻醉深度。其数值范围为0~100,数值越大表现越清醒,数值越小则提示大脑皮质受抑制越严重。脑电监测仪通过持续记录脑电波的变化,帮助医护人员判断患者是否存在癫痫活动、脑缺氧或其他神经系统异常。

脑氧监测仪则主要用于测量脑组织的氧合状态,能够实时反馈脑血流和氧供的情况。对于麻醉重症监护病房中的重症患者,尤其是脑卒中、创伤性脑损伤或心脏手术后的患者,监测脑氧水平有助于及早发现脑缺氧或缺血等危机状态,及时采取措施,改善脑部供氧,防止脑损伤的加重。

【操作流程和步骤】

操作流程和步骤见图9-1-10。

【注意事项】

1. 脑电及脑氧监测仪使用后,监护仪表面及各导联线可用75%酒精纱布擦拭,然后干净纱布把多余酒精擦掉,待干后归位。有特殊污染时按院感规定执行处理。

2. 清洁脑电及脑氧监测仪之前必须关掉监护仪并断开电源。每天用干净软布巾清洁仪器,电源线及导联线与袖带擦拭干净后,缠绕整齐,勿打死结,避免损坏电缆。每周固定时间检查仪器性能及相关配件,保证处于良好的备用状态。如有故障,通知设备科进行维修。

3. BIS值波动的处理:BIS异常增高或降低时,首先检查有无干扰、镇静镇痛药进入患者体内的剂量有无改变、评估有无刺激大小的变化、评估其他生理状态有无改变。

4. 在连接到脑电双频指数监护仪的患者身上使用除颤器时,传感器不能放在除颤电极板之间。

5. 为减低导线勒颈的危险,必须小心地放置患者接口电缆(PIC)并保证安全。

6. 影响BIS值因素:肌电图干扰和神经肌肉阻滞剂、仪器干扰、异常脑电图、麻醉药。

7. BIS指数是一个持续处理的EEG参数,与患者的镇静状态水平相关,100代表清

醒,0 则代表完全无脑电活动。65~85 为镇静睡眠状态,40~65 为全身麻醉状态,小于 40 则表示大脑皮层处于爆发抑制状态。

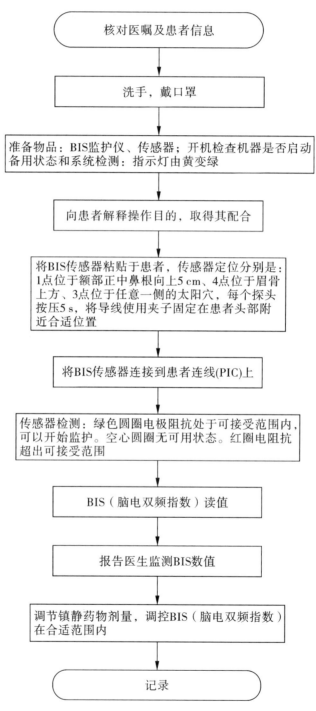

图 9-1-10　脑电及脑氧监测仪使用流程

第二节　麻醉重症监护病房仪器设备管理

本节将详细介绍麻醉重症监护病房中常见设备的管理规范,强调设备的定期检查与保养,以及操作人员的培训和应急处理能力。设备管理的有效性不仅能提高工作效率,还能确保患者安全,减少因设备故障而引发的医疗差错,为高质量的重症护理提供保障。麻醉重症监护病房仪器设备管理制度如下。

1.科室建立仪器设备档案,同类仪器进行编号管理。

2.指定专人负责管理;进行仪器设备的日常保养和维护,做好防寒、防热、防潮、防尘、防火"五防"工作,每周填写仪器维护保养登记本。

3.各种仪器设备需制订详细的操作及维护保养规程,每台仪器设备应挂操作及维护保养规程标识牌。

4.负责人每周检查仪器设备的性能,挂好标识牌,性能良好者挂"备用"标识,如出现故障,挂"待维修"标识,及时与维修人员联系维修,并记录维修情况。

5.仪器设备由设备部门人员定期进行检测,贴上检测合格标识,包括检测日期及检测责任人,科室做好检测登记,如检测不合格的仪器要送检、维修,检测合格方可继续使用。

6.科室组织对仪器设备操作的培训及考核,人人熟练掌握。

7.操作者必须严格遵守操作规程,并进行每日维护保养。新入职或进修人员在未掌握使用方法之前,不得独立操作仪器,以免造成仪器损坏。

8.病区间仪器设备借调时,借调人需提前联系出借病区仪器管理员或当天组长,同意后方可借调,然后填写病区设备借调记录本。贵重设备需双人完成病区间转运。

9.未经科室批准,仪器不得外借。有计划地做好仪器设备更新工作。

第十章　麻醉重症监护病房药物的使用及管理

一、镇静镇痛药物

(一)舒芬太尼

【药理作用】

舒芬太尼是一种强效的阿片类镇痛药,同时也是一种特异性μ阿片受体激动剂,舒芬太尼的镇痛效果比芬太尼强好几倍,而且有良好的血液动力学稳定性,可同时保证足够的心肌氧供应,为麻醉重症常用镇痛药物。静脉给药后几分钟内就能发挥最大的药效,同时不存在免疫抑制、溶血或组胺释放等不良反应。

【适应证】

用于全身麻醉术后复合的镇痛用药,也作为全身麻醉大手术的麻醉诱导和维持用药。

【禁忌证及不良反应】

1. 对舒芬太尼或其他阿片类药物过敏者禁用。

2. 分娩期间,或实施剖宫产手术期间婴儿剪断脐带之前,静脉内禁用本品,这是因为舒芬太尼可以引起新生儿呼吸抑制。

3. 本品禁用于新生儿、妊娠期和哺乳期的妇女。如果哺乳期妇女必须使用舒芬太尼,则应在用药后24 h方能再次哺乳婴儿。

4. 禁与单胺氧化酶抑制剂同时使用。在使用舒芬太尼前14 d内用过单胺氧化酶抑制剂者,禁用本品。

5. 急性肝卟啉病禁用。

6. 患有呼吸抑制疾病的患者,或因用其他药物而存在呼吸抑制者禁用。

7. 低血容量、低血压患者禁用。

8. 重症肌无力患者禁用。

【护理要点及注意事项】

由于舒芬太尼产生剂量依赖性呼吸抑制,所以在静脉给药时应严密观察患者的呼吸频率和潮气量,有呼吸系统疾病和肝、肾功能不全的患者都应进行足够时间的监测生命体征。

（二）瑞芬太尼

【药理作用】

瑞芬太尼为芬太尼类 μ 型阿片受体激动剂,在人体内 1 min 左右迅速达到血-脑平衡,在组织和血液中被迅速水解,故起效快,维持时间短,与其他芬太尼类似物明显不同。瑞芬太尼的镇痛作用及其不良反应呈剂量依赖性,与催眠药、吸入性麻醉药和苯二氮䓬类药物合用有协同作用。瑞芬太尼的 μ 型阿片受体激动作用可被纳洛酮所拮抗。另外瑞芬太尼也可引起呼吸抑制、骨骼肌(如胸壁肌)强直、恶心呕吐、低血压和心动过缓等,在一定剂量范围内,随剂量增加而作用加强。

【适应证】

用于全身麻醉诱导和全身麻醉中维持镇痛。广泛应用于各种手术,例如胸外科手术、泌尿外科手术、神经外科手术、门诊手术、术后镇痛等。

【禁忌证及不良反应】

1. 由于瑞芬太尼制剂中含有甘氨酸,因此禁用于硬膜外和鞘内给药。

2. 对瑞芬太尼或其他阿片类药物过敏的患者禁用瑞芬太尼(例如:过敏反应)。

【护理要点及注意事项】

1. 能引起呼吸抑制和窒息,需在呼吸和心血管功能监测及辅助设施完备的情况下,由具有资格的和有经验的麻醉医师给药,已知对本品中各种组分或其他芬太尼类药物过敏的患者禁用。

2. 停止给药后 5～10 min,镇痛作用消失。对预知需要术后镇痛的患者,在终止本药品前需给予适宜的替代镇痛药,并且必须有足够的时间让其达到最大作用,选择镇痛药应根据患者的具体情况。

3. 肝、肾功能严重受损的患者对瑞芬太尼呼吸抑制的敏感性增强,使用时应严密监测生命体征。

4. 如果出现药物过量或怀疑药物过量,立即中断给药,维持开放气道,吸氧并维持正常的心血管功能。如呼吸抑制与肌肉强直有关,需给予神经肌肉阻断剂或 μ 型阿片受体拮抗剂,并辅助呼吸。阿片拮抗剂(如纳络酮)作为特异性解毒剂,用于处置严重呼吸抑制或肌肉强直。

（三）氢吗啡酮

【药理作用】

氢吗啡酮是吗啡的衍生物,为部分合成阿片类镇痛药。主要作用于 μ 型受体。镇痛作用的用量为吗啡的 1/8～1/5。口服镇痛效果为肌内注射的 1/5。

【适应证】

各种原因引起的中度至重度疼痛的镇痛及需要阿片类药物镇痛的患者。

【禁忌证及不良反应】

1. 对氢吗啡酮、氢吗啡酮盐、药品中其他成分过敏者禁用。

2.以下任何一种情况均禁止使用阿片类药物,如患者有呼吸抑制症状但缺少心肺复苏装置或监控设施的情况下,患者患有急性或严重的支气管哮喘。

3.存在或病情有进展为胃肠道梗阻的风险的情况下,尤其是麻痹性肠梗阻患者应禁止使用本品,因为氢吗啡酮会导致胃肠道蠕动减弱并可能加重梗阻程度。

【护理要点及注意事项】

1.严密监测患者呼吸状态,当患者出现呼吸抑制时应及时停药并辅助呼吸。

2.严密监测患者血压波动,当患者出现低血压时应减小给药剂量或停药,必要时给予升压药物应用。

3.严密监测患者胃肠蠕动情况,当患者出现肠麻痹时应及时停药。

4.常见不良反应:成瘾、滥用和误用;危及生命的呼吸抑制;新生儿阿片戒断综合征;与苯二氮䓬类药物和其它中枢神经系统(CNS)抑制剂的相互作用;肾上腺功能不全;胃肠道不良反应;严重低血压;戒断症状。

(四)羟考酮

【药理作用】

羟考酮是一种阿片类镇痛药,为纯阿片受体激动剂,其主要治疗作用为镇痛。对于纯阿片受体激动型镇痛药,没有确定的最大给药剂量;镇痛作用的最高限度只能通过不良反应来确定,较为严重的不良反应可能包括嗜睡、呼吸抑制。

【适应证】

羟考酮为强效镇痛药。用于治疗中度至重度急性疼痛,包括手术后引起的中度至重度疼痛,以及需要使用强阿片类药物治疗的重度疼痛。

【禁忌证及不良反应】

1.已知对羟考酮或药物中任何其他成分过敏者;呼吸抑制;头部受损;麻痹性肠梗阻;急腹症;慢性阻塞性气道疾病;肺源性心脏病;慢性支气管哮喘;高碳酸血症;中度至重度肝功能受损;严重的肾功能受损(肌酐清除率<10 ml/min);慢性便秘禁止使用;同时服用单胺氧化酶抑制剂或停用后的2周内;妊娠;以及其他任何禁止使用阿片类药物的情况。

2.具有阿片受体完全激动剂典型的不良反应。如焦虑、意识模糊、失眠、紧张、头痛、头晕、嗜睡、支气管痉挛、呼吸困难等,易产生耐受性和依赖性。

【护理要点及注意事项】

1.长期连续使用本品的患者可能产生耐受性,需要逐渐增加给药剂量而维持对疼痛的控制。长期使用羟考酮可能导致躯体依赖性的发生,若突然停药可能出现戒断症状。如果患者不再需要羟考酮治疗,应采用逐渐减量直至停药的方式以预防戒断症状。

2.准确应用评估工具评估患者疼痛等级,合理给药剂量。

3.严密监测患者生命体征,患者出现呼吸抑制时及时给予吸氧或辅助呼吸,必要时给予拮抗剂。

4.监测患者肝、肾功能是否受损,合理给药。

（五）丙泊酚

【药理作用】

丙泊酚是一种起效迅速的短效全身静脉麻醉药,起效时间为 30～40 s。由于药物被迅速代谢和清除,其麻醉时间很短,为 4～6 min。在通常的维持状态,通过单次重复注射或连续静脉输注丙泊酚,没有发现明显的药物蓄积。由于大脑迷走神经紧张的影响和交感神经的抑制,在麻醉诱导期间,有报告可能引起心动过缓和低血压。当然,在麻醉维持期间,血液动力学通常恢复到正常。

丙泊酚为烷基酚类的短效静脉麻醉药,通过激活 GABA 受体-氯离子复合物,发挥镇静催眠作用。临床剂量时,丙泊酚增加氯离子传导,大剂量时使 GABA 受体脱敏感,从而抑制中枢神经系统,产生镇静、催眠效应,其麻醉效价是硫喷妥钠的 1.8 倍。起效快,作用时间短,以 2.5 mg/kg 静脉注射时,起效时间为 30～60 s,维持时间约 10 min,苏醒迅速。能抑制咽喉反射,有利于插管,很少发生喉痉挛。对循环系统有抑制作用,该药品用于全身麻醉诱导时,可引起血压下降,心肌血液灌注及氧耗量下降,外周血管阻力降低,心率无明显变化,丙泊酚是目前临床上普遍用于麻醉诱导、麻醉维持、ICU 危重患者镇静的一种新型快速、短效静脉麻醉药。它具有麻醉诱导起效快、苏醒迅速且功能恢复完善,术后恶心呕吐发生率低等优点。

【适应证】

适用于诱导和维持全身麻醉的短效静脉麻醉剂。可以用于重症监护成年患者接受机械通气时的镇静。可用于外科手术及诊断时的清醒镇静。

【禁忌证及不良反应】

1. 脂肪代谢紊乱或必须谨慎使用脂肪乳剂的患者使用丙泊酚注射液时应谨慎。

2. 已知对丙泊酚或其中任何成分过敏的患者禁用。丙泊酚禁用于因会厌炎接受重症监护的各种年龄儿童的镇静。

【护理要点及注意事项】

1. 丙泊酚注射液应该由受过训练的麻醉医师或重症监护病房医师来给药。用药期间应保持呼吸道畅通,严密监测患者生命体征,备有人工通气和供氧设备。

2. 丙泊酚注射液若与其他可能会引起心动过缓的药物合用时应该考虑静脉给予抗胆碱能药物。

3. 使用丙泊酚注射液前应该摇匀,输注过程不得使用串联有终端过滤器的输液装置。一次使用后的丙泊酚注射液所余无论多少均应该丢弃,不得留作下次使用。

（六）咪达唑仑

【药理作用】

咪达唑仑具有典型的苯二氮䓬类药理活性,可产生抗焦虑、镇静、催眠、抗惊厥及肌肉松弛作用。肌内注射或静脉注射后,可产生短暂的顺行性记忆缺失,使患者不能回忆起在药物高峰期间所发生的事情。作用特点为起效快而持续时间短。血浆蛋白结合率为 97%，经肝脏代谢或与葡萄糖醛酸结合而失活，最后自肾排出。

【适应证】

麻醉前给药。全身麻醉诱导和维持。椎管内麻醉及局部麻醉时辅助用药。诊断或治疗性操作(如心血管造影、心律转复、支气管镜检查、消化道内镜检查等)时患者镇静。ICU 患者镇静等。

【禁忌证及不良反应】

1. 常见的不良反应有低血压、谵妄、幻觉、心悸、皮疹、过度换气。静脉注射还可发生呼吸抑制及血压下降，极少数可发生呼吸暂停、停止或心搏骤停。有时可发生血栓性静脉炎。

2. 妊娠 3 个月内的妇女、对苯二氮䓬类药过敏的患者、重症肌无力患者、精神分裂症患者、严重抑郁状态患者禁用。

【护理要点及注意事项】

1. 咪达唑仑会产生抑制呼吸作用，所以静脉给药时应严密观察患者的呼吸频率和潮气量并备好人工辅助呼吸器及无创面罩。

2. 老年患者及肝功能不全的患者使用时，应延长观察时间。

3. 低血容量及心血管储备极差患者使用时应严密监测患者的循环情况。

(七) 右美托咪定

【药理作用】

右美托咪定为有效的 α_2-肾上腺素受体激动剂，对 α_2-肾上腺素受体的亲和力比可乐定高 8 倍，是一种具有镇痛效应的镇静药，通常作为全身麻醉或局部麻醉的辅助用药，是 ICU 常用的镇静药物，具有对脏器损伤小，压力感受器保持完好等优点。

【适应证】

用于行全身麻醉的手术患者气管插管和机械通气时的镇静及 ICU 患者常规镇静。

【禁忌证及不良反应】

1. 对本品及其成分过敏者禁用。

2. 暂时性高血压。

3. 国外研究报道与治疗相关的发生率高于 2% 的最常见不良反应为低血压、心动过缓及口干。

【护理要点及注意事项】

1. 使用右美托咪定的患者应严密监测各项生命体征。

2. 与其他镇静镇痛药物联合应用时注意药物的增强效应。

3. 肝、肾功能不全的患者使用时应酌情减少药量，延长监测时间。

(八) 丙帕他莫

【药理作用】

本品是对乙酰氨基酚的前体药物，具有解热镇痛作用。静脉注射或肌内注射后，可迅速被血浆酯酶水解,释放出对乙酰氨基酚而起作用,通过对乙酰氨基酚抑制中枢环氧合酶活性,减少前列腺素的合成,发挥其解热镇痛作用,导致外周血管扩张、出汗而达到解热的作用,其解热作用强度与阿司匹林相似;通过抑制前列腺素、缓激肽和组胺等的合成和释放,提高痛阈而起到镇痛作用,属于外周性镇痛药,作用较阿司匹林弱,仅对轻、中度疼痛有效。本品无明显抗炎作用。1 g 本品在血液中分解为 0.5 g 对乙酰氨基酚。

【适应证】

在临床急需静脉给药治疗疼痛或高烧发热时,其他给药方式不适合的情况下,用于中度疼痛的短期治疗,尤其是外科手术后疼痛。也可用于发热的短期治疗。

【禁忌证及不良反应】

1. 对乙酰氨基酚过敏者、严重肝功能损伤患者;肌酐清除率小于 30 mL/min 的患者;小于 3 个月的婴儿禁用。

2. 常见不良反应主要是注射部位局部疼痛(10%)。发生率低于万分之一的不良反应有头晕、身体不适、红斑或荨麻疹等轻度过敏反应、血小板减少、白细胞减少、贫血、低血压、转氨酶升高和接触性皮炎。有发生应急性休克和医护人员发生接触性皮炎和严重过敏反应的报道。

【护理要点及注意事项】

1. 使用时密切关注患者体温及疼痛程度酌量给药。

2. 肝功能不全患者使用时应延长监测时间。

二、心血管系统药物

(一)盐酸肾上腺素

【药理作用】

肾上腺素直接兴奋肾上腺素 α 和 β 受体,通过兴奋支气管平滑肌 β_2 受体能缓解支气管痉挛,舒张支气管,改善通气功能,并抑制过敏介质的释放,产生平喘效应,还能抑制血管内皮通透性增高,促进黏液分泌和纤毛运动,促进肺泡 Ⅱ 型细胞合成和分泌表面活性物质。同时兴奋支气管黏膜血管 α 受体,引起黏膜血管过度收缩,毛细血管压增加,这可能导致黏膜水肿和充血加重,减弱平喘效应。心脏血管 β_1 受体兴奋,可使心肌收缩力加强,心率加快,心排血量增加。此外,尚有增加基础代谢,升高血糖及散大瞳孔等作用。其舒张支气管作用强而迅速,但较短暂。

【适应证】

主要适用于因支气管痉挛所致严重呼吸困难,可迅速缓解药物等引起的过敏性休克,亦可用于延长浸润麻醉用药的作用时间。各种原因引起的心搏骤停进行心肺复苏的主要抢救用药。

【禁忌证及不良反应】

1. 下列情况慎用　器质性脑病、心血管病、青光眼、帕金森病、噻嗪类引起的循环虚脱及低血压、精神神经疾病。

2. 不良反应 ①心悸、头痛、血压升高、震颤、无力、眩晕、呕吐、四肢发凉。②有时可有心律失常,严重者可由于心室颤动而致死。③用药局部可有水肿、充血、炎症。

【护理要点及注意事项】

1. 用药前后及用药时应当检查或监测:应用肾上腺素注射剂时必须密切注意血压、心率和心律变化,多次应用时还须测血糖变化。

2. 用 $1:1\,000$ 浓度的肾上腺素注射剂,做心内或静脉注射前必须稀释。

3. 反复在同一部位给药可导致组织坏死,注射部位必须轮换。

4. 使用时必须严格控制药物剂量,静脉注射应稀释后缓慢给药。

5. 用肾上腺素滴眼液时,应在使用缩瞳药后至少 5 min 再用药,以避免发生头痛。

(二)重酒石酸去甲肾上腺素

【药理作用】

去甲肾上腺素是肾上腺素受体激动药,是强烈的 α 受体激动药,同时也激动 β 受体。激动 α 受体,可引起血管极度收缩,使血压升高,冠状动脉血流增加;激动 β 受体,使心肌收缩加强,心排出量增加。用量为每分钟 0.4 μg/kg 时,以 β 受体激动为主;用较大剂量时,以 α 受体激动为主。

【适应证】

用于治疗急性心肌梗塞、体外循环、嗜铬细胞瘤切除等引起的低血压;对血容量不足所致的休克或低血压,本品作为急救时补充血容量的辅助治疗,以使血压回升暂时维持脑与冠状动脉灌注;直到补足血容量治疗发挥作用;也可用于治疗椎管内阻滞时的低血压及心搏骤停复苏后血压维持。

【禁忌证及不良反应】

1. 禁止与含卤素的麻醉剂和其他儿茶酚胺类药合并使用,可卡因中毒及心动过速患者禁用。

2. 不良反应:①药液外漏可引起局部组织坏死。②应重视的反应包括静脉输注时沿静脉路径皮肤发白,注射局部皮肤破溃,皮肤发绀、发红,严重眩晕,上述反应虽少见,但后果严重。③个别患者因过敏而有皮疹、面部水肿。④在缺氧、电解质平衡失调、器质性心脏病患者中逾量时,可出现心律失常;血压升高后可出现反射性心率减慢。⑤以下反应如持续出现应注意:焦虑不安、眩晕、头痛、皮肤苍白、心悸、失眠等。⑥逾量时可出现严重头痛及高血压、心率缓慢、呕吐、抽搐。

【护理要点及注意事项】

1. 用药前后及用药时应当检查或监测。①动脉压:开始每 2～3 min 监测 1 次,血压稳定后改为每 5 min 监测 1 次,一般患者用间接法测血压,危重患者直接动脉内插管测压。②必要时测定中心静脉压、肺动脉压、肺毛细血管楔压。③尿量。④心电图。

2. 如与全血或血浆同用,须分开输注或用 Y 形管连接两个容器输注。

3. 去甲肾上腺素宜用5% 葡萄糖注射液或5% 葡萄糖氯化钠注射液稀释,而不宜用氯化钠注射液稀释。

4. 去甲肾上腺素不宜皮下或肌内注射,静脉滴注的部位最好在前臂静脉或股静脉,并按需调整。

5. 去甲肾上腺素尽量不要长期滴注,如确属必需,应定期更换滴注部位,并在滴注以前对受压部位(如臂位)采取措施,减轻压迫(如垫棉垫)。若滴注静脉沿途皮肤苍白或已出现缺血性坏死,除使用血管扩张药外,应尽快热敷并给予普鲁卡因大剂量封闭,并更换滴注部位。儿童应选粗大静脉给药并定期更换给药部位。

6. 静脉给药时必须防止药液漏出血管外,用药当中须随时测量血压,调整给药速度,使血压保持在正常范围内。如发生药液外漏,应在外漏处迅速用 5 ~ 10 mg 酚妥拉明用氯化钠注射剂稀释至 10 ~ 15 ml 做局部浸润注射,12 h 内可能有效。为防止组织进一步损伤,可在含去甲肾上腺素的输液每 1 000 ml 中加入酚妥拉明 5 ~ 10 mg,后者不致减弱去甲肾上腺素的加压作用。

7. 停药时应逐渐减慢滴速,骤然停药常致血压突然下降。

8. 过量给药时可出现严重头痛、血压升高、心率缓慢、呕吐甚至抽搐。此时应立即停用去甲肾上腺素,并适当补充液体及电解质,血压过高者给予肾上腺素受体阻滞药,如酚妥拉明 5 ~ 10 mg 静脉注射。

(三)盐酸多巴胺

【药理作用】

可激动交感神经系统肾上腺素受体和位于肾、肠系膜、冠状动脉、脑动脉的多巴胺受体。效应与剂量有关:小量时,每分钟按体重 0.5 ~ 2.0 μg/kg 使肾及肠系膜血管扩张;而小到中量,每分钟按体重 2 ~ 10 μg/kg 对心肌产生正性应力作用;大量时,每分钟按体重大于 10 μg/kg,使肾血流量减少,收缩压及舒张压增高。

【适应证】

适用于洋地黄及利尿药无效的心功能不全。用于心脏手术、肾衰竭、充血性心力衰竭、心肌梗死、内毒素败血症、创伤等引起的休克综合征及补充血容量效果不佳的休克。

【禁忌证及不良反应】

1. 对本品过敏者、孕妇、儿童慎用;闭塞性血管病、肢端循环不良、频发室性心律失常者慎用。

2. 嗜铬细胞瘤患者不宜使用。

3. 常见不良反应有胸痛、呼吸困难、心律失常(快而有力)、乏力、头痛、恶心、呕吐,长期使用可能导致局部坏死或坏疽,过量时发生严重高血压。

【护理要点及注意事项】

1. 应用本品前应先纠正血容量,同时监测血压、心率、心律、尿量。

2. 外周血管灌注情况,休克纠正时应立即减慢滴速,不可突然停药。防止药液外漏,选用粗大静脉。

3. α 受体阻滞剂、β 受体阻滞剂可拮抗本品的作用;与硝酸酯类合用,互相减弱作用;与硝普钠、异丙肾上腺素、多巴酚丁胺合用时注意心排血量的改变;与全身麻醉药合用时可引起室性心律失常。

4.本药可加强利尿剂的作用;与苯妥英钠联用时需交替使用;而与三环类抗抑郁药或单胺氧化酶合用可增强和延长本品的效应。

(四)盐酸多巴酚丁胺

【药理作用】

选择性心脏 $β_1$ 受体激动剂,能增强心肌收缩力,增加心排血量,但对心率的影响远小于异丙肾上腺素,较少引起心动过速。临床对心肌梗死或心脏外科手术时心排血量低的休克患者有较好疗效,优于异丙肾上腺素,较为安全。

【适应证】

用于心排血量低和心率慢的心力衰竭患者,其改善左心室功能的作用优于多巴胺。

【禁忌证及不良反应】

1.禁忌证尚不明确。

2.不良反应可有心悸、恶心、头痛、胸痛、气短等。如出现收缩压升高[多数升高 1.33~2.67 kPa(10~20 mmHg),少数升高 6.67 kPa(50 mmHg)或更多],心率增快(多数在原来基础上每分钟增加 5~10 次,少数可增加 30 次以上)者,与剂量有关,应减量或暂停用药。

【护理要点及注意事项】

1.如出现收缩压增高 10~20 mmHg 以上或心率加快 10~15 次/min 以上,应认为过量,宜减量或暂停给药。

2.剂量超过 20 μg/(kg·min)可能会导致中毒。

3.连续用 3 d 后可因 β 受体下调而逐渐失效。

(五)硝酸甘油

【药理作用】

硝酸甘油(nitroglycerin)是甘油的三硝酸酯,可直接松弛血管平滑肌特别是小血管平滑肌,使周围血管舒张,外周阻力减小,回心血量减少,心排出量降低,心脏负荷减轻,心肌氧耗量减少,因而心绞痛得到缓解。

【适应证】

适用于治疗或预防心绞痛,亦可作为血管扩张药治疗充血性心力衰竭。

【禁忌证及不良反应】

1.禁忌。禁用于心肌梗死早期(有严重低血压及心动过速时)、严重贫血、青光眼、颅内压增高和已知对硝酸甘油过敏的患者。还禁用于使用枸橼酸西地那非(万艾可)的患者,后者增强硝酸甘油的降压作用。

2.不良反应。①头痛可在用药后马上发生,可为剧痛和呈持续性。②偶可发生眩晕、虚弱、心悸和其他体位性低血压的表现,尤其在直立、制动的患者。③治疗剂量可发生明显的低血压反应,表现为恶心、呕吐、虚弱、出汗、苍白和虚脱。④晕厥、面红、药疹和剥脱性皮炎均有报告。

【护理要点及注意事项】

1. 心绞痛频繁发作的患者在大便前含服可预防发作。

2. 治疗期间,不可使用西地那非。

3. 应使用能有效缓解急性心绞痛的最小剂量,过量可能导致耐受现象。

4. 小剂量可能发生严重低血压,尤其在直立位时。应慎用于血容量不足或收缩压低的患者。

5. 如果出现视力模糊或口干,应停药。

6. 静脉滴注本品时,由于许多塑料输液器可吸附硝酸甘油,因此应采用不吸附本品的输液装置,如玻璃输液器等。

(六)硝普纳

【药理作用】

硝普纳是一种硝基氢氰酸盐,直接作用于动、静脉血管床的强扩张剂。该药对阻力和容量血管都有直接扩张作用,对后负荷的作用大于硝酸甘油,故可使患者的左室充盈压减低,心排血量增加。对慢性左心室衰竭患者的急性失代偿,硝普纳比呋塞米收效更快、更强。由于硝普纳主要作用于冠状动脉循环中阻力血管,故可引起冠状动脉缺血。硝普纳可使心肌和肺的动、静脉分流增加,故总血流量的增加未必表现为灌注情况获得改善的那部分血流增加。其每搏血量的增加可抗衡末梢血管阻力的减低,故动脉血压不会有很大下降。心率一般不增加,甚至可因血流动力学的改善而减低。其作用机制与硝酸酯类相同,能使血管内皮细胞释放 NO 及激活鸟苷酸环化酶,增加细胞内环磷酸鸟苷水平,扩张血管。

【适应证】

1. 用于高血压急症,如高血压危象、高血压脑病、恶性高血压、嗜铬细胞瘤手术前后阵发性高血压等的紧急降压,也可用于外科麻醉期间进行控制性降压。

2. 用于急性心力衰竭,包括急性肺水肿。亦用于急性心肌梗死或瓣膜(二尖瓣或主动脉瓣)关闭不全时的急性心力衰竭。

【禁忌证及不良反应】

1. 禁忌。代偿性高血压如动静脉分流或主动脉缩窄者,禁用本品。

2. 下列情况慎用。脑血管或冠状动脉供血不足;麻醉中控制性降压时,应先纠正贫血或低血容量;脑病或其他颅内压增高;肝、肾功能不全;甲状腺功能减退;肺功能不全;维生素 B_{12} 缺乏。

3. 以下几种情况出现不良反应。①血压降低过快过剧,出现眩晕、大汗、头痛、肌肉颤搐、神经紧张或焦虑、烦躁、胃痛、反射性心动过速或心律失常,症状的发生与静脉给药速度有关,与总量关系不大。②硫氰酸盐中毒或逾量时,可出现运动失调、视力模糊、谵妄、眩晕、头痛、意识丧失、恶心、呕吐、耳鸣、气短。③氰化物中毒或超量时,可出现反射消失、昏迷、心音遥远、低血压、脉搏消失、皮肤粉红色、呼吸浅、瞳孔散大。④皮肤:光敏感与疗程及剂量有关,皮肤石板蓝样色素沉着,停药后经较长时间(1~2年)才渐退。其他过敏性皮疹,停药后消退较快。

【护理要点及注意事项】

1. 肾功能不全而本品应用超过48~72 h者,每天须测定血浆中氰化物或硫氰酸盐,保持硫氰酸盐不超过100 μg/ml;氰化物不超过3 μmol/ml。

2. 老年人用本品须注意增龄时肾功能减退对本品排泄的影响,老年人对降压反应也比较敏感,故用量宜酌减。

3. 本品不可静脉注射,应缓慢点滴或使用微量输液泵。

4. 在用药期间,应经常监测血压,急性心肌梗死患者使用本品时须监测肺动脉舒张压或嵌压。

5. 药液有局部刺激性,谨防外渗。

6. 如静脉滴注已达每分钟10 μg/kg,经10 min降压仍不满意,应考虑停用本品。

7. 左心衰竭伴低血压时,应用本品须同时加用正性肌力药如多巴胺或多巴酚丁胺。

8. 偶尔出现耐药性,视为氰化物中毒先兆,减慢滴速即可消失。

(七)胺碘酮

【药理作用】

本品属Ⅲ类抗心律失常药。主要电生理效应是延长各部心肌组织的动作电位时程及有效不应期,减慢传导,有利于消除折返激动。同时具有轻度非竞争性的及肾上腺素受体阻滞和轻度Ⅰ类及Ⅳ类抗心律失常药性质。减低窦房结自律性。对静息膜电位及动作电位高度无影响。对房室旁路前向传导的抑制大于逆向。短时间静注时复极过度延长作用不明显。静脉注射有轻度负性肌力作用,但通常不抑制左心室功能。原为心绞痛药,具有选择性对冠状动脉及周围血管的直接扩张作用,能增加冠状动脉血流量,降低心肌耗氧量。可影响甲状腺素代谢。本品特点为半衰期长,故服药次数少,治疗指数大,抗心律失常谱广。

【适应证】

当不宜口服给药时应用本品治疗严重的心律失常,尤其适用于下列情况:①房性心律失常伴快速室性心律失常;②W-P-W综合征的心动过速;③严重的室性心律失常;④体外电除颤无效的心室颤动相关心脏停搏的心肺复苏。

【禁忌证及不良反应】

1. 交叉过敏反应。对碘过敏者对本品可能过敏。

2. 下列情况应慎用。①窦性心动过缓;②长QT间期综合征;③低血压;④肝功能不全;⑤肺功能不全;⑥严重充血性心力衰竭。

3. 哺乳。胺碘酮及其代谢产物,还有碘,在母乳中的浓度高于在血液中的浓度,因为有导致新生儿甲状腺功能减退的危险,故本品禁用于哺乳期女性。

【护理要点及注意事项】

用药期间需监测血压及心电图;应注意随访检查:肝功能、甲状腺功能(包括 T_3、T_4 及促甲状腺激素,每 3~6 个月 1 次)、肺功能和胸部 X 射线片(每 6~12 个月 1 次)及做眼科检查。

(八)盐酸利多卡因

【药理作用】

利多卡因是一种酰胺类局部麻醉药,通过阻断神经冲动的产生和传导所需的钠离子通道,产生局部麻醉作用。本品在低剂量时,可促进心肌细胞内 K^+ 外流,降低心肌的自律性,而具有抗室性心律失常作用;在治疗剂量时,对心肌细胞的电活动、房室传导和心肌收缩无明显影响;血药浓度进一步升高,可引起心脏传导速度减慢,房室传导阻滞,抑制心肌收缩力和使心排血量下降。

【适应证】

适用于因急性心肌梗死、外科手术、洋地黄中毒及心脏导管等所致急性室性心律失常,包括室性期前收缩、室性心动过速及心室颤动。其次也用于癫痫持续状态用其他抗惊厥药无效者及局部或椎管内麻醉。还可以缓解耳鸣。

【禁忌证及不良反应】

1. 禁忌。①对本品或其他局部麻醉药过敏者禁用。②阿-斯综合征(急性心源性脑缺血综合症)、预激综合征、严重心脏传导阻滞(包括窦房、房室、心室内传导阻滞)患者,禁用静脉输入。③恶性高热者禁用。

2. 不良反应。①神经系统:可引起头晕、眩晕、耳鸣、定向障碍、视觉障碍、恶心、呕吐、肢体麻痹和发冷或麻木、嗜睡、惊厥、昏迷及呼吸抑制,须减药或停药。惊厥时可静脉注射地西泮、短效巴比妥制剂或短效肌肉松弛剂。②心血管:大剂量可产生严重窦性心动过缓、心脏停搏、严重房室传导阻滞及心肌收缩力减低,需及时停药,必要时用阿托品、异丙肾上腺素或起搏器治疗;③过敏反应:有红斑、皮疹及血管神经性水肿等表现,应停药,严重者可致呼吸停止,皮肤试验对预测过敏反应价值有限。④新生儿因为酶活性较低,可能发生血红素病变(高铁血红蛋白血症),以致皮肤和黏膜变蓝(青紫)。

【护理要点及注意事项】

1. 孕妇、乳母慎用。心、肝功能不全者,应适当减量。

2. 新生儿用药易引起中毒。早产儿半衰期约 3.6 h,较正常婴儿长 1.8 h。老年人应根据耐受程度和需要而调整用量,大于 70 岁患者剂量应减半。

3. 静脉注射限用于抗心律失常。对动脉硬化、血管痉挛、糖尿病患者与手指(趾)的麻醉,不宜加用血管收缩剂(如盐酸肾上腺素)。

4. 用药期间应随时检查血压、心电图及血清电解质。长期用药时应监测血药浓度。

（九）去乙酰毛花苷

【药理作用】

临床用于急性和慢性心力衰竭、心房颤动和阵发性室上性心动过速。由于本品在溶液中不如去乙酰毛花苷丙稳定，故注射多采用后者，本品仅偶尔用于口服给药；因从胃肠道吸收不如洋地黄毒苷，且吸收不规则，现口服亦少用。

【适应证】

1. 主要用于心力衰竭。因为其作用较快，适用于急性心功能不全或慢性心功能不全急性加重的患者。

2. 亦可用于控制伴快速心室率的心房颤动、心房扑动患者的心室率。

3. 终止室上性心动过速起效慢，已少用。

【禁忌证及不良反应】

1. 禁与钙注射剂合用，任何强心苷制剂中毒者禁用，室性心动过速、心室颤动、梗阻性肥厚型心肌病（若伴收缩功能不全或心房颤动仍可考虑）、预激综合征伴心房颤动或扑动者禁用。

2. 常见的不良反应包括新出现的心律失常、胃纳不佳或恶心、呕吐（刺激延髓中枢）、下腹痛、异常的无力和软弱。

3. 少见的反应包括视力模糊或黄视（中毒症状）、腹泻、中枢神经系统反应（如精神抑郁或错乱）。

4. 罕见的反应包括嗜睡、头痛及皮疹、荨麻疹（过敏反应）。

5. 在洋地黄的中毒表现中，心律失常最重要，最常见者为室性期前收缩，约占心脏反应的33%。其次为房室传导阻滞、阵发性或加速性交界性心动过速，阵发性房性心动过速伴房室传导阻滞、室性心动过速、窦性停搏、心室颤动等。儿童中心律失常比其他反应多见，但室性心律失常比成人少见。新生儿可有 P-R 间期延长。

【护理要点及注意事项】

1. 缓慢静脉注射（葡萄糖液稀释），首次 0.4～0.6 mg，2～4 h 后再给 0.2～0.4 mg，饱和量每日 1～1.2 mg；口服，饱和量一次 0.5 mg，一日 4 次，维持量每日 1 mg，分 2 次服。

2. 恶心、呕吐、头痛、黄视、嗜睡、头晕、精神失常或错乱，谵妄或谵语。剂量过大有室性期前收缩、阵发室上性心动过速、传导阻滞。

（十）麻黄碱

【药理作用】

本品可直接激动肾上腺素受体，也可通过促使肾上腺素能神经末梢释放去甲肾上腺素而间接激动肾上腺素受体，对 α 和 β 受体均有激动作用。可舒张支气管并收缩局部血管，其作用时间较长；加强心肌收缩力，增加心输出量，使静脉回心血量充分；有较肾上腺素更强的兴奋中枢神经作用。

【适应证】

1. 预防支气管哮喘发作和缓解轻度哮喘发作,对急性重度哮喘发作效果不佳。

2. 用于蛛网膜下腔麻醉或硬膜外麻醉引起的低血压及慢性低血压。

3. 治疗各种原因引起的鼻黏膜充血、肿胀引起的鼻塞。

【禁忌证及不良反应】

1. 禁忌症。甲状腺功能亢进、高血压、动脉硬化、心绞痛等患者禁用。

2. 不良反应。①对前列腺肥大者可引起排尿困难;②大剂量或长期使用可引起精神兴奋、震颤、焦虑、失眠、心痛、心悸、心动过速等。

【护理要点及注意事项】

1. 对其他拟交感胺类药,如肾上腺素、异丙肾上腺素等过敏者,对本品也过敏。

2. 如有头痛、焦虑不安、心动过速、眩晕、多汗等症状出现时,应注意停药或调整剂量。

3. 短期内反复用药,作用可逐渐减弱(快速耐受现象),停药数小时后可以恢复。每日用药如不超过 3 次,则耐受现象不明显。

4. 运动员慎用。

(十一)米力农

【药理作用】

本品是磷酸二酯酶抑制剂,为氨力农的同类药物,作用机制与氨力农相同。口服和静脉注射均有效,兼有正性肌力作用和血管扩张作用。但其作用较氨力农强 10 ~ 30 倍。耐受性较好。本品正性肌力作用主要是通过抑制磷酸二酯酶,使心肌细胞内环磷酸腺苷浓度增高,细胞内钙增加,心肌收缩力加强,心排血量增加。而与肾上腺素受体或心肌细胞 Na^+-K^+-ATP 酶无关,其血管扩张作用可能是直接作用于小动脉或其他因素所致,从而可降低心脏前、后负荷,降低左心室充盈压,改善左室功能,增加心脏指数,但对平均动脉压和心率无明显影响。米力农的心血管效应与剂量有关,小剂量时主要表现为正性肌力作用,当剂量加大,逐渐达到稳态的最大正性肌力效应时,其扩张血管作用也可随剂量的增加而逐渐加强。本品对伴有传导阻滞的患者较安全。本品口服时不良反应较重,不宜长期应用。

【适应证】

适用于对洋地黄、利尿剂、血管扩张剂治疗无效或效果欠佳的各种原因引起的急、慢性顽固性充血性心力衰竭。

【禁忌证及不良反应】

1. 禁忌证。严重室性心律失常、对本品过敏者禁用。

2. 不良反应。少数患者可有低血压、窦性心动过速、室性心律失常、血小板计数减少。

【护理要点及注意事项】

1. 用药期间应监测心率、心律、血压,必要时调整剂量。

2.不宜用于严重瓣膜狭窄病变及梗阻性肥厚型心肌病患者。急性缺血性心脏病患者慎用。

3.合用强利尿剂时,可使左室充盈压过度下降,且易引起水、电解质失衡。

4.对心房扑动、心房颤动患者,因可增加房室传导作用导致心室率增快,宜先用洋地黄制剂控制心室率。

5.肝、肾功能损害者慎用。

(十二)硝酸异山梨酯

【药理作用】

本品的基本药理作用是直接松弛平滑肌,尤其是血管平滑肌;对毛细血管后静脉血管的舒张作用较小动脉更为持久,对心肌无明显直接作用。由于容量血管舒张,静脉回心量减少,降低心脏的前负荷,同时外周阻力血管扩张,血压下降,使左心室射血阻力减少,又使心脏后负荷下降。心脏前、后负荷的降低使心肌耗氧量减少。

【适应证】

主要适用于心绞痛和充血性心力衰竭的治疗。

【禁忌证及不良反应】

1.禁忌证:①对硝酸盐类药过敏者;②青光眼患者;③急性循环衰竭或严重低血压患者;④心源性休克患者。

2.不良反应:①心动过速、心悸、心律失常;②低氧血症;③过敏反应;④头痛、嗜睡;⑤烦躁。

【护理要点及注意事项】

使用过程中应严密观察患者的心率和血压。对甲状腺功能减退、营养不良、严重的肝或肾脏疾病及体重过低者也应谨慎注意。

三、呼吸系统用药

(一)氨溴索

【药理作用】

氨溴索具有黏液排除促进作用及溶解分泌物的特性,它可促进呼吸道内部黏稠分泌物的排除及减少黏液的滞留,因而显著促进排痰,改善呼吸状况。应用本品治疗时,患者黏液的分泌可恢复至正常状况。咳嗽及痰量通常显著减少,呼吸道黏膜上的表面活性物质,因而能发挥其正常的保护功能。

【适应证】

适用于伴有痰液分泌不正常及排痰功能不良的急性、慢性呼吸系统疾病,例如:慢性支气管炎急性加重,喘息、支气管哮喘的祛痰治疗;术后肺部并发症的预发性治疗;早产儿、新生儿及婴儿呼吸窘迫综合征(IRDS)的治疗。

【禁忌证及不良反应】

1. 对本品过敏者禁用。

2. 通常能很好耐受,轻微的上部胃肠道不良反应偶有报道(主要为胃部灼热、消化不良和偶尔出现的恶心、呕吐)。过敏反应极少出现,主要为皮疹,极少病例报道出现严重的急性过敏性反应,但其与盐酸氨溴索的相关性尚不能肯定,其中的某些患者通常对其它物质亦产生过敏。

【护理要点及注意事项】

1. 本品不能与 pH 值大于 6.3 的其他溶液混合,因为 pH 值增加会导致产生氨溴索游离碱沉淀。

2. 应用于新生儿及婴儿呼吸窘迫综合征(IRDS)的治疗时,静脉注射时间应大于 5 min。

(二)溴己新

【药理作用】

溴己新为半合成的鸭嘴花碱衍生物,有较强的溶解黏痰作用,可使痰中的黏多糖纤维素或黏蛋白裂解,降低痰液黏度;还作用于气管、支气管腺体细胞分泌黏滞性较低的小分子黏蛋白,改善分泌的流变学特性和抑制黏多糖合成,使黏痰减少,从而稀释痰液,易于咳出。还可促进呼吸道黏膜的纤毛运动,并刺激胃黏膜,引起反射性的恶心祛痰作用。

【适应证】

适用于慢性支气管炎、哮喘等痰液黏稠不易咳出的患者。

【禁忌证及不良反应】

1. 对溴己新过敏者禁用,过敏体质者慎用。

2. 溴己新性状发生改变时禁止使用。

【护理要点及注意事项】

1. 溴己新对胃肠道黏膜有刺激性,胃炎或胃溃疡患者慎用。

2. 肝功能不全患者应在医师指导下使用。

3. 建议静脉注射时用 25% 葡萄糖注射液 20~40 mL 稀释后缓注。静脉滴注时用 5% 葡萄糖盐水或林格液 250~500 mL 稀释后缓滴。

4. 用于干燥综合征:因本品口服后能刺激胃黏膜,反射性地引起腺体分泌增加,故可用于干燥综合征。

5. 与四环素合用,可增加四环素的抗菌疗效。

(三)布地奈德

【药理作用】

布地奈德是一种具有高效局部抗炎作用的糖皮质激素。它能增强内皮细胞、平滑肌细胞和溶酶体膜的稳定性,抑制免疫反应和降低抗体合成,从而使组胺等过敏活性介质的释放减少和活性降低,并能减轻抗原抗体结合时激发的酶促过程,抑制支气管收缩物质的合成和释放而减轻平滑肌的收缩反应。急性、亚急性和长期毒性研究发现,布地奈德的全身作用,如体重下降、淋巴组织及肾上腺皮质萎缩,比其他糖皮质激素弱或者与其他糖皮质激素相当。

【适应证】

用于糖皮质激素依赖性或非依赖性的支气管哮喘和哮喘性慢性支气管炎患者。轻、中度结肠克罗恩病、溃疡性结肠炎局限在乙状结肠者可用本品灌肠。

【禁忌证及不良反应】

1. 肺结核患者使用本品可能需慎重考虑。

2. 速发或迟发的过敏反应,包括皮疹、接触性皮炎、荨麻疹、血管神经性水肿和支气管痉挛;精神症状,如紧张、不安、抑郁和行为障碍等。

【护理要点及注意事项】

1. 不应试图靠吸入布地奈德快速缓解哮喘急性发作,此时仍需吸入短效支气管扩张剂。如发现患者使用短效支气管扩张剂无效,或所需的吸入剂量较平时增加,则应就诊。此时应考虑增强抗炎治疗,如吸入较高剂量的布地奈德或口服一疗程糖皮质激素。

2. 以吸入治疗替代全身糖皮质激素用药,有时需全身用药才能控制的过敏性疾病,如鼻炎、湿疹。这些过敏性疾病需以全身的抗组胺药及(或)局部剂型控制症状。

3. 肝功能下降可轻度影响布地奈德的清除。

4. 轻度喉部刺激、咳嗽、声音嘶哑;口咽部念珠菌感染;使用完后应漱口。

(四)异丙托溴铵

【药理作用】

异丙托溴铵是对支气管平滑肌 M 受体有较高选择性的强效抗胆碱药,松弛支气管平滑肌作用较强,对呼吸道腺体和心血管系统的作用较弱。其扩张支气管的剂量仅及抑制腺体分泌和加快心率剂量的 $1/20 \sim 1/10$。气雾吸入本品 40 μg 或 80 μg 对哮喘患者的疗效相当于气雾吸入 2 mg 阿托品、$70 \sim 200$ μg 异丙肾上腺素或 200 μg 沙丁胺醇的疗效。用药后痰量和痰液的黏滞性均无明显改变,但国外报道,本品可促进支气管黏膜的纤毛运动,利于痰液排出。本品为季铵盐,口服不易吸收。气雾吸入后 5 min 左右起效,$30 \sim 60$ min 后作用达峰值,维持 $4 \sim 6$ h。

【适应证】

用于缓解慢性阻塞性肺疾病(COPD)引起的支气管痉挛、喘息症状。防治哮喘,尤适用于因用 β 受体激动药产生肌肉震颤、心动过速而不能耐受此类药物的患者。

【禁忌证及不良反应】

1. 常见口干、头痛、鼻黏膜干燥、咳嗽、震颤。偶见心悸、支气管痉挛、干眼症、眼调节障碍、尿潴留。极少见过敏反应。

2. 异丙托溴铵及阿托品类药物过敏者、幽门梗阻者禁忌使用。

【护理要点及注意事项】

1. 青光眼、前列腺增生患者慎用。雾化吸入时避免药物进入眼内。在窄角型青光眼患者,本品与β受体激动剂合用可增加青光眼急性发作的危险性。

2. 使用与β受体激动剂组成的复方制剂时,须同时注意二者的禁忌证。

3. 与β受体激动药(沙丁胺醇、非诺特罗)、茶碱、色甘酸钠合用可相互增强疗效。

(五)特布他林

【药理作用】

特布他林(TBL)属于β受体兴奋剂类药物,对支气管哮喘、肺气肿和喘息性支气管炎等疾病有较好疗效,同时作为添加剂在饲料中使用,能够显著提高动物的生产性能、改善料肉比、提高瘦肉率。但研究发现,动物源性食品中TBL的残留可对人体造成极大伤害,因此国际上很多国家或组织禁止其作为饲料添加剂使用。在临床上广泛应用于支气管哮喘、慢性喘息型支气管炎、阻塞性肺气肿及其他伴有支气管痉挛的肺部疾病的治疗。

【适应证】

特布他林为选择性的$β_2$受体激动剂,其支气管扩张作用比沙丁胺醇弱,临床用于治疗支气管哮喘、喘息性支气管炎、肺气肿等。

【禁忌证及不良反应】

1. 心肌功能严重损伤者禁用。高血压、冠心病、甲状腺功能亢进、糖尿病患者和孕妇慎用。

2. 按所推荐的剂量,不良反应发生率低,多为轻度,可耐受,不影响继续治疗。主要症状如下。①中枢神经系统症状:震颤、神经质、头晕、头痛。偶有嗜睡。②心血管系统症状:心悸、心动过速。

【护理要点及注意事项】

1. 少数患者可出现口干、鼻塞、轻度胸闷、嗜睡及手指震颤等,个别患者可有心悸、头痛等症状。

2. 长期使用可产生耐受性,可使哮喘加重,效果不佳时应及时告知医生。

(六)沙丁胺醇

【药理作用】

沙丁胺醇为选择性$β_2$受体激动剂,能选择性激动支气管平滑肌的$β_2$受体,有较强的支气管扩张作用。对于哮喘患者,其支气管扩张作用至少与异丙肾上腺素相等。抑制肥大细胞等致敏细胞释放过敏反应介质亦与其支气管平滑肌解痉作用有关。

【适应证】

用于预防和治疗支气管哮喘或喘息型支气管炎等伴有支气管痉挛(喘鸣)的呼吸道疾病。

【禁忌证及不良反应】

1. 禁忌证:对本品中任何成分有过敏史者禁用。不得用于预防非复杂性早产或先兆性流产。

2. 少数人可见恶心、头痛、头晕、心悸、手指震颤等不良反应。剂量过大时，可见心动过速和血压波动。一般减量即恢复，严重时应停药。

3. 对其他肾上腺素受体激动剂过敏者可能对本品呈交叉过敏。

【护理要点及注意事项】

1. 应牢记沙丁胺醇有诱发低钾血症而造成心律失常的可能性，特别是洋地黄化患者注射沙丁胺醇后。

2. 应对患者吸药方式加以指导，确保吸药与吸气同步进行，以使药物最大限度达到肺部。应告知患者可能在吸药时会发现本品的味道与其他以前使用过的气雾剂有所不同。

3. 经肠道外或雾化吸入 β_2 受体激动剂会有引起严重低钾血症发生的潜在可能性。

4. 长期用药亦可形成耐受性，不仅疗效降低，而且可能使哮喘加重。

（七）氨茶碱

【药理作用】

氨茶碱为茶碱与乙二胺复盐，其药理作用主要来自茶碱，乙二胺使其水溶性增强。①松弛支气管平滑肌，也能松弛肠道、胆道等多种平滑肌，对支气管黏膜的充血、水肿也有缓解作用。②增加心排出量，扩张输出和输入肾小动脉，增加肾小球滤过率和肾血流量，抑制远端肾小管重吸收钠离子和氯离子。③增加离体骨骼肌的收缩力；在慢性阻塞性肺疾病情况下，改善平滑肌收缩力。茶碱增加缺氧时通气功能不全被认为是因为它增加膈肌的收缩，而它在这一方面的作用超过呼吸中枢的作用结果。

【适应证】

适用于支气管哮喘、喘息型支气管炎、阻塞性肺气肿等缓解喘息症状；也可用于心力衰竭的哮喘(心源性哮喘)。

【禁忌证及不良反应】

1. 禁用于对茶碱或本品中其他成分包括乙二胺有过敏史的患者。

2. 活动性消化性溃疡和未经控制的惊厥性疾病患者禁用。

【护理要点及注意事项】

1. 下列情况应慎用，并注意监测血清茶碱浓度：①酒精中毒；②心律失常；③严重心脏病；④肝病；⑤高血压；⑥甲状腺功能亢进；⑦严重低氧血症；⑧活动性消化道溃疡或有溃疡病史者；⑨肾病；⑩年龄超过55岁，特别是男性和伴发慢性肺部疾病的患者。

2. 本品使用前请详细检查，如发现药液浑浊、有异物、封口松动、漏液、瓶身或瓶口有破裂漏气等，切勿使用。

3. 对茶碱过敏的患者、急性心肌梗死伴有血压显著降低者、未经控制的惊厥性疾病患者、活动性消化性溃疡患者禁用。

4. 茶碱的毒性常出现在血清浓度为 $15 \sim 20 \ \mu g/ml$，特别是在治疗开始，早期多见的有恶心、呕吐、易激动、失眠等，当血清浓度超过 $20 \ \mu g/ml$，可出现心动过速、心律失常，血清中茶碱超过 $40 \ \mu g/ml$，可发生发热、失水、惊厥等症状，严重的甚至呼吸、心搏停止致死。

四、其他用药

（一）甘露醇

甘露醇,是一种糖醇,是山梨糖醇的同分异构体,易溶于水,为白色结晶性粉末,有类似蔗糖的甜味。

【药理作用】

1. 可增加洋地黄毒性作用,与低钾血症有关。

2. 增加利尿药及碳酸酐酶抑制剂的利尿和降眼内压作用,与这些药物合并时应调整剂量。药物过量应尽早洗胃,给予支持,对症处理,并密切随访血压、电解质和肾功能。

【适应证】

1. 组织脱水药。用于治疗各种原因引起的脑水肿,降低颅内压,防止脑疝。

2. 降低眼内压。可有效降低眼内压,应用于其他降眼内压药无效时或眼内手术前准备。

3. 渗透性利尿药。用于鉴别肾前性因素或急性肾衰竭引起的少尿。亦可应用于预防各种原因引起的急性肾小管坏死。

4. 作为辅助性利尿措施治疗肾病综合征、肝硬化腹水,尤其是当伴有低蛋白血症时。

5. 对某些药物逾量或毒物中毒(如巴比妥类药物、锂、水杨酸盐和溴化物等),本药可促进上述物质的排泄,并防止肾毒性。

6. 作为冲洗剂,应用于经尿道内作前列腺切除术。

7. 术前肠道准备。

【禁忌证及不良反应】

1. 明显心、肺功能损害者,因本药所致的突然血容量增多可引起充血性心力衰竭。

2. 高钾血症或低钠血症。

3. 低血容量,应用后可因利尿而加重病情,或使原来低血容量情况被暂时性扩容所掩盖。

4. 严重肾衰竭而排泄减少使本药在体内积聚,引起血容量明显增加,加重心脏负荷,诱发或加重心力衰竭。

5. 对甘露醇不能耐受者。

6. 甘露醇能透过胎盘屏障,孕妇慎用。

【护理要点及注意事项】

1. 除作肠道准备用,均应静脉内给药。

2. 甘露醇遇冷易结晶,故应用前应仔细检查,如有结晶,可置热水中或用力振荡待结晶完全溶解后再使用。当甘露醇浓度高于15%时,应使用有过滤器的输液器。

3. 根据病情选择合适的浓度,避免不必要地使用高浓度和大剂量。

4. 使用低浓度含氯化钠溶液的甘露醇能降低过度脱水和电解质紊乱的发生机会。

5. 用于治疗水杨酸盐或巴比妥类药物中毒时,应合用碳酸氢钠以碱化尿液。

6.给大剂量甘露醇不出现利尿反应,可使血浆渗透浓度显著升高,故应警惕血高渗发生。

7.老年人应用本药较易出现肾损伤,且随年龄增长,发生肾损伤的机会增多。适当控制用量。

(二)胰岛素

胰岛素是由胰腺内的胰岛 β 细胞受内源性或外源性物质如葡萄糖、乳糖、核糖、精氨酸、胰高血糖素等的刺激而分泌的一种蛋白质激素。胰岛素是机体内唯一降低血糖的激素,同时促进糖原、脂肪、蛋白质合成。外源性胰岛素主要用来治疗糖尿病。

【药理作用】

治疗糖尿病、消耗性疾病。促进血液循环中葡萄糖进入肝细胞、肌细胞、脂肪细胞及其他组织细胞合成糖原,使血糖降低,促进脂肪及蛋白质的合成。

【适应证】

主要用于糖尿病,特别是 1 型糖尿病。

1.重型、消瘦、营养不良者。

2.轻、中型经饮食和口服降血糖药治疗无效者。

3.合并严重代谢紊乱(如酮症酸中毒、高渗性昏迷或乳酸酸中毒)、重度感染、消耗性疾病(如肺结核、肝硬化)和进行性视网膜、肾、神经等病变以及急性心肌梗死、脑血管意外者。

4.合并妊娠、分娩及大手术者。也可用于纠正细胞内缺钾。

【禁忌证及不良反应】

1.对胰岛素过敏患者禁用。

2.不良反应:①过敏、注射部位红肿、瘙痒、荨麻疹、血管神经性水肿。②低血糖反应、出汗、心悸、乏力,重者出现意识障碍,共济失调、心动过速甚至昏迷。③胰岛素抵抗,日剂量需超过 200 单位。④注射部位脂肪萎缩、脂肪增生。⑤眼屈光失调。

【护理要点及注意事项】

1.低血糖反应,严重者低血糖昏迷,有严重肝、肾病变等患者应密切观察血糖。

2.有下列情况时,胰岛素需要量减少:肝功能不正常,甲状腺功能减退,恶心呕吐,肾功能不正常,肾小球滤过率每分钟 10 ~ 50 mL,胰岛素的剂量减少到常规剂量的 95% ~ 75%;肾小球滤过率减少到每分钟 10 ml 以下,胰岛素剂量减少到常规剂量的 50%。

3.有下列情况时,胰岛素需要量增加:高热、甲状腺功能亢进、肢端肥大症、糖尿病酮症酸中毒、严重感染或外伤、重大手术等。

4.用药期间应定期检查血糖、尿常规、肝肾功能、视力、眼底视网膜血管、血压及心电图等,以了解病情及糖尿病并发症情况。

5.运动员慎用。

(三)肝素钠

肝素因首先从肝脏发现而得名,由葡萄糖胺、L-艾杜糖醛苷、N-乙酰葡萄糖胺和 D-

葡萄糖醛酸交替组成的黏多糖硫酸酯,平均分子量为 15 kDa,呈强酸性。

【药理作用】

低分子量肝素的活性或抗凝血活性的比值为 1.5~4.0,而普通的肝素为 1,保持了肝素的抗血栓作用而降低了出血的危险。具有半衰期长、生物利用度高等优点,正广泛应用于血栓栓塞性疾病的预防及治疗,其有效性和安全性均优于普通肝素,量效关系明确,可用固定剂量无须实验室监测调整剂量,应用方便。

【适应证】

1. 羊水栓塞、死胎综合征、异型输血反应、暴发性紫癜、脓毒血症、中暑及转移性癌肿;但对蛇咬伤所致 DIC 无效。

2. 作为体外(如输血、体外循环,血液透析,腹膜透析及血样标本体外实验等)抗凝剂。

3. 有报道,肝素能促进脂蛋白脂酶(清除因子)从组织释放,后者再催化三酰甘油水解,从而清除血脂;还能增强抗凝血酶Ⅲ对血管舒缓素的抑制作用,因而可抑制遗传性血管神经性水肿的急性发作。

【禁忌证及不良反应】

1. 有过敏性疾病及哮喘病史。

2. 口腔手术等易致出血的操作。

3. 已口服足量的抗凝药者。

4. 月经量过多者。

5. 妊娠及产后妇女(因妊娠最后 3 个月或产后,肝素有增加母体出血的危险)。

【护理要点及注意事项】

1. 治疗前宜测定全血凝固时间(试管法),一期法测凝血酶原时间;治疗期间应测定全血凝固时间(试管法)、血细胞比容,大便隐血试验、尿隐血试验及血小板计数等。

2. 需长期抗凝治疗时,可在肝素应用的同时,加用双香豆素类口服抗凝,36~48 h 后停用肝素,而后单独用口服抗凝药维持抗凝。

3. 肝素口服无效,可采用静脉注射、静脉滴注和深部皮下注射,一般不主张肌内注射,因可导致注射部位血肿;皮下注射应深入脂肪层(如髂嵴和腹部脂肪组织),注入部位需不断更换,注射时不要移动针头,注射处不宜搓揉,而需局部压迫。

4. 给药期间应避免肌内注射其他药物。

5. 肝素可干扰凝血酶原时间的测定,因此必须在使用肝素 4 h 后重复该项试验。

6. 自发性出血倾向是肝素过量使用的最主要危险。早期过量的表现有黏膜和伤口出血、刷牙时齿龈渗血、皮肤紫癜、鼻出血、月经量过多等;严重时有内出血征象,表现为腹痛、腹胀、背痛、麻痹性肠梗阻、咯血、呕血、血尿、血便及持续性头痛。

7. 静脉给药时最好用微量输液泵泵入,按 100 U/kg 泵入,随时测活化部分凝血活酶时间(APTT)以调整用量。

（四）呋塞米

呋塞米是一种强效利尿药，主要用于治疗心脏病、肝病、肾脏病等疾病引起的水肿。

【药理作用】

1. 肾上腺素、盐皮质激素、促肾上腺皮质激素及雌激素能降低本药的利尿作用，并增加电解质紊乱尤其是低钾血症的发生风险。

2. 非甾体类消炎镇痛药能降低本药的利尿作用，增加肾损伤风险，这与前者抑制前列腺素合成、减少肾血流量有关。

3. 与拟交感神经药物及抗惊厥药物合用，利尿作用减弱。

4. 与氯贝丁酯（安妥明）合用，两药的作用均增强，并可出现肌肉酸痛、强直。

5. 与多巴胺合用，利尿作用加强。

6. 饮酒及含酒精制剂和可引起血压下降的药物能增强本药的利尿和降压作用；与巴比妥类药物、麻醉药合用，易引起体位性低血压。

7. 本药可使尿酸排泄减少，血尿酸升高，故与治疗痛风的药物合用时，后者的剂量应作适当调整。

8. 该品和螺内酯或血管紧张素转化酶抑制剂卡托普利合并使用会导致急性肾中毒和严重的低钠血症。

【适应证】

1. 水肿性疾病包括充血性心力衰竭、肝硬化、肾脏病（肾炎及各种原因所致的急、慢性肾衰竭），尤其是应用其他利尿药效果不佳时，应用本类药物仍可能有效。与其他药物合用治疗急性肺水肿和急性脑水肿等。

2. 呋塞米在高血压的阶梯疗法中，不作为治疗原发性高血压的首选药物，但当噻嗪类药物疗效不佳，尤其当伴有肾功能不全或出现高血压危象时，本类药物尤为适用。

3. 预防各种原因（失水、休克、中毒、麻醉意外及循环功能不全等）导致肾脏血流灌注不足引起的急性肾衰竭，及时应用可减少急性肾小管坏死的机会。

4. 高钾血症及高钙血症。

5. 稀释性低钠血症尤其是当血钠浓度低于 120 mmol/L 时。

6. 抗利尿激素分泌失调综合征。

7. 急性药物中毒，如巴比妥类药物中毒等。

【禁忌证及不良反应】

1. 低钾血症、超量服用洋地黄、肝性脑病患者禁用。晚期肝硬化患者慎用。

2. 孕妇禁用。儿童慎用。

3. 可能出现轻微恶心、腹泻、药疹、瘙痒、视力模糊等不良反应，有时可发生起立性眩晕、乏力、疲倦、肌肉痉挛、口渴，少数病例有白细胞减少，个别病例出现血小板减少、多形性红斑、体位性低血压。长期应用可致胃及十二指肠溃疡。

【护理要点及注意事项】

1. 由于利尿作用迅速、强大，因此要注意掌握开始剂量，防止过度利尿，引起脱水和电解质失衡。

2. 肝炎患者服用后,因电解质(特别是 K⁺)过度丢失易产生肝性脑病。严重肝功能不全患者慎用。

3. 长期大量用药时应注意检查血中电解质浓度。顽固性水肿患者特别容易出现低钾症状,在同时使用洋地黄或排钾的甾体激素时,更应注意补充钾盐。

4. 使用第一个月,要定期检查血清电解质、二氧化碳和血中尿素氮水平。与其他利尿药一样,当治疗进展中的肾疾病有血清尿素氮值增加和少尿现象发生时,应立即停止用药。

5. 能增强抗高血压药的作用,故合并用药时,抗高血压药的用量应适当减少。

6. 大剂量静脉注射过快时,可出现听力减退或暂时性耳聋。不宜与氨基糖苷类抗生素配伍应用,因更易引起听力减退。

(五)阿托品

阿托品是一种抗胆碱药,为 M 受体阻断剂。为从茄科植物颠茄、曼陀罗或莨菪等提取的消旋莨菪碱,其硫酸盐为无色结晶或白色粉末,易溶于水。

【药理作用】

它可与乙酰胆碱竞争副交感神经节后纤维突触后膜的乙酰胆碱 M 受体,从而拮抗过量乙酰胆碱对突触后膜刺激所引起的毒蕈碱样症状和中枢神经症状。临床上常用于抑制腺体分泌、扩大瞳孔、调节睫状肌痉挛、解除肠胃和支气管等平滑肌痉挛。它可以有效地控制有机磷农药中毒时出现的毒蕈碱样症状和中枢神经症状。但有机磷农药中毒时对硫酸阿托品的耐受性高,因此用药量应足够大。要求达到阿托品化:在轻度中毒时一次肌内或皮下注射硫酸阿托品 1～2 mg,必要时可重复;中度中毒时用量加倍,半小时后重复一次,以后根据瞳孔变化酌情重复;重度中毒一次用量可达 3～5 mg,以后每隔 10～30 min 重复,至瞳孔开始散大、肺啰音消退或意识恢复时,酌情减量。如瞳孔散大后不再缩小,或有轻度面色潮红、轻度不安躁动,可立即减量或停药。阿托品为剧毒药品,用药期间对患者需密切观察。阿托品对有机磷农药中毒的骨骼肌震颤无明显作用。中、重症患者需合用胆碱酯酶复能剂。不能用于预防有机磷农药中毒。

【适应证】

适用于缓解内脏绞痛(包括胃肠痉挛引起的疼痛、肾绞痛、胆绞痛、胃及十二指肠溃疡),也可用于窦性心动过缓、房室传导阻滞。

【禁忌证及不良反应】

1. 禁忌。青光眼及前列腺肥大者、高热者禁用。

2. 不同剂量所致的不良反应。①0.5 mg,轻微心率减慢,略有口干及少汗;②1 mg,口干、心率加速、瞳孔轻度扩大;③2 mg,心悸、显著口干、瞳孔扩大,有时出现视物模糊;④5 mg,上述症状加重,并有语言不清、烦躁不安、皮肤干燥发热、小便困难、肠蠕动减少;⑤10 mg 以上,上述症状更重,脉速而弱,中枢兴奋现象严重,呼吸加快加深,出现谵妄、幻觉、惊厥等。

【护理要点及注意事项】

不宜用于支气管哮喘患者。孕妇静脉注射阿托品可使胎儿心动过速。本品可分泌入乳汁,并有抑制泌乳作用。婴幼儿对本品的毒性反应极为敏感,特别是痉挛性麻痹与脑损伤的儿童反应更强,环境温度较高时,因闭汗有体温急骤升高的危险,应用时要严密观察。

(六)垂体后叶素

垂体后叶激素(pituitrin)是由猪、牛脑垂体后叶中提取的水溶性成分,内含催产素和加压素(加压素又称抗利尿激素)。催产素对子宫平滑肌有选择性作用,其作用强度取决于给药剂量和子宫的生理状态。对于非妊娠子宫,小剂量能加强子宫的节律性收缩;大剂量可引起子宫的强直性收缩。对妊娠子宫,在妊娠早期不敏感,妊娠后期敏感性逐渐加强,临产时作用最强,产后对子宫的作用又逐渐降低。本品对子宫的作用特点是:对子宫体的收缩作用强,而对子宫颈的收缩作用较小。

【药理作用】

本品与麦角制剂如麦角新碱合用时,有增强子宫收缩作用。本品中含有的缩宫素与肾上腺素、硫喷妥钠、乙醚、氟烷、吗啡等同用时,会减弱子宫收缩。

【适应证】

1.因宫缩不良所致产后出血、产后子宫复旧不全。由于有升高血压作用,现产科已少用。

2.肺出血。

3.食管及胃底静脉曲张破裂出血。

4.尿崩症。

【禁忌证及不良反应】

禁用于:①妊娠高血压、高血压、动脉硬化、冠心病、心力衰竭、肺源性心脏病患者;②胎位不正、骨盆过窄、产道阻碍及有剖宫史等妊娠期妇女;③对本品过敏或有过敏史者。

【护理要点及注意事项】

1.用药后可引起血压升高、心悸、胸闷、心绞痛、尿量减少、尿急、面色苍白、出汗、恶心、腹痛等反应,还可有血管性水肿、荨麻疹、支气管哮喘、过敏性休克,应立即停药并对症处理。

2.因对子宫有强烈的兴奋作用,还有升压作用,故不宜用于引产或催产。用药后如出现面色苍白、出汗、心悸、胸闷、腹痛,过敏性休克等,应立即停药。静脉滴注时应注意药物浓度和滴速,一般为每分钟20滴。滴速过快或静脉注射均易引起腹痛或腹泻。

第十一章 麻醉重症监护病房护理文书书写及信息化

第一节 麻醉重症监护病房护理文书书写规范

电子护理病历是指护理人员在护理活动过程中,使用信息系统生成的文字、符号、数字、影像等数字化信息,并实现存储、管理、传输和重现的医疗记录,是病历的一种记录形式。中华人民共和国国务院令第351号《医疗事故处理条例》多条规定指出:患者有权复印或者复制其门诊病历、住院病历、护理记录等,以及国务院卫生行政部门规定的其他病历资料,严禁涂改、伪造、隐匿、销毁或者抢夺病历资料。该条例明确地指出护理记录所具有的法律效力,准确真实的护理记录既是对患者负责,也是护理人员自我保护的手段。因此,规范书写护理文书有很重要的意义。

一、护理文书书写要求

护理文书是医疗病历的重要组成部分,是各项护理活动及病情观察等重要护理内容的客观记录,在防范医疗风险方面有重要地位。麻醉重症监护病房护理文书书写要求如下。

1. 护理记录要客观、真实、准确、及时、完整,简明扼要,清晰动态,不重复记录,及时实时记录患者的病情发展变化和护理过程,充分体现分级护理重点。

2. 打印的电子护理病历应符合归档病历的要求。

3. 护理文书应当使用中文,通用的外文缩略语和无正式中文译名的疾病名称、症状、体征可用外文书写。

4. 护理文书书写应当规范使用医学术语,文字工整,字迹清晰,表述准确,语句通顺,标点正确,提倡使用表格式危重症护理记录单或电子护理病历,使用电子体温单和医嘱单。

5. 护理文书一律使用阿拉伯数字书写日期和时间,采用24 h制记录。

6. 护理文书内容应与其他病历资料有机结合、相互统一、避免矛盾,严禁篡改、伪造、毁坏记录。

二、护理文书书写内容

1. 体温单(图11-1-1)

(1)眉栏项目:包括患者姓名、性别、年龄、入院日期、科别、床号、诊断、住院号等信息。当患者诊断发生变更时,由主管医师更改诊断,系统在续页上自动变更。

(2)日期栏:系统自动生成日期栏每页内容或手工书写。

(3)住院天数栏:自入院当日系统自动开始计数,直至患者出院。

(4)手术(分娩)日期栏:在"事件登记"中记录"手术"或"分娩",系统自动计入天数;若患者做第二次手术,应在"事件登记"中手术当天填写"手术2",以此类推,系统将自动生成。

(5)当患者出现以下情况时:转入、出院、死亡、手术、分娩等,需在"事件登记"中准确记录,系统在体温单40~42 ℃横线之间自动生成相应记录;除手术、分娩和出院不写具体时间外,其余均需书写具体时间,时间均采用24 h制,精确到分钟。

(6)体温曲线绘制:①统一以"×"表示腋温,"●"表示口温,"⊙"表示肛温,相邻体温之间以蓝线相连。②体温≥38.5 ℃时,物理或药物降温30 min后,应加测体温,系统以红"○"表示药物或物理降温后测量的体温,划在降温前体温的同一纵格内,并用红虚线与降温前体温相连,下次测得的体温用蓝线与降温前的体温相连。③体温≤35 ℃时,为体温不升,在35 ℃横线下测量时间点纵格顶格填写"不升",不再与前次和下次测得体温相连。

(7)脉搏曲线绘制:①系统以红点"●"表示脉搏,相邻脉搏之间以红线相连。②脉搏与体温重叠时,系统在体温符号外画红圈。③脉搏短绌时,分别录入脉搏、心率。系统以红圈"○"表示心率,相邻脉搏与心率以红线分别相连,脉搏与心率之间用红色直线相连。

(8)呼吸曲线绘制:①系统以黑点"●"表示呼吸,相邻呼吸之间以黑线相连。②呼吸与脉搏重叠时,系统在呼吸符号外画红圈。③使用有创呼吸机的患者,系统以黑"®"表示呼吸,在相应时间内呼吸30次横线下顶格用黑"®",相邻的"®"之间不连线。

(9)疼痛强度曲线绘制:系统以黑"▲"表示疼痛,每日采用数字评分量表(NRS)评估,相邻"▲"之间以黑线连接。其余评分方法无需绘制疼痛强度曲线。

(10)体温单底栏填写要求:①在体温单底栏准确填写大小便次数、出入液量、身高、体重、血压、过敏药物,数据以阿拉伯数字记录,系统将在每页下方自动生成住院周数。②每24 h记录1次大、小便次数,即统计前一日15:00至当日15:00之间的次数。记录24 h出入液量者,由大夜班总结并录入大、小便次数,每日15:00无需记录。③大便以"次数"为单位。根据患者排便方式从"生命体征"录入中选择相应的选项,系统以"※"表示大便失禁,"☆"表示人工肛门排便,"0"表示未排大便,"E"表示灌肠;灌肠后排便以"E"作分母,排便次数作分子,如:灌肠后无大便以"0 / E"表示,灌肠后排便1次以"1/E"表示,灌肠前自行排便1次,灌肠后又排便1次以"1$\frac{1}{E}$"表示,灌肠2次后排便4次以"4/2E"表示。④小便以"次数"为单位。根据患者排便方式从"生命体征"录入中选择相应的选项,系统自动以"※"表示失禁,以"/C"表示留置尿管,如:"1 500/C"表示留置尿管患者排尿1 500 ml。留置尿管当日记录患者小便次数,次日记录尿量毫升数;拔除尿管当日记录尿量毫升数,次日记录小便次数。⑤出入液量以"ml"为单位。24 h出入液量统计前一日07:00至当日07:00的出入液总量;不足24 h者,统计实际时间内(自开立医嘱至次日07：00）出入液量，系统自动将结果同步到护理记录单。⑥血压以"mmHg"为单位。Qd、Bid的血压须填写于体温单上，每日测量3次以上的血压须记录在电子护理病历上。⑦体重以"kg"为单位。入院或转入患者当日需测量体重并在入院护理评估单中记录，不能测量的患者应注明"轮椅"或"平车"。住院患者每周测量记录1次体重，卧床患者在体重栏内填写"卧床"。⑧入院护理评估单中记录过敏药物的名称，系统在体温单相应栏内自动生成；住院期间确定的过敏药物，须填写在当日过敏药物栏内；系统于体温单每页首日同步过敏药物。

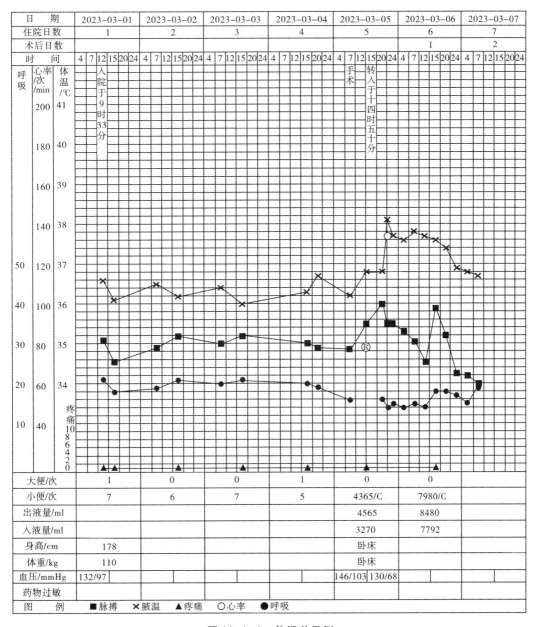

图 11-1-1　体温单示例

2.医嘱单

（1）医嘱须由本医疗机构具备独立执业资质的注册护士签名,执行时间采用24 h制。

（2）护士审核医嘱、执行医嘱时,应严格执行查对制度,医嘱审核后系统自动生成签名和时间。

（3）一般情况下,护士不执行口头医嘱。但因抢救急危重患者需要执行口头医嘱时,护士应当复述一遍无误后执行,且执行护士应在抢救结束后6 h内,及时依据医师补录的医嘱签全名和执行时间。

（4）做药物过敏试验时,根据医师开具的药物皮试医嘱,由2名护士（即执行护士和查对护士）共同将皮试结果填入"皮试单"内。如结果为阳性,系统自动生成红色"+",结果为阴性,系统自动生成黑色字体"－"。

3.护理记录单

（1）一般患者护理记录单:护士根据医嘱及病情对一般患者住院期间护理过程所做的客观记录。

1）一般项目内容由系统自动生成:包括患者姓名、性别、年龄、科别、住院号、床位号、页码、记录日期和时间、护士签名等。

2）入院护理评估单。①评估内容:基本信息、社会评估、基础评估、生活评估、管道评估、功能评估、风险评估、资料来源等。②填写要求:按照电子护理病历模板中规定的内容逐项评估,填写齐全。患者直接入住病区时,年龄>14岁患者使用入院护理评估单（成人）,≤14岁患者使用入院护理评估单（儿童）,新生儿监护病房（NICU）患儿使用入院护理评估单（NICU）。③入院护理评估单须在患者入院后8 h内当班完成。

3）护理记录单。①患者的病情及动态变化:包括生命体征、意识、精神、主诉、症状、体征、心理（情绪）状况、饮食、睡眠、大小便及活动等。入院患者当天夜班护士须跟踪观察、记录病情变化。如:临床表现、睡眠情况、护理问题等。②特殊检查前的准备、特殊治疗、护理措施和效果。③患者的突发事件:跌倒、坠床、各类导管滑脱、走失、自杀、企图伤人倾向等。④根据医嘱记录出入液量;留置尿管患者首次导尿时需记录尿量。⑤入院或转科时记录病情,各类导管留置、维护、拔除时记录病情及导管情况。

4）带有管道患者,如尿管、胃管、T管、胸腔引流管等（外周静脉输液管道及吸氧管除外）,应由接诊护士内记录管道种类、置管日期和部位,管道拔除时需填写原因。

5）入院不足24 h或死亡患者,应记录住院期间的病情变化、护理过程、抢救措施、出院或死亡时间等。

6）转科患者交接记录单。转出病区填写转科患者交接记录单或使用本科室的护理记录单重症医学科应使用危重症患者护理记录单。

7）患者出院时应记录疾病转归。

（2）危重患者护理记录:护士根据医嘱及病情对危重患者住院期间护理过程的客观记录,准确反映患者病情动态变化及治疗抢救后的护理效果。注意应根据相应专科的特点书写。

1)患者病情动态变化:包括意识、精神、瞳孔、生命体征、主诉、症状、体征、心理(情绪)状况、卧位、皮肤、饮食、睡眠、大小便、出入液量、各类管道等。在生命体征相应的栏目内书写测得的数据,用阿拉伯数字表示,不需在其数字后面书写计量单位。

2)治疗抢救和护理措施:针对患者病情变化所执行的各种治疗抢救方法和采取的护理措施。

3)护理效果:患者接受治疗抢救和护理后的效果及患者的反应情况。

4)抢救记录:按时间顺序准确记录患者生命体征变化、具体抢救护理措施、停止抢救时间,应在抢救工作结束 6 h 内据实补记,记录时间具体到分钟。

5)心电监护记录:心电监护在首次连接时即开始记录监护指标数据,每小时在相应的栏目内记录心率、血压、呼吸、血氧饱和度等监护指标,每班次总结记录病情及心电示波性质,病情变化时须随时记录。

(3)静脉输液通路评估维护记录

1)中心静脉导管(CVC)评估维护记录,评估时机及记录要求:①留置导管后、拔除导管时需评估并记录;②治疗间歇期和治疗期间,每 7 d 评估、记录 1 次;③导管出现异常情况时,应随时评估并记录;④院外带入导管应在接诊时完成评估并记录。

2)经外周静脉穿刺的中心静脉导管(PICC)评估维护记录,评估时机及记录要求:①留置导管后、留置导管 24 h 后、拔管时均须进行评估并记录;②治疗间歇期和治疗期间,每 7 d 评估、记录 1 次;③导管出现异常情况时,应随时评估并记录;④院外带入导管应在接诊时完成评估并记录。

3)静脉输液港(PORT)评估维护记录,评估时机及记录要求:①留置导管后、留置导管 24 h 后、拔管时均进行评估并记录;②使用前、使用后进行导管功能评估并记录;③导管出现异常情况时,应随时评估并记录;④院外带入导管应在接诊时完成评估并记录。

4)中等长度导管评估维护记录,同 PICC 评估维护记录

(4)手术患者术前交接记录单。重点交接:患者身份、手术部位标识、过敏史、皮肤状况、药品、病历、影像学资料等,由病区护士填写。

(5)输血护理记录单。输血速度监测:输血开始时,输血开始后 15 min、30 min 及输血过程中每 30 min、输血结束,均应观察患者的反应,根据患者病情和年龄调整输血速度,询问清醒患者感受,并准确记录。

4.护理评估单

(1)自理能力评估单

1)适用人群:所有清醒患者(14 岁以下儿童除外)。

2)评估时机:入院、转入、手术后当天、术后第 3 天、出院当天应当班完成评估,病情发生变化时随时评估。

(2)跌倒或坠床风险评估单

1)适用人群:年龄>14 岁患者,使用跌倒或坠床风险评估单(成人),≤14 岁患者使用跌倒或坠床风险评估单(儿童)。

2）评估时机：入院、转入时当班完成，手术后第一次下床前、高危因素有变化时、患者发生跌倒或坠床不良事件后。

3）评估频次：高危风险患者每周评估 1 次，病情发生变化或受药物（如麻醉药品、镇静剂、降压药等）影响应随时评估。

（3）压疮风险评估单

1）Braden 量表评分

适用人群：年龄>14 岁患者。

评估时机：应在入院、转入 8 h 内当班完成（卧床患者 2 h 内）。

评估频次：根据 Braden 评分，轻度危险（15～18 分）每周评估 1 次；中度危险（13～14 分）每周评估 2 次；高度危险（10～12 分）、极度危险（≤9 分）每周评估 3 次；病情变化时随时评估。

2）BradenQ 量表评分

适用人群：年龄≤14 岁患者。

评估时机：应在入院、转入 8 h 内当班完成。

评估频次：根据 Braden 评分，轻度危险（16～23 分）每周评估 1 次；中度危险（13～15 分）每周评估 2 次；高度危险（10～12 分）、极度危险（≤9 分）每周评估 3 次；病情变化时随时评估。

（4）疼痛护理评估单

1）评估工具：①数字评分量表（NRS），适用于意识清楚且能自我表达的患者。根据疼痛程度评分，并具体描述疼痛部位。0 分：无痛。1～3 分：轻微痛，可忍受，能正常生活、睡眠。4～6 分：比较痛，轻度影响睡眠，需用镇痛药。7～9 分：非常痛，影响睡眠，需用麻醉镇痛剂。10 分：剧痛，影响睡眠较重，伴有其他症状等。②面部表情疼痛量表：适用于儿童（7 岁以内）、老年人、认知障碍的患者。③CPOT 危重症患者评估法：适用于插管或意识丧失的患者。

2）评估时机：①护士需在患者入院（包括急诊）8 h 内完成疼痛评估；②住院患者每日常规进行疼痛评估；③病情变化引起疼痛及疼痛（性质、部位、程度）发生变化时，应随时进行评估；④给予镇痛干预处置后，根据药物起效时间进行评估。

3）评估频次：①疼痛评分为 0～3 分，每日评估 1 次，时间为 15:00；疼痛评分为 4～6 分（CPOT 评分 3～5 分），每日评估 2 次，时间分别为 15:00、20:00；疼痛评分为 7～10 分（CPOT 评分 6～8 分），每日评估 4 次，即时间分别为 7:00、12:00、15:00、20:00；②疼痛评分≥4 分（CPOT 评分≥3 分），通知医师处理后，根据镇痛干预的措施及疼痛评分决定评估频次。

4）记录方法：①入院评估无疼痛、每日常规评估仅记录在体温单；②入院时有疼痛、入院后首次发生疼痛、疼痛部位和性质发生变化、疼痛处置后效果评价时，需填写疼痛评估单，系统自动将评估结果同步于体温单和护理记录单。

（5）营养风险筛查单

1）适用范围：18 周岁≤年龄<90 周岁、预计住院时间>24 h、次日 08:00 前不进行手术、意识清楚、能正常沟通的患者。营养筛查工具首选 2002 年营养风险筛查量表（Nutrition Risk Screening 2002, NRS 2002）。

2）筛查时机：患者入院或转入时，由责任护士当班完成筛查。最终评分≥3 分者，应及时向主治医师汇报。

3）筛查频次：①初筛为 0 分时，需要每周常规筛查 1 次，不再进行营养风险最终筛查；②初筛≥1 分时，需进入最终筛查。最终评分<3 分时，每周常规筛查一次；最终评分≥3 分时，需向主治医师汇报，由专业人员进行营养评定，责任护士不再进行每周的常规筛查。

（6）DVT 风险评估单

1）评估时机：需卧床的新入院或新转入的患者、手术后需卧床≥24 h、进行中心静脉置管、下肢使用石膏、支具固定或突发脑梗死、心肌梗死等情况的患者，须在当班内完成评估。

2）评估频次：中、高危患者每周评估 1 次。

（7）管道滑脱危险因素评估单

1）适用范围：带有各种管道的患者（外周静脉输液管道及吸氧管除外）均须进行管道滑脱危险因素评估，各重症监护病房使用重症监护临床信息系统评估。

2）评估时机：入院、转入及带入管道应在接诊时由当班责任护士完成评估。新置入或非计划拔除管道时，责任护士应再评估。

3）评估频次：评估≥12 分者，每周评估 3 次；<12 分者，每周评估 1 次；直至患者管路拔除为止。

4）发生管道滑脱等事件，立即按照护理安全（不良）事件相关流程上报。

5.护理计划单

（1）危重患者护理计划单：根据医嘱和患者病情制定危重患者护理计划，充分考虑其生理、心理、社会、文化等因素并结合病情变化进行动态调整。

（2）健康教育计划单

1）患者健康教育计划单：包括入院介绍、饮食指导、用药指导、术前宣教、术后指导、康复与出院指导等。

2）宣教时机：入院介绍应在入院后 24 h 内完成；饮食及用药指导应在医嘱开立后完成；术前宣教应在手术前一日完成；术后指导应在患者清醒后完成；康复与出院指导均应在出院前一日完成；其余项目根据病情需要及时进行宣教。

3）转科患者由转入病区再次进行宣教并建立健康教育计划单。

6.其他

（1）患者或家属告知书：患者入院后根据评估结果，针对存在高危风险人群，护理人员告知保护措施，并签署告知书。

1）预防患者跌倒或坠床告知书：跌倒或坠床高风险人群,跌倒或坠床评分成人≥4分、儿童≥12分的患者须签署。

2）压疮高危风险告知书：压疮高危风险人群（Braden/Braden Q 评分<12分）的患者须签署。

3）深静脉血栓风险告知书：深静脉血栓高危风险人群（评分≥3分）须签署。

4）儿童患者安全告知书：年龄≤14岁的患儿须监护人签署。

以上各项告知书签署人应为患者本人或患者委托人（实名制签署并注明与患者关系）。

（2）PICC 置管知情同意书：实施 PICC 置管术前,由医师开具医嘱,置管护士告知患者及家属该项操作存在的风险及并发症,并签署知情同意书,签署人应为患者本人或患者委托人,并注明与患者关系。

三、记录要求

1. 首次护理记录应在当班完成。

2. 记录内容及要求 ①病危、病重患者在本班下班前总结病情并记录1次,病情发生变化时随时记录,时间具体到分钟。②凡接受手术、介入和内镜治疗等患者,应详细记录术前准备和用药情况,术日记录患者离开病房时间,术后记录患者返回病房时间、生命体征、意识状况、麻醉方式、手术方式、切口情况、留置导管、镇痛泵应用情况等。③入院不足24 h或死亡患者,应记录在院期间病情变化、护理过程、抢救措施、出院或死亡时间等。

3. 电子护理病历应准确反映患者在住院期间病情变化及护理过程,体现专科和个性化护理措施。患者病情变化给予处置后须及时观察,并评价记录效果（如应用利尿剂后的尿量、注射洋地黄药物后的心率、药物和物理降温后的体温、腰椎穿刺术后的卧位等；吸痰患者应记录痰液的量、颜色、性状；吸氧患者应记录用氧方式、流量及效果等）。

4. 护士长对电子护理病历应定期检查审核并签名 首次护理评估单要求在患者入院2个工作日内、危重患者入院24 h内完成；护理记录单要求一般患者每周1次、危重患者每日1次审核签名；患者转科、出院时审核签名,护士长休假期间由指定人员进行审核并代签名。

四、记录格式

1. 电子护理病历书写过程中不得留空格、空行及空页。

2. 危重患者每次记录病情时,必须同时记录脉搏、呼吸、血压。出入液量按医嘱要求记录,如无医嘱时,对尿量、输液的观察可以记录在病情描述内容中。一般患者的病情记录,如在体温测量时间（如07:00、12:00、15:00、20:00 等）,应当记录体温、脉搏、呼吸；不在体温测量时间只需记录脉搏、呼吸,如有异常变化应随时记录。

五、电子护理病历提交要求

1. 根据医院相关要求出院患者电子护理病历由责任护士审核后并提交。

2.电子护理病历提交后若需完善,须经主管部门授权后方可修改。

3.患者复印病历后禁止修改。

第二节　麻醉重症监护病房常用护理文书书写方案

护理文书是患者在医院中接受护理过程的护理文书资料,是病历中的重要客观资料之一,是医患双方在医疗纠纷和鉴定医疗事故时的重要依据,因此如何书写护理文书,对护理人员来说是一件很重要的事情,也是保护自己的一种很重要的手段,以本院所用监护系统为例,介绍书写方案。

1.系统登陆。每台安装 DOCARE 重症监护系统的电脑,桌面都有一个图标,双击打开,录入用户名、密码进入,用户名为自己的工号。(图 11-2-1)

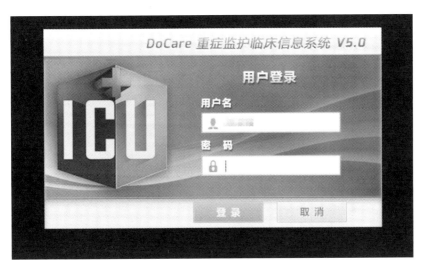

图 11-2-1　重症监护系统登陆界面

2.重症系统界面布局,见图 11-2-2。

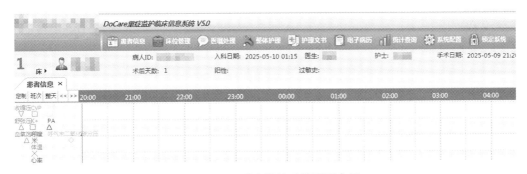

图 11-2-2　重症监护系统页面布局

301

3. 患者入科。患者转入 AICU 后,电话通知病房转病历,后再床位管理处可显示患者信息。首先选择"床位管理",然后选择"入科管理",选中需要入科的患者,分床位,选择"入科"标签,单击入科。(图 11-2-3)

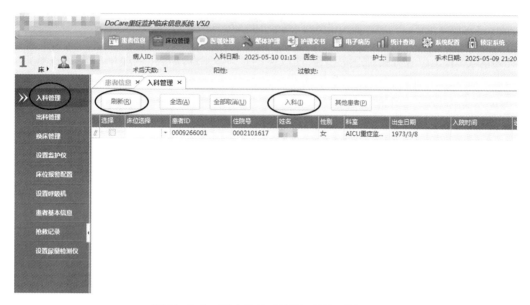

图 11-2-3　重症监护系统"入科管理"界面

4. 设置对应监护仪。患者入科后,需要设置对应的监护仪,方可自动采集正确患者的生命体征,在"床位管理"下,"监护仪选择"后方三角符号处可以设置对应床号所对应的监护仪,选择床号相对应的监护仪号后,点击设置监护仪。(图 11-2-4)

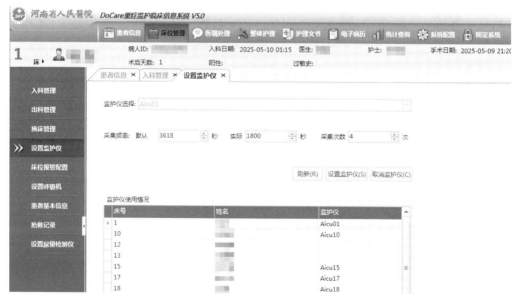

图 11-2-4　重症监护系统"设置监护仪"界面

5. "床位管理"。选择"患者基本信息"进行填写(填写完整)(图11-2-5)。注:①必须填写入科时间:从手术麻醉系统中查看患者出室时间,是否与患者术后交接单的出室时间一致,以患者实际入科时间为准。②转出科室:患者来源科室,即患者上个科室。③手术名称:与患者的手术记录、麻醉记录单上面的手术名称保持一致。手术时间与患者体重、身高均可在麻醉系统上面查看。④诊断信息:患者的诊断信息,需要与患者术后的最新诊断相符合,如若患者在科时间比较长相关,诊断有更新,也需要再此处进行及时更新,此页面的患者基本信息的更新,均会在护理记录单页面进行相对应的更新。⑤护理等级:AICU患者一般为特级护理。⑥病情:根据患者实际情况选择,应与医生开具的医嘱保持一致。⑦阳性体征与过敏情况,均根据患者的检查结果与病史如实填写。

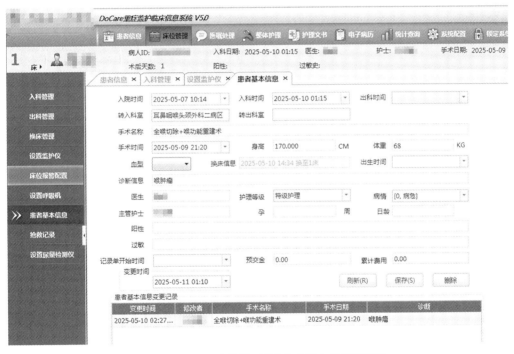

图11-2-5　重症监护系统"患者基本信息"界面

6. "整体护理"。此栏包括三项,即①整体护理界面;②导管维护;③评分。(图11-2-6)

7. 整体护理界面介绍。(图11-2-7)。

8. 整体护理:生命体征。注:①体温、心率、脉率(患者为房颤心律时需同时录心率与脉率)、呼吸(患者恢复自主呼吸后录)、血氧饱和度、血压(分为有创血压和无创血压),根据患者实际情况录入。②体温必录时间点:入科时刻、12:00、15:00、19:00、20:00、00:00、04:00、07:00、08:00,外出检查时、检查返室时、出科时刻,患者血液送达时;ICU患者为特级护理,每小时的即整点生命体征必须完整,血液送达时(即患者输血前)、外出检查、患者返室的时间点,也要记录完整的生命体征。对患者查体后如实填写。填写时机见表11-2-1。(术后未拔管患者意识为全身麻醉未醒状态)

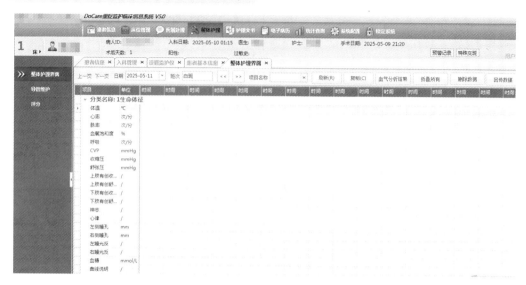

图 11-2-6 重症监护系统"整体护理"界面

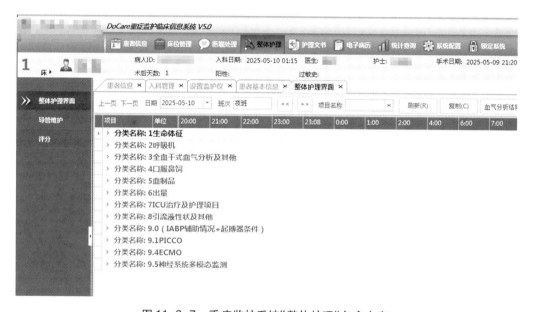

图 11-2-7 重症监护系统"整体护理"包含内容

表 11-2-1 麻醉重症监护病房护理评估内容及时机

需填时机	意识	心律	瞳孔	对光反射	曲线说明
入科时	√	√	√	√	转入
镇静药物应用时	√	√	√	√	
停镇静药物时	√	√	√	√	
交接班	√	√	√	√	
病情变化	√	√	√	√	

续表 11-2-1

需填时机	意识	心律	瞳孔	对光反射	曲线说明
拔除气管插管时	√	√	√	√	
出科	√	√	√	√	转出
外出检查	√	√	√	√	外出检查
检查返室	√	√	√	√	返室
出院	√	√	√	√	出院
手术	√	√	√	√	手术

9. 整体护理:呼吸机,见表 11-2-2、图 11-2-8。

表 11-2-2　麻醉重症监护病房呼吸机相关记录内容及时机

吸氧方式	据实填写(呼吸机应用时填写"呼吸机")
氧流量	据实填写
呼吸机模式	据实填写
呼吸机各项参数	根据呼吸机界面医生调节设定好的各项参数填写
气囊压力	气管插管患者入科时必须填写(拔管前,至少每 4 h 记录 1 次)
吸痰	据实填写(入室 1 次,试脱机 1 次,拔管 1 次),给患者吸痰后,可入室填写 1 次

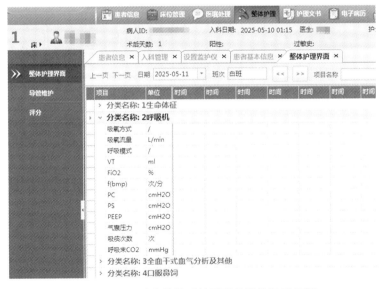

图 11-2-8　重症监护系统呼吸机相关记录示例

10. 整体护理:全血干式血气分析及其他,见图 11-2-9。

305

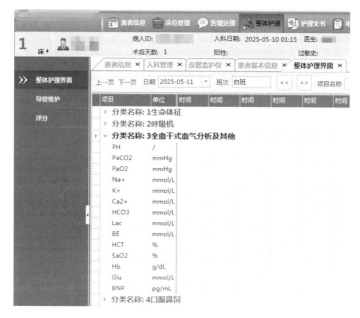

图 11-2-9　重症监护系统动脉血气分析相关记录示例

注:血气分析结果上传提取或手动录入。录入时间点应和血气分析结果时间相对应,不得更改。

11. 整体护理:口服鼻饲,见图 11-2-10。

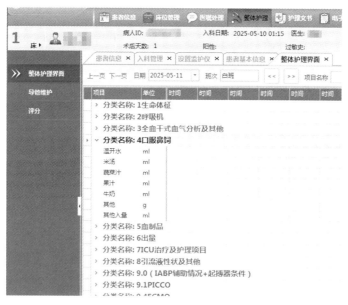

图 11-2-10　重症监护系统患者口服鼻饲相关记录示例

注:饮水、进食、服药后在相应栏目录入入量,对应下方护理措施描述"协助患者经口或胃管进食某种食物若干/服用某种药物(剂量)。

12. 整体护理:血制品。血液送达时间点,在护理措施处描述血库送达的血液种类及总量(如血浆×× ml,红细胞×× U),根据血制品种类在开始输血时间点录入该袋血制品的量,冷沉淀录入该类的总量。患者入室带入血制品,描述带入总类及量,输注时每袋分别录入入量。注:护士也需要了解输血的最新相关知识后,根据先关规定和医嘱书写输血记录。

取回的血应尽快输用,决不允许将血液长时间地放在室温下或置于无温度监控的冰箱中。连续输用不同献血者的血液时,前一袋输尽后,用静脉注射用生理盐水冲洗输血器,再接下一袋血继续输注。连续进行血液成分输注时,输血器应至少每 12 h 更换一次(室内温度过高,适当增加更换频率),国外认为连续输注 4 U 的血液应更换输血器。有多种血液成分需要输注时,应优先输注血小板。新鲜冰冻血浆及冷沉淀:融化后应尽快输注,要求以患者可以耐受的较快速度输入。对成年患者来说,200 ml 新鲜冰冻血浆应在 20 min 内输完,一个单位的冷沉淀应在 10 min 内输完。开始输血时速度要慢,一般不超过 20 滴/分,观察 15 min,无不良反应后,可根据病情需要、年龄及血液成份调节滴速。不论是什么情况,一袋血须在 4 h 之内输完,如室温高,可适当加快滴速,防止输注时间过长,血液发生变质,特别是长菌危险。血液一旦离开正确的贮存条件就有发生细菌繁殖或丧失功能的危险。全血或红细胞:要求在离开 2—6 ℃的贮存温度后 30 min 内开始输注,一袋血要求 4 h 内输注完毕(如室温温度过高,则应适当缩短时间)。浓缩血小板:收到后尽快输注,要求以患者可以耐受的较快速度输入,每袋血小板应在 20 min 内输注完毕。护士也需要了解输血的最新相关知识后,书写护理记录单(图 11-2-11)。

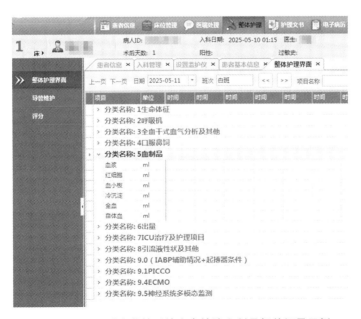

图 11-2-11　重症监护系统患者输注血制品相关记录示例

13. 整体护理:患者出量,见图 11-2-12。

分类名称：6出量

尿量(导管)	ml	200		50			30	30	50		30
大便	ml										
尿量(膀胱造…)	ml										
尿量(目解)	ml										
大便(次)	次										
小便(次)	次										
大便(g)	/										
胃液	ml										
T管引流	ml										
脑室引流	ml										
肝下引流	ml										
其他出量5	/										
其他出量6	/										
其他出量4	/										
其他出量3	ml										
其他出量2	ml										
其他出量	ml										

图 11-2-12　重症监护系统患者出量相关记录示例

注:尿量每小时记录,如患者没有留置尿管,则记录在尿量(自解)所归属的栏目中,成型便记录(g)、稀便录(ml),其他出量(如患者的引流液,胃液等);在夜班 07:00 相对应位置录入。

14. 整体护理:ICU 治疗及护理项目,见图 11-2-13。

(1)卧位:2 h 记录一次体位(据患者病情,可改变卧位尽量变换卧位)。护理措施:根据患者病情及卧位据实填写。护理措施签名:有相关护理措施时应签名,如做皮试时的双人核对签名,输血前中后的双人核对签名。

(2)体表加温治疗:据实际情况录入,应与医嘱保持一致。

(3)人工气道护理:带气管插管患者,入室"√",交接班未拔管患者"√"。

(4)气压治疗:遵医嘱给予应用并记录"√",此项治疗在 AICU 一般在彩超检查结果出来后,医生查看结果并开具相对应医嘱。

(5)口腔护理:给予患者口腔护理后可进行勾选。

(6)雾化:次数据医嘱勾选,时间与医嘱处理保持一致。

(7)会阴护理:常规两次(00:00 后入室 1 次)。

(8)动、静脉置管护理:患者入室时、交班时回抽患者各输液管路,回抽是否有回血,各三通、输液接口处是否有血渍等。

(9)引流管护理:患者入室时、交班时查看患者引流管路有无脱出、打折等情况,观察引流液性状,护理过程中,根据患者病情随时观察患者引流液情况。

(10)外擦药物治疗:患者入室时、交班时查看患者皮肤状况,易受压部位给予患者赛肤润涂抹,在给予患者皮肤护理的过程中,随时观察并给予护理。

（11）压疮护理:有压疮并上报后则记录"√"。

（12）一般物理降温:应用时间点记录"√"。

	单位	14:45	14:50	15:00	15:15	15:17	16:00	17:00	18:00	18:30	19:00	19:45
分类名称:7ICU治疗及护理项目												
皮肤评估	/	左侧膝...					;平卧;;莫...		;半卧;;莫...			
护理措施	/	患者今...	遵医嘱...	于此时...	复测AB...	血气分...	遵医嘱...		于此时...	患者现S...	现患者...	血气分...
护理措施签名	/											
体表加温治疗	/											
床上洗头擦浴	/											
雾化吸入	/			√								√
口腔护理	/			√								√
会阴冲洗	/											√
膀胱冲洗	/											
创腔冲洗	/											
灌肠	/											
静脉置管护理	/	√										
动脉置管护理	/			√								
中心静脉置...	/	√										
人工气道护理	/	√										
引流管护理	/	√										
压疮护理	/											
造瘘冲洗	/											
造瘘护理	/											
换药	/											
气压治疗	/											
清创缝合术	/											
皮肤溃疡清...	/											
外擦药物治疗	/	中										
机械排痰	/						√					
一般物理降温	/											
特殊物理降...	/											
特殊物理降...	/											
其他护理	/											

图 11-2-13　重症监护系统患者基础护理相关记录示例

注:皮肤评估是入科时全面据实描述患者的皮肤相关压力性损伤(面积及分期),若皮肤没问题,统一描述为"皮肤完好"。20:00 接班时若患者皮肤状态无改变则记录"同上"。若有改变,根据患者的皮肤实际情况填写。

15. 整体护理:引流液性状及其他,见图 11-2-14。

16. 导管维护,见图 11-2-15。

项目	单位	14:45	14:50	15:00	15:15	15:17	16:00	17:00	18:00	18:30	19:00
分类名称：8引流液性状及其他											
胃造口管	/										
左腹腔引流...	/										
其他3	/										
右侧肌间引...	/										
左关节腔引...	/										
左深层引流	/										
其他	/										
胸腔引流管	/										
左腹腔引流...	/										
PTCD	/										
右腹腔引流...	/										
其他4	/										
左侧肌间引...	/										
胸带/腹带...	/										
其他2	/										
腋窝引流管	/										
左腹腔引流...	/										
右腹腔引流...	/										
其他5	/										
肛管	/										
胰腺吻合上...	/										
胰腺吻合下...	/										
头部引流管	/										
脑室引流管1	/	无色透...									无色透...
文氏孔引流管	/										
右腹腔引流	/										

脑室引流管1

引流液性状 　无色透明　 ▼

其他情况说明 　通畅　 ▼

　保 存　 　取 消　

图 11-2-14　重症监护系统患者引流相关记录示例

注:患者入科时根据引流管标识与放置情况,在相对应的引流管名称处录入引流管名称与引流液性状及其他情况说明(比如:通畅或暂夹闭或水柱波动或暂无等)。若项目栏中无患者引流管名称,在"其他"中维护。维护时间:入科、19:00、20:00、07:00、08:00、出科、出院。

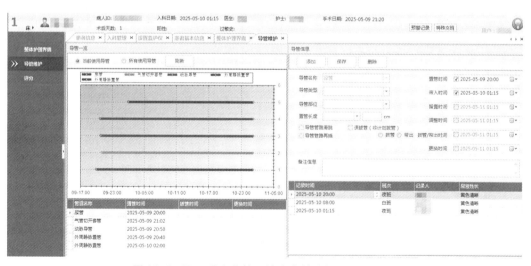

图 11-2-15　重症监护系统患者管路相关记录示例

注:在患者入科时把患者所带的气管插管、喉罩、动脉置管、CVC、PICC、PVC、胃管、鼻肠管、尿管等置管信息填写完整,并每班添加记录置管信息(如尿液颜色性状、痰液量等产生变化,也需要在导管维护中体现)。

17. 各项评分,见表 11-2-3。

表 11-2-3 麻醉重症监护病房评分相关内容及时机

入室用镇静药时评	RASS、CPOT
拔除气管插管或喉罩时评	RASS、NRS
停镇静药时评	RASS

15:00 已拔管患者追评一次 NRS,未拔管患者追评一次 CPOT,见图 11-2-16。

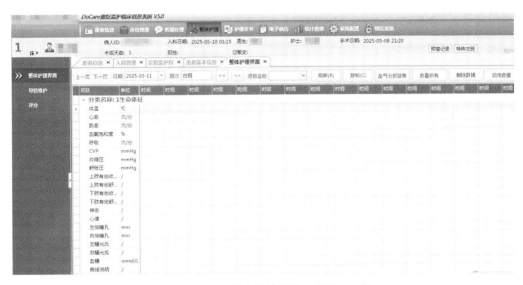

图 11-2-16 重症监护系统患者评分示例

(1)格拉斯哥昏迷评分法(glasgow coma scale,GCS)是医学上评估患者昏迷程度的方法。昏迷程度以三者分数相加来评估,得分值越高,提示意识状态越好,格拉斯哥昏迷评分法(GCS)来判断患者的意识情况,比较客观。格拉斯哥昏迷指数的评估有睁眼反应、语言反应和肢体运动三个方面,三个方面的分数加总即为昏迷指数。

1)睁眼反应(eye opening,E):4 分指自然睁眼(spontaneous),靠近患者时,患者能自主睁眼,术者不应说话、不应接触患者;3 分指呼唤会睁眼(to speech),正常音量呼叫患者,或高音量呼叫,不能接触患者;2 分指有刺激或痛楚会睁眼(to pain),先轻拍或摇晃患者,无反应后予强刺激,如:以笔尖刺激患者第 2 或第 3 指外侧,并在 10 s 内增加刺激至最大,强刺激睁眼评 2 分,若仅皱眉、闭眼、痛苦表情,不能评 2 分;1 分指刺激无反应(none);C 分:如因眼肿、骨折等不能睁眼,应以"C"(closed)表示。

2)语言反应(verbal response,V):5 分指说话有条理(oriented),定向能力正确,能清晰表达自己的名字、居住城市或当前所在地点、当年年份和月份;4 分指可应答,但有答非所问的情形(confused),定向能力障碍,有答错情况;3 分指可说出单字(inappropriate

311

words）：完全不能进行对话，只能说简短句或单个字；2 分指可发出声音（unintelligible sounds）：对疼痛刺激仅能发出无意义叫声；1 分指无任何反应（none）；T 分指因气管插管或切开而无法正常发声，以"T"（tube）表示；D 分指平素有言语障碍史，以"D"（dysphasic）表示。

3）肢体运动（motor response，M）：6 分指可依指令动作（obey commands），按指令完成 2 次不同的动作；5 分指施以刺激时，可定位出疼痛位置（localize），予疼痛刺激时，患者能移动肢体尝试去除刺激。疼痛刺激以压眶上神经为"金标准"；4 分指对疼痛刺激有反应，肢体会回缩（withdrawal）；3 分指对疼痛刺激有反应，肢体会弯曲（decorticate flexion）：呈"去皮质强直"姿势；2 分指对疼痛刺激有反应，肢体会伸直（decerebrate extension），呈"去大脑强直"姿势；1 分：无任何反应（no response）。

（2）谵妄评分：谵妄是一种以急性起病和注意力障碍反复波动为特征的意识障碍，伴有认知水平的改变或感知障碍，导致患者接收、处理、存储和回忆信息能力受损。谵妄在短时间内发生（数小时到数天），通常为可逆性，是疾病、物质毒性可或戒断、应用某种药物、暴露于毒物或上述因素综合作用的直接结果。许多患有谵妄的 ICU 患者常在近期发生过昏迷，说明意识状态的波动性。谵妄诊断的金标准是《精神疾病诊断分类手册第 5 版（DSM-5）》，广泛使用的评估量表有意识模糊评估法谵妄筛量表（intensive car delirium screening checkist，ICDSC）等，ICDSC 量表如图 11-2-17 所示。

重症监护谵妄筛查量表 （ICDSC）

症状	评分
1.意识状态改变的水平*(A-E)从A到E中选择一项 A.对正常刺激反应过激　　　　　得1分 B.正常觉醒状态　　　　　　　　得 0分 C.对轻度和中度刺激有反应　　得1分，如为使用镇静剂导致则得0分，否则得1分 D.对强烈和重复的刺激（很大的声音和疼痛）有反应 　　　　　　　　　　　　　**停止评估 E.没有反应　　　　　　　　　**停止评估	
2.注意力不集中（有下列情况者得1分） A.患者很难跟随交谈或遵循指令 或B.注意力容易被外界刺激所转移 或C.难于转移注意力 测试：患者的眼光是否能跟随你的指令？	
3.定向障碍（有下列情况者得1分） A.对时间、地点或人物的任何明显识别错误得1分 测试：患者是否能辨认护理人员？	
4.幻觉　有下列情况者得1分 A.出现幻觉或由于幻觉导致异常行为（幻觉=感知到不根本存在的事物） 或B.错觉或现实验证明显异常（错觉=对错误的认知坚信不移） 测试：患者是否看见不存在的事物？患者是否对周围的人和物产生恐惧感？	

5.精神运动性兴奋或迟钝（有下列情况者得1分） A.过度兴奋，需要使用镇静剂或固定手段来防止潜在的危险（如拔掉留置针，伤害医务人员）； 或B.过度减退或临床上明显的神经运动性迟钝	
6.不恰当的言语或情绪（有下列情况者得1分） A.不恰当的，紊乱的或不连贯的语言 或B.对事物或所处境遇表现出不恰当的情绪 测试：患者是否对当前的临床状况非常淡漠？	
7.睡眠/清醒周期紊乱（有下列情况者得1分） A.1 d中的睡眠时间小于4 h； 或B.夜间经常醒（不指被医务人员唤醒或被杂音吵醒） 或C.1 d中的多数时间处于睡眠状态	
8.症状波动（有下列情况者得1分） 24 h内出现症状波动（例如：从一个班次到另一个班次以上条目中的症状出现波动） 简体中文版ICDSC总分(1到8条相加)	

注：总分≥4分时患者存在谵妄。

清空(C)　保存(A)

图 11-2-17　重症监护系统患者谵妄评分示例

18.医嘱处理-提取医嘱，见图 11-2-18。

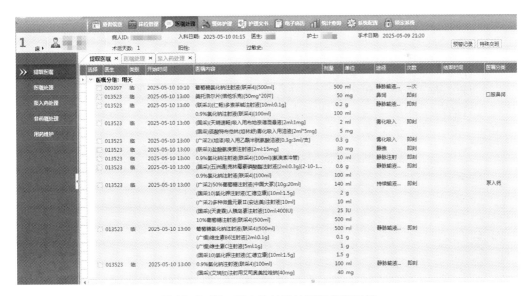

图 11-2-18　重症监护系统医嘱提取示例

注:医嘱处理界面下,选择"提取医嘱",选择日期,进行保存。

19. 医嘱处理-医嘱处理,见图 11-2-19。

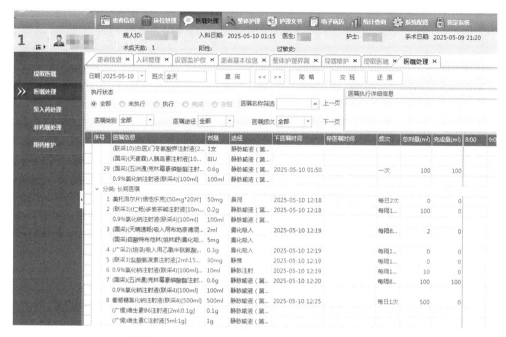

图 11-2-19　重症监护系统医嘱处理界面示例

注:选择"医嘱处理"标签,找到需要执行的医嘱,在"时间"标签下录入执行量,弹出选择时间的对话框,默认当前时间,可修改,单击确认,医嘱既被执行。

20. 医嘱处理-泵入药处理,见图 11-2-20。

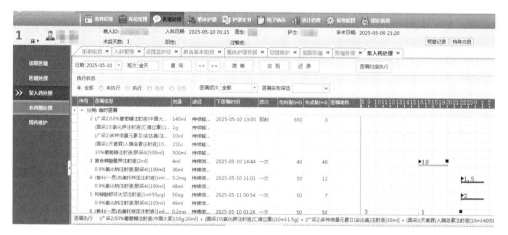

图 11-2-20　重症监护系统患者是泵入药处理界面示例

注:选择"泵入药处理"标签,找到需要执行的医嘱,选中进行相对应的选择及录入泵速。

21. 班次签名,见图11-2-21。

	镇静				
2(+)/2(+)	小计	0	705	705
窦性	平衡ml	0	−93	−93
	24 h总平衡ml		−93	
	白班签名:			
	夜班签名:			
	护士长签名:			

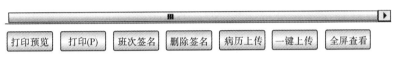

打印预览　打印(P)　班次签名　删除签名　病历上传　一键上传　全屏查看

图11-2-21　重症监护系统护士签名界面示例

注:护理文书一栏,选择"护理文书记录单一"下方"班次签名"进行U盾签名,每班次责任护士进行电子签名;每个夜班班次下班后完成护理记录单书写后需要点击"一键上传"进行文书上传,进行文书上传后,如果进行修改后,需要重新上传文书。

22. 出科。选中患者,首先选择"床位管理",然后选择"出科管理",需要出科的患者,选择"出科管理"标签,选择患者,单击出科。

第三节　麻醉重症监护病房信息系统的维护与管理

一、信息安全性保障

1. 建立完善完整的硬件、软件的使用及维护制度,并认真执行。
2. 严格用户权限管理,保障患者个人信息安全。
3. 加强人员培训,保证正确使用,提高安全意识。
4. 建立健全完善的备份系统。

二、数据准确性、真实性保障

1. 数据自动采集保持同步一致。
2. 仪器设备数据端口全面开放。
3. 严格管控电子病历书写中的粘贴、复制、修改功能,杜绝随意使用。
4. 关注并判断采样数据的可靠性,不盲目使用。严格健全并落实护理电子病历书写质控方案。

三、系统适应性保障

1. 信息工程人员与临床医护人员保持密切沟通，不断完善系统配置。

2. 无线与移动技术全面应用，支持患者临床信息的可视化与标准化。

3. 实现区域内健康信息整合与在线共享，优化就医、诊疗、书写流程。

4. 建立健全信息系统故障应急预案。

四、护理信息系统的发展趋势

信息技术及网络技术不断应用于各个行业，为人们的日常生活与生产劳动提供了便利，护理信息系统的发展方向不断扩展，新兴的系统被研发并运用于临床决策、护理教育、远程护理等领域。护理信息系统向护理一体化管理系统、专家系统和远程护理等方面发展。

1. 护理专家系统是利用储存在计算机内某一特定领域内的专家知识，来解决现实问题的计算机系统。医院可在线上开设护理小程序或 APP。应用护理专家们丰富的经验和知识，解决临床护理、护理管理中的疑难问题，以提高护理质量，促进学科发展。

2. 远程医疗支持系统是利用远程通讯技术、计算机多媒体技术及信息技术来传输医学信息以进行诊断和治疗、护理和教学可以有效缩短地区间的护理水平、降低教学成本，解决资源分配不均的问题。

3. 在线用药决策系统即在线为合理用药提供参考依据，计算用药剂量，提供下一步用药计划等。基于人工智能技术，可构建个体化精准用药系统，进行适应征评估。

护理信息系统在应用过程中，需要不断改进和完善，才能适应临床需求，发挥最佳功效；而作为使用者，护理人员不但应尽量保证数据的真实性、完整性，还应该不断研究发掘各种信息的应用范围，使其能更加充分的为临床护理、护理管理、护理科研、护理教学保驾护航。

参考文献

[1]陈柳妹,宋兴荣.麻醉重症监护病房是麻醉医生提供围术期连续性诊疗服务的重要平台[J].广东医学,2022,43(9):1062-1065.

[2]张加强.麻醉重症监护病房建设现状及分析[J].广东医学,2022,43(9):1057-1061.

[3]孙铭阳,张加强.麻醉重症监护病房建设与管理:实践与考量[J].中华麻醉学杂志,2021,41(7):769-771.

[4]吴云,汪玉雯,陈红,等.麻醉重症监护室是践行围术期医学的重要平台[J].临床麻醉学杂志,2024,40(4):429-432.

[5]杜美晨,汪晖,刘于,等.护理人力资源配置评价指标的范围综述[J].中华护理杂志,2023,58(3):366-373.

[6]翁艳翎,陶岚,陈丽方,等.国内外护理人力资源效率指标的研究进展[J].护理研究,2019,33(12):2049-2052.

[7]汪晖,刘于,曾铁英,等.各国护理人力资源配置政策比较研究的范围综述[J].中华护理杂志,2022,57(21):2674-2682.

[8]欧尽南.护士核心能力研究进展[J].护理学杂志,2016,31(3):98-101.

[9]龚仁蓉,刘雨薇,何凌霄,等.高级实践护士核心能力框架构建[J].中国护理管理,2023,23(5):654-659.

[10]敖莉,刘玲,孙叶萍,等.护理绩效评估研究现状与设想[J].中华现代护理杂志,2014,20(20):2453-2455.

[11]姚呈,高翔,杨明莹,等.麻醉护理风险管理培训课程的构建[J].护理学报,2024,31(14):33-37.

[12]国家卫生计生委医院管理研究所护理中心,护理质量指标研发小组.护理敏感质量指标实用手册[M].北京:人民卫生出版社,2016.

[13]国家卫生计生委医院管理研究所护理中心.护理敏感质量指标监测基本数据集实施指南[M].北京:人民卫生出版社,2018.

[14]魏革,刘苏君,王方,等.手术室护理学[M].4版.北京:化学工业出版社,2020.

[15]盛丽乐,兰星,谭芳,等.麻醉后监护室护理质量敏感指标的构建[J].中华护理杂志,2020,55(6):805-810.

[16]国家卫生健康委办公厅.关于印发麻醉科医疗服务能力建设指南(试行)的通知[EB/OL].(2019-12-16)[2024-07-20]http://www.nhc.gov.cn/yzygj/s3594q/201912/7b8bee1f538e459081c5b3d4d9b8ce1a.shtml.

[17]国家卫生健康委办公厅.关于印发麻醉科医疗服务能力建设指南(试行)的通国家卫生健康委办公厅关于印发《三级医院评审标准(2020年版)实施细则》的通知知.

（2021－10－21）［2024－07－20］http://www. nhc. gov. cn/yzygj/s7657/202110/b9fceda937184f259ecae7ece8522d24. shtml

［18］中国医师协会重症医学医师分会.重症医学科建设与管理指南(2020 版).2020.

［19］程丽莎,关丽娜,王勇.麻醉重症监护室患者护理安全事件的影响因素分析［J］.护理实践与研究,2022,19(4):502-507.

［20］盛晗,王荣,周煦燕,等.麻醉后重症监护室护士核心能力评价指标体系的构建［J］.中华现代护理杂志,2022,28(32):4450-4455.

［21］李鑫,兰星,熊莉娟,等.麻醉重症监护室护士岗位培训方案的构建研究［J］.中华急危重症护理杂志,2022,3(5):402-407.

［22］王双,刘亚,黄清月,等.ICU 意识障碍患者呼吸道感染预防护理质量敏感指标体系的构建与应用［J］.循证护理,2024,10(2):304-309.

［23］尚文涵,张海燕,吴志军,等.以护理质量控制指标为指引促进医院感染管理持续改进［J］.中国护理管理,2021,21(4):484-487.

［24］柴文昭,刘晶晶,王小亭,等.重症医学科医院感染控制原则专家共识(2024)［J］.协和医学杂志,2024,15(3):522-531.

［25］李文明,左燕雨,戴兵,等.护理缺失研究进展［J］.护士进修杂志,2024,39(04):421-425,430.

［26］王斯涵.综合重症监护室护理缺失项目和影响因素调查表的研制及信效度检验［D］.沈阳:中国医科大学,2023.

［27］倪琪琦,庄一渝.近 5 年 PubMed 数据库危重症护理研究热点分析［J］.中华急危重症护理杂志,2023,4(02):167-172.

［28］王亚莉.麻醉恢复室护理标准作业流程框架的构建及实证研究［D］.山西医科大学,2023.

［29］邵玉.CABG 术后患者基于多学科合作的 ISBAR 标准化交接单的构建和初步应用［D］.合肥:安徽医科大学,2024.

［30］中华医学会重症医学分会.中国成人 ICU 镇痛和镇静治疗指南［J］.中华重症医学电子杂志(网络版),2018,4(02):90-113.

［31］蒋国平,田昕.中国成人 ICU 镇痛和镇静治疗 2018 指南解读［J］.浙江医学,2018,40(16):1769-1774,1778.

［32］沈锡中,吴盛迪.重症急性胰腺炎相关肾损伤的发病机制和诊疗进展［J］.中华消化杂志,2019,39(5):300-303.

［33］蒋鑫,严永峰,钟瑞,等.胆源性急性胰腺炎与高甘油三酯血症性急性胰腺炎临床特点对比分析［J］.临床肝胆病杂志,2020,36(9):2050-2055.

［34］马孟霞,蒋超.急性胰腺炎评分系统研究进展［J］.胃肠病学和肝病学杂志,2019,28(3):350-355.

［35］郭曲练,程智刚,胡浩.麻醉后监测治疗专家共识［J］.临床麻醉学杂志,2021,37

（1）:89-94.

[36] 赵海平,王荣荣.神经重症气管切开患者气道功能康复与管理专家共识(2024)[J].
中国康复理论与实践,2024,30(8):869-881.

[37] 成人重症患者人工气道湿化护理专家共识组,李向芝,胡丽君,等.成人重症患者人
工气道湿化护理专家共识[J].现代临床护理,2023,22(11):1-10.

[38] 舒越,毕蒙蒙,张超,等.ICU患者人工气道气囊管理的最佳证据总结[J].中华护理
杂志,2022,57(24):3038-3045.

[39] 黄益,唐军,史源,等.2020新生儿机械通气时气道内吸引操作指南[J].中国当代儿
科杂志,2020,22(6):533-542.

[40] 中国抗癌协会肿瘤护理专业委员会,四川大学华西循证护理中心,四川大学华西医
院肿瘤中心.成人PICC堵塞的预防及处理专家共识[J].中国循证医学杂志,2024,
24(3):249-257.

[41] 刘芳,高岚,王晓英,等.神经重症患者肠内喂养护理专家共识[J].中华护理杂志,
2022,57(3):261-264.

[42] 李均凤,沈锋,黎张双子,等.ICU成人患者动脉导管维护的循证实践[J].护理研究,
2022,36(17):3121-3126.

[43] 于艳艳,李庆印,高学琴,等.《血管活性药物静脉输注护理》团体标准解读[J].中华
护理杂志,2024,59(20):2444-2446.

[44] 王峥嵘,刘义兰,丁炎明,等.《病区护理人文关怀管理规范》团体标准解读[J].护理
学杂志,2024,39(14):91-94.

[45] 雷常彬,何凌霄,廖灯彬,等.《WHS压疮治疗指南——2023更新版》解读[J].华西
医学,2024,39(10):1520-1525.

[46] 王乐欣,荆佳美,黄志红,等.使用支撑面预防压力性损伤的证据总结[J].中华护理
教育,2024,21(6):738-744.

[47] 李贝,陈红,袁丁,等.手术室器械相关压力性损伤预防的最佳证据总结[J].护理学
杂志,2024,39(13):56-60.

[48] 石锐,张瑞,李海燕,等.术中获得性压力性损伤手术室全程管理专家共识[J].护理
学报,2024,31(19):58-64.

[49] 高兴莲,郭莉,何丽,等.术中获得性压力性损伤预防专家共识[J].护理学杂志,
2023,38(1):44-47.

[50] 林浩,朱庆斌,倪小佳,等.中国神经血管手术防治卒中相关指南的系统评价[J].中
国脑血管病杂志,2018,15(4):169-176.

[51] 尹媛媛,葛静萍.外周血管疾病介入护理技术规范专家共识[J].介入放射学杂志,
2024,33(6):581-592.

[52] 植艳茹,李海燕,邹秋红,等.腹主动脉瘤临床护理规范专家共识[J].军事护理,
2024,41(8):1-7.

[53] 包俊敏,刘冰,沈晨阳,等.股腘动脉闭塞症的诊断和治疗中国专家共识[J].中国循环杂志,2022,37(7):669-676.

[54] 何伟红,方挺松,柯祺,等.不同 Fontaine 分期糖尿病下肢动脉病变的 CTA 特点[J].中国介入影像与治疗学,2017,14(5):302-305.

[55] 云南省传染性疾病临床医学中心,云南省医院协会呼吸内科专业委员会,昆明市医学会肺结节早诊早治专业委员会,等.肺结节规范化诊治专家共识[J].结核与肺部疾病杂志,2024,5(5):388-397.

[56] 胡银燕,赵林芳,庄一渝,等.老年肺癌患者术后运动干预的最佳证据总结[J].护理与康复,2024,23(7):40-46.

[57] 李梅,陈军,杨梅,等.老年肺癌护理中国专家共识(2022 版)[J].中国肺癌杂志,2023,26(3):177-192.

[58] 费超男,段培蓓,杨玲,等.胃癌患者围手术期营养管理的最佳证据总结[J].中华护理杂志,2022,57(19):2345-2352.

[59] 马云涛,卢婷婷,马世勋,等.《中国机器人胃癌手术指南》解读[J].中华腔镜外科杂志(电子版),2021,14(4):193-200.

[60] 中华医学会肿瘤学分会,国家卫生健康委员会医政司.中国结直肠癌诊疗规范(2023版)[J].协和医学杂志,2023,14(4):706-733.

[61] 张卫.低位直肠癌适形切除规范手术操作标准(2023 版)解读[J].外科理论与实践,2024,29(3):217-219.

[62] 林丽英,肖惠敏,方一芳.结直肠癌造口患者出院计划的最佳证据总结[J].中华护理杂志,2023,58(16):2012-2019.

[63] 曲伸,陆灏,宋勇峰.基于临床的肥胖症多学科诊疗共识(2021 年版)[J].中华肥胖与代谢病电子杂志,2021,7(4):211-226.

[64] 减重与代谢外科加速康复外科原则中国专家共识(2021 版)[J].中华肥胖与代谢病电子杂志,2021,7(3):141-145.

[65] 刘斌,黄宇光,邱贵兴,等.骨科加速康复围手术期麻醉管理专家共识[J].中华骨与关节外科杂志,2022,15(10):726-732.

[66] 刘斌,邱贵兴,裴福兴,等.骨科加速康复围手术期疼痛管理专家共识[J].中华骨与关节外科杂志,2022,15(10):739-745.

[67] 胡雯,邱贵兴,裴福兴,等.骨科大手术加速康复围手术期营养管理专家共识[J].中华骨与关节外科杂志,2022,15(10):763-767.

[68] 湖南省预防医学会甲状腺疾病防治专业委员会,湖南省医学会肿瘤学专业委员会甲状腺肿瘤学组,湖南省医学会普通外科专业委员会乳腺甲状腺组,等.甲状腺手术后出血防治管理湖南省专家共识[J].中国普通外科杂志,2023,32(5):627-639.

[69] 赵静,王欣,徐晓霞,等.甲状腺癌加速康复外科围术期护理专家共识[J].护理研究,2022,36(1):1-7.

[70]高明,葛明华.甲状腺外科 ERAS 中国专家共识(2018 版)[J].中国肿瘤,2019,28
(1):26-38.

[71]蒋灿华,蒯新春,张志愿,等.口腔颌面外科日间手术中国专家共识[J].中国口腔颌
面外科杂志,2019,17(5):385-390.

[72]王成硕,程雷,刘争,等.耳鼻咽喉头颈外科围术期气道管理专家共识[J].中国耳鼻
咽喉头颈外科,2019,26(9):463-471.

[73]徐跃峤,石广志,魏俊吉,等.重症动脉瘤性蛛网膜下腔出血管理专家共识
(2023)[J].中国脑血管病杂志,2023,20(2):126-145.

[74]中国抗癌协会泌尿生殖肿瘤整合康复专业委员会.根治性前列腺切除术围手术期整
合康复中国专家共识(2024 年版)[J].中国癌症杂志,2024,34(9):890-902.

[75]李长岭,陈立军,张爱莉,等.高危非转移性肾癌术后辅助治疗中国专家共识
(2020)[J].临床泌尿外科杂志,2021,36(4):251-258.

[76]王继光,林金秀,陈鲁原,等.α受体阻滞剂降压治疗中国专家共识[J].中华高血压
杂志,2022,30(5):409-416.

[77]王庭俊,谢良地.《嗜铬细胞瘤和副神经节瘤诊断治疗专家共识(2020 版)》解读[J].
中华高血压杂志,2021,29(8):708-714.

[78]赵晨晨,顾莺,翁瑛丽.住院儿童跌倒/坠床预防的证据总结[J].护士进修杂志,
2022,37(3):241-247.

[79]狄红珍,黄霞,吴娜.护理团队为主导的多学科协作干预模式在颅脑肿瘤手术患儿中
的应用[J].齐鲁护理杂志,2021,27(18):35-37.

[80]儿童静脉输液治疗临床实践循证指南工作组.儿童静脉输液治疗临床实践循证指
南[J].中国循证儿科杂志,2021,16(1):1-42.

[81]王文超,王颖雯,康琼芳,等.儿科中心静脉通路装置发生导管相关性血流感染危险
因素的系统评价[J].中国循证儿科杂志,2020,15(4):261-268.

[82]卢舒颖,杨阳,刘宁.0~5 岁婴幼儿良好睡眠质量建立及管理的最佳证据总结[J].
护理学报,2022,29(12):45-50.

[83]徐欣怡,唐莉,余雅婷,等.学龄期恶性肿瘤患儿运动康复的最佳证据总结[J].中华
护理杂志,2023,58(4):477-484.

[84]王颖雯,顾莺.2021 版《儿童静脉输液治疗临床实践循证指南》解读[J].上海护理,
2022,22(1):1-4.

[85]陈慧吉,刘飞,周霞,等.恶性肿瘤儿童口腔黏膜炎护理指南的质量评价及内容分
析[J].中国护理管理,2023,23(2):220-226.

[86]梁军利,薛珊,刘磊,等.机械通气患儿气管插管非计划性拔管预防策略的最佳证据
总结[J].中华护理杂志,2022,57(24):3046-3054.

[87]夏英华,杨玲,金萍,等.程序化镇静在儿科重症监护室的应用进展[J].护理学报,
2015(16):22-25.

[88]王蒙蒙,温苑明,邓永芳,等.患儿术后谵妄非药物管理的最佳证据总结[J].中华护理杂志,2021,56(5):762-766.

[89]陈红,陈真,漆洪波.2022年国际妇产科联盟《产后出血管理指南》解读[J].中国实用妇科与产科杂志,2022(11):1116-1119.

[90]卢舒颖,刘宁,魏璐华,等.产后出血预防及管理的最佳证据总结[J].护理学报,2020,27(12),18-22.

[91]卢舒颖,刘宁,魏璐华,梁冬梅,李妍.产后出血预防及管理的最佳证据总结[J].护理学报,2020,27(12):18-22.

[92]周伟丽,秦雨婷,张婷婷.总结产后大出血护理应急预案以及护理措施[J].母婴世界,2019(19):24-25.

[93]徐佳磊.58例产后大出血产妇的急救护理效果分析[J].母婴世界,2021(8):179.

[94]柳红艳,欧阳弦.综合护理干预对预防产妇产后出血的效果观察[J].医学临床研究,2020,37(9):1428-1430.

[95]曹皓宁,刘兴会,吴琳.2022年FIGO产后出血指南解读[J].实用妇产科杂志,2023,39(3):188-191.

[96]中华医学会妇产科学分会产科学组.产后出血预防与处理指南(2014)[J].中华妇产科杂志,2014(9):641-646.

[97]王洁,鲍海咏.创伤失血性休克早期补液研究进展[J].世界最新医学信息文摘(连续型电子期刊),2020,20(94):103-104.

[98]张贺,雷建军,王馨培,等.不同复苏液在失血性休克模型中抗休克效果研究[J].临床军医杂志,2023,51(3):235-239,242.

[99]赵彦昌,黄志晓,谢金荣,等.成分输血配合限制性液体复苏在异位妊娠大出血并发失血性休克中的效果观察[J].实用休克杂志(中英文),2023,7(1):21-24,30.

[100]肖亚茹,程晶,汪晖,等.创伤性休克研究热点的聚类分析[J].中华急危重症护理杂志,2023,4(5):405-413.

[101]谢伟宏,梁国源,戚应静,等.两种液体复苏方式对失血性休克患者肾功能指标及预后的影响[J].实用休克杂志(中英文),2023,7(2):82-85.

[102]周正直.一体化创伤救治模式在多发伤伴创伤性失血性休克急诊抢救中的临床效果[J].中外医学研究,2023,21(13):113-117.

[103]刘建琴.急诊护理对严重创伤失血性休克患者的并发症发生率及抢救成功率的影响[J].中国药物与临床,2019,19(11):1914-1915.

[104]孙建玉.创伤性骨盆骨折合并失血性休克的早期急救护理效果观察[J].中国伤残医学,2023,31(3):81-84.

[105]黄桂先,金秋华,吴宇,等.风险程度指导护理干预在严重创伤合并失血性休克患者中的应用[J].齐鲁护理杂志,2023,29(4):88-91.

[106]梁承武.呼气末机械正压通气治疗急性肺损伤并呼吸窘迫综合症疗效观察[J].临

床医药文献电子杂志,2020,7(17):60-61.

[107]徐昱璐,顾莺,朱孟欣,等.俯卧位通气在先天性心脏病术后急性肺损伤患儿中的应用效果[J].中华护理杂志,2023,58(3):311-317.

[108]肖暨艳,赖一名,邝鹰.胸科手术麻醉期间肺保护研究进展[J].世界最新医学信息文摘,2022,22(54):9-12,71.

[109]罗丹凤.严重急性呼吸窘迫综合症患者行俯卧位通气的护理体会[J].当代护士(中旬刊),2021,28(6):122-124.

[110]何燕.循证护理在ICU急性呼吸窘迫综合症护理中的应用体会[J].饮食保健,2018,5(10):117.

[111]蔡洁琼.循证护理在急诊科急性呼吸窘迫综合症患者中的应用效果[J].饮食保健,2020,(46):144.

[112]李秀丽,李凤玲,徐晓玲,等.集束化护理在急性肺栓塞患者中的应用[J].齐鲁护理杂志,2023,29(13):92-95.

[113]缪亚,王华,顾羊林.循证护理方案在肺栓塞非急性期患者中的应用效果[J].国际护理学杂志,2019,38(19):3192-3195.

[114]蓝冰仁,叶红,肖秀秋.综合护理干预在肺栓塞患者中的应用[J].齐鲁护理杂志,2019,25(5):72-74.

[115]陈鲜桃.综合护理干预在肺栓塞患者护理中的应用价值[J].中国继续医学教育,2019,11(11):173-175.

[116]刘海芬,李翠妹.适时心理干预护理联合常规护理在肺栓塞患者中的应用效果[J].中国医药科学,2019,9(1):98-100,197.

[117]闫立娟,姚姝妍,赵新华.循证护理在慢性阻塞性肺疾病肺栓塞高危患者中的应用[J].临床医药文献(电子杂志),2019,6(32):116.

[118]孙晓芳,王银娥,邱兆磊.血栓弹力图联合人性化护理在预防严重多发伤下肢深静脉血栓形成中的应用[J].中国医药科学,2022,12(20):95-98,149.

[119]朱晓华,李玉,周敏,等.基于急救流程重建的系统护理对多发性创伤患者的救护效果[J].现代中西医结合杂志,2023,32(1):125-128.

[120]郑英智,林成凤,杨乃群.心理护理干预在创伤性骨折合并多发性骨折护理中的应用效果分析[J].中外医疗,2023,42(6):165-168.

[121]陈杨勤.损伤控制护理在多发性创伤患者救治中的作用[J].现代养生,2023,23(5):383-385.

[122]刘畅,王晶,高兴,等.损伤控制护理策略在多发性创伤患者救治中的应用[J].齐鲁护理杂志,2022,28(16):8-10.

[123]曲庆红,孟祥莹,孙海玲.对在ICU接受轻度持续镇静的多发伤患者进行针对性护理对不良反应发生率的影响评价[J].中外女性健康研究,2022(6):163-164.

[124]陆宗庆,许耀华,张金,等.2010至2020年ICU谵妄领域研究进展:基于知识可视化

分析[J].中华危重病急救医学,2020,32(7):785-791.

[125]朱怡,徐志国,秦兰芳,等.基于 CiteSpace 和 VOSviewer 的 ICU 谵妄研究文献可视化分析[J].全科护理,2023,21(7):885-889.

[126]任小琼,李淑娟,杨懿,等.专科 ICU 患者谵妄预防管理策略的制定与实践[J].中西医结合护理(中英文),2020,6(10):235-238.

[127]汤铂等,重症患者谵妄管理专家共识.中华内科杂志,2019.58(2).

[128]董俊兰等,重症监护室谵妄患者睡眠管理最佳证据总结.护理实践与研究,2023.20(12).37(5).

[129]孙顺霞等.ICU 谵妄预测评估和预防相关系统评价的再评价[J].中华急危重症护理杂志.

[130]梁小娟等,危重患者谵妄非药物预防策略的证据总结[J].循证护理,2023.9(12).

[131]李九红等,ICU 成人患者谵妄预防及管理策略的最佳证据总结[J].护士进修杂志,2022,2020.1(3).

[132]黄洁等,ICU 谵妄危险因素的 Meta 分析[J].中华护理杂志,2010,45(1).

[133]李纯芬等,基于 VOSviewer 和 CiteSpace 对术后谵妄护理研究热点的可视化分析[J].护理实践与研究,2022,19(20).

[134]孙建华等,重症患者谵妄评估的现状调查及影响因素分析[J].中华护理杂志,2018(1):17-21.

[135]邹佳利,金艳,张露露,等.住院老年患者衰弱管理的证据汇总[J].当代护士(下旬刊),2022,29(6):51-55.

[136]魏丽丽,修红,修麓璐,等.清单式护理管理实践[M].北京:科学出版社,2019.

[137]MILLER R D.米勒麻醉学[M].邓小明,曾因明,主译.北京:北京大学医学出版社,2011.

[138]邓小明.现代麻醉学[M].北京:人民卫生出版社,2014.

[139]陈红琴,朱继先.实用 ICU 护理手册[M].北京:人民军医出版社,2009.

[140]李乐之,路潜.外科护理学[M].7 版.北京:人民卫生出版社,2009.

[141]陈旭素,黄毓婵.麻醉科护理基本知识与技术[M].北京:人民军医出版社,2015.

[142]张可贤,杨青.麻醉专科护士临床工作手册[M].北京:人民卫生出版社,2021.

[143]何绮月,方郁岚.现代麻醉护理实践新思维[M].长春:吉林科学技术出版社,2020.

[144]涂萍,熊淑玲,徐建梅.麻醉后恢复室护理思维导图[M].北京:科学技术文献出版社,2022.

[145]郭曲练,姚尚龙.临床麻醉学[M].4 版.北京:人民卫生出版社,2016.

[146]罗自强,闫苏.麻醉生理学[M].4 版.北京:人民卫生出版社,2016.

[147]喻田,王国林.麻醉药理学[M].4 版.北京:人民卫生出版社,2016.

[148]连庆泉.麻醉设备学[M].4 版.北京:人民卫生出版社,2016.